临床药物治疗案例

主　编　宋沧桑　杜一民

副主编　李兴德　田　静　赖　泳

编　委　（按姓氏拼音排序）

包金颖　方甜甜　付　强

蒋　潇　陆　维　莫小凤

钱彦华　秦　芳　杨焕芝

张　帆　张　阳

科学出版社

北京

内 容 简 介

《临床药物治疗案例》共 11 章，第 1 章主要介绍药学查房、教学药历、病例讨论及病例分析报告、用药教育及用药咨询、文献阅读报告和循证药学。第 2～11 章为各系统常见疾病的药物治疗案例，包括神经系统、心血管系统、呼吸系统、消化系统、血液系统、内分泌及代谢性疾病、泌尿系统、恶性肿瘤、感染性疾病、急性中毒疾病。以常见病为纲，精选临床常见疾病案例，结合患者病情特点，重点对药物治疗方案进行分析，通过药物治疗方案的确定、治疗药物的选择、PK/PD、治疗疗程、联合用药、配伍禁忌、药学监护、患者用药指导等方面全面分析疾病的药物治疗方案。

本书在编写过程中根据专业发展和课程建设实际，侧重"医药结合"的特点，突出实用性、适用性、系统性、科学性，适用药学、临床药学及医学等专业学生使用，也可供临床医生、药剂师参考。

图书在版编目（CIP）数据

临床药物治疗案例 / 宋沧桑，杜一民主编. —北京：科学出版社，2017.3
ISBN 978-7-03-052281-8

Ⅰ. ①临…　Ⅱ. ①宋…　②杜…　Ⅲ. ①药物疗法–病案–教材　Ⅳ. ①R453

中国版本图书馆 CIP 数据核字(2017)第 053105 号

责任编辑：赵炜炜　李国红 / 责任校对：桂伟利
责任印制：赵 博 / 封面设计：范 唯

斜 学 出 版 社 出版
北京东黄城根北街 16 号
邮政编码：100717
http://www.sciencep.com
北京厚诚则铭印刷科技有限公司印刷
科学出版社发行　各地新华书店经销
*
2017 年 3 月第 一 版　开本：787×1092　1/16
2025 年 3 月第四次印刷　印张：11 1/4
字数：259 000
定价：75.00 元
（如有印装质量问题，我社负责调换）

编 写 说 明

　　临床药学专业是一个实践性和技能性很强的专业，医院实践是教学过程的重要环节，是该专业学生掌握临床药学技能、锻炼实际工作能力最为重要的学习阶段。本书是本专业实习核心课程，重点突出了专业性和实践性，旨在培养学生的实践能力以胜任医院药学实际工作的需要。本书也可作为初级临床药师培养的技能类参考书。

　　培养目标：编者具有多年医院药学和临床药学的实践工作经历，结合临床药学本科生实习培训与临床药师规范化培养的教学经验，通过病案实例系统阐述临床常见疾病的药学服务知识和技能，帮助学生了解临床药学服务的基本要求，深入认识药物治疗的知识点和重要原则，加强获取、分析和处理疾病信息及临床实际用药的能力、临床药师工作文件书写能力，着重培养临床药师的临床思维。

　　本书特色：目前国内尚未有公开发行的针对临床药学专业研究生、本科生的医院临床药学实践教材。在近年教学实践中，深感学生需要一本实践指导性强的教材，以帮助学生迅速熟悉临床药学工作的思路，把书本上的知识和具体的患者、疾病、药物治疗结合起来，灵活应用。因此本教材在编写过程中根据专业发展和课程建设实际，侧重"医药结合"的特点，突出实用性、适用性、系统性、科学性。

序

　　由全国 37 个临床专科的 3969 名国内著名同行专家担任评审的《2015 年度中国最佳医院综合排行榜》和《2015 年度中国医院最佳专科声誉排行榜》于 2016 年 11 月 13 日在上海发布，首次将临床药学学科纳入评比，这对医院临床药学工作地位的提高和医院药学工作的进一步转型将起到重要的作用。目前各大医院日益重视临床药学，处方点评、治疗药物监测、循证药学、药物基因组学等工作和学科蓬勃发展。

　　回顾我国临床药学的发展历程，历尽艰难曲折。20 世纪 80 年代初，随着国内医药市场的开放和繁荣，药品管理的逐步规范，药物代谢动力学、生物药剂学等新兴学科的兴起，医院合理用药得到医药界的重视，临床药学工作开始起步和发展。1987 年，国家卫生部批准了 12 家重点医院作为全国临床药学试点单位；1991 年，卫生部在医院分级管理文件中首次规定了三级医院必须开展临床药学工作，并作为医院考核指标之一；2002 年，《医疗机构药事管理暂行规定》明确"临床药学工作应面向患者，在临床诊疗活动中实行医药结合。临床药学专业技术人员应参与临床药物治疗方案设计，建立重点患者药历，实施治疗药物监测，逐步建立临床药师制……"；2005 年《临床药师培训试点工作方案》及 4 个附件公布，开始开展临床药师培训试点工作；2006 年《卫生部临床药师在职培训与考核标准(试行)》出台，在全国指定了 19 家医院作为临床药师培训基地并提出了培训模式；2007 年卫生部的 190 号文件将 42 家医院作为试点，开展药师制的试点工作。同时，国内多项药学教育改革、培养临床药师的计划也正在紧锣密鼓开展之中，各种临床药师的培训班和临床药学新进展学习班如雨后春笋，并逐步规范化和制度化，对医院在职药师从事临床药学工作起到了积极作用。至此，国内已初步建立了学历教育与在职药师继续教育双轨并行的教育及培养模式，特别是临床药师的学历教育正处于转折或突破阶段。2015 年，继昆明医科大学之后，大理大学开始招收五年制临床药学专业本科生和二年制专业硕士学位研究生，并与昆明市第一人民医院、解放军昆明总医院、云南省第一人民医院等国家临床药师规范化培训基地一起联合培养高素质应用型临床药学专业人才。

　　《临床药物治疗案例》是临床药学课程体系中一门重要的专业实践性课程教材。该书从临床实际案例入手，对各种疾病的诊断、药物治疗原则和实践加以阐述。其中针对疾病的药物治疗方案制订、药学监护、患者用药教育等临床药师日常工作的关键点进行分析和讨论，并介绍了药历、病例分析报告等工作文书书写规范。主编宋沧桑教授团队在编写过程中注意汲取医药科技领域中关于药物治疗的新观点、新概念和新方法，力求采纳国内外公认的疾病治疗指南，结合临床药理学和临床药物治疗学的基本理论和临床实际，介绍临床药物治疗的理论、观点和方法。这是该书的一种新的探索与尝试，故欣然作序。

徐贵丽

全军药学专业委员会医院药学分会副主任委员

云南省药物临床评价研究专业委员会主任委员

解放军昆明总医院药学部主任

主任药师、教授、博士生导师

2016 年 11 月

前　言

　　临床药师作为临床医疗团队成员之一，其基本职责为在临床实践中参与药物治疗方案设计、对药物治疗进行监护、指导患者正确使用药物。临床药师的出现，为患者接受药物治疗过程中用药的安全性及有效性提供了有力的保障。

　　《临床药物治疗案例》对临床药师培养过程中各项日常教学和工作内容进行了详细的介绍，包括如何组织药学查房、病例讨论；规范书写药历、病例分析报告等工作文书；开展患者用药教育、用药咨询等药学服务。同时本教材收集了临床常见疾病诊疗的实际案例，参考国内外权威性的诊疗指南和相关疾病治疗药物的循证研究结果，围绕临床药物治疗过程中药物治疗方案制订、药学监护、患者用药教育等临床药师日常工作的关键点进行分析和讨论。为临床药学专业学生及临床药师提供内科常见疾病的药物治疗思路。

　　本教材贴近临床药师的日常工作实践，希望能为临床药学专业学生和刚进入临床开展工作的临床药师提供参考。随着人类对疾病和药物研究的不断深入，疾病的药物治疗也在发生着变化，加之我们水平有限，难免有疏漏之处，恳请读者批评指正，希望能在读者的关心和支持下再版完善，为临床药师提供更有价值的信息。

编　者

2016 年 11 月

目　录

第1章 临床药师的培养

第1节 临床药师工作文书

一、药学查房

药学查房是以临床药师为主体，在病区内对患者进行以安全、合理用药为目的的查房过程。通过与患者面对面的交流，向患者进行用药指导，观察患者用药后的疗效及不良反应（adverse drug reaction，ADR），并接受患者及家属的用药咨询。查房结束后，综合患者情况对现有的药物治疗方案作出评价，提出药学监护计划。归纳起来药学查房的目的就是：为患者提供用药监护、进行用药教育、提供用药咨询。目前国内药学查房主要有三种模式：跨科室对重点病例进行药学查房、专科药师单独进行药学查房、三级药学查房。现以专科药师单独进行药学查房为例，介绍药学查房模式。

1. 药学查房前的准备工作

（1）知识准备：临床药师应具备相应的临床医学及药学两方面的知识，查房前应熟悉专科常见疾病的诊断方法、治疗原则及最新治疗指南，掌握常用药物的临床药理学及药物治疗学知识，对特殊群体有制订个体化给药方案的能力，并能及时发现潜在的用药问题及可能发生的药物不良反应。

（2）患者情况准备：查房前查看患者的病程记录、用药医嘱和实验室检查等，了解患者病情。查看患者所用药物的用法、用量是否正确；口服药物的服用时间，患者是否掌握吸入药物的使用方法；有无药物、食物配伍禁忌；药物的不良反应等。查看患者的用药记录，特别要审核静脉用药名称、药品滴注顺序、输液时间与间隔是否合理，有无配伍禁忌和药物相互作用等。总之，把需要进行药学服务的问题尽可能地详细记录下来，为药学查房做好准备。

2. 药学查房

（1）自我介绍、说明查房目的：查房时先进行自我介绍，简要说明药学服务的目的和意义，告知患者药学查房的主要目的在于宣教与用药相关的注意事项，促进药物的合理应用，并引导患者回答与药物相关的问题。

（2）药物咨询与用药教育：临床药师在药学查房时，应积极回答患者及其家属咨询的用药相关的问题，同时告诉患者药物的正确使用方法和注意事项。首先要向患者说明使用治疗药物的目的，药物正确的用法用量，告知患者药物可能出现的不良反应及处理方法，并对已出现的不良反应予以解释。对于患者在住院期间的用药，需要进行针对性的指导和教育，包括：①口服药物的服药方法和注意事项；②静脉滴注的滴速、避光等要求；③雾化吸入治疗的方法和注意事项；④一些特殊药物的重点指导和教育，如华法林、糖皮质激素、抗结核药物及口服抗真菌药物的使用、疗程和注意事项等。

（3）查房后的工作：药学查房后，将查房经过、药物咨询内容和建议详细记录下来，对需要反馈给医生的问题及时与医生进行沟通。对建立药历的重病患者，每次药学查房后要补充完善药历。

3. 药学查房注意问题 临床药师可以在医师与患者之间起到桥梁作用,并协助医师诊疗工作。临床药师在药学查房时要关注患者的药物不良反应,注意倾听患者的主诉。同时应注意保护患者的隐私,用药宣教时不在公开场所讨论患者的病情,以免引起患者的不满甚至医疗纠纷。临床药师在药学查房过程中发现用药疑义时,切不可在患者面前表现出对医师或护士的质疑,而应及时与医护沟通,协商解决。

临床药师进行独立的药学查房,是一个从医师背后转到患者面前的过程。通过不断地探索和改进,建立并完善药学查房模式,有助于发挥临床药师在药物治疗过程中的优势,为患者提供更好的药学服务。

二、教 学 药 历

药历是临床药师在为患者提供药学服务过程中以合理用药为目的,通过对采集的临床资料综合分析整理归纳而书写形成的完整技术档案资料,是药师客观记录患者用药历史,为患者提供药学服务的重要依据和必备资料。药历可分为两类,即教学药历和工作药历。工作药历是临床药师在临床工作中为具体患者开展个体化药物治疗的书面记录,其除了作为一种医疗记录文书外,还能体现药师的作用和价值、考核药师工作质量及作为教学科研资料的来源等。而教学药历除上述工作药历的作用外,还能培养学员系统的临床思维,督促其理论学习,养成理论联系实际的习惯,积累临床经验,锻炼书面表达能力,以及作为带教老师指导修改的依据等。药历的模式有:以药物治疗为主的药历;以用药指导为目的的药历;以问题为线索的药历;以药物不良反应为线索的药历;以治疗药物监测为目的的药历。

教学药历的主要内容包括患者基本情况、病史摘要、临床诊断、药物初始治疗方案分析、药学监护计划、药物治疗日志、药物治疗总结、带教老师的评语等。教学药历是患者一次住院治疗的全过程记载,强调其同步性和完整性,是由临床药师在参与临床查房过程中记录的关于发现、分析和解决患者药物相关问题的药学资料,是为患者进行个体化药物治疗的重要依据,是开展药学服务工作的必备资料。针对临床药师书写教学药历中药物治疗方案与分析、药学监护计划、药物治疗日志、药物治疗总结进行叙述如下。

1. 初始药物治疗部分 包括治疗原则、药物治疗方案及其分析、药学监护计划和用药指导五部分,其中治疗原则和治疗方案是临床团队制订的,而治疗方案分析、药学监护计划和用药指导是记录重点,要结合患者病情特点分析治疗原则和治疗方案,重点分析患者是否有使用药物的指征及药物的选择、用法用量是否合理。药学监护计划包括药物治疗效果监护、患者依从性监护及药物安全性监护。通过患者症状、体征和实验室检查结果等反映药学监护结果。用药指导的对象包括患者和医护人员,内容包括交代患者药物的正确用法用量及注意事项,指导医护人员进行正确的药物配置、合理的静脉用药滴速、间隔时间、用药次序、是否避光等。

2. 药物治疗日志 药物治疗日志记录患者住院期间病情变化与用药变更的情况(含治疗过程中出现的新的疾病诊断、治疗方案、会诊情况),重点记录变更后的药物治疗方案的评价分析意见与药物治疗监护计划,以及用药监护计划的执行情况与结果(包括药师参与情况与结果),对于出院带药患者要进行用药教育及指导。

病程记录是医师对患者入院期间病情和诊疗过程所进行的连续性记录,包括患者病情变化、重要检查结果、查房会诊意见、诊疗措施和疗效评价等内容。药物治疗日志不同于医师病程记录，临床药师应重点关注治疗方案中具体药物的选择、用法用量、疗效及不良反应，重点放在药物治疗的疗效、不良反应及患者依从性的分析评价。

3. 药物治疗总结　包括出院时对完整治疗过程的总结性分析意见、药师在本次治疗中参与药物治疗工作的总结、患者出院后继续治疗方案和用药指导、治疗需要的随访计划和应自行监测的指标。

出院时对完整治疗过程的总结性分析意见部分包含如下内容。首先，对治疗原则和治疗方案进行回顾分析，即治疗方案是否符合疾病特点、患者特点及药物特点，能否进一步提高疗效，能否缩短治疗时间。其次，回顾治疗过程中出现的实际和潜在的药物-药物、药物-食物的相互作用，药物-实验室检查结果的相关性，对如何解决药物相互作用的矛盾进行总结。总结的内容还应包括治疗过程中出现的不良反应能否避免，处理措施是否得当。对用药监护及用药指导进行总结，监护计划是否实施，实施过程中发现是否遗漏重要监护指标而影响疗效评估和不良反应的发现。

临床药师在本次治疗中的作用，包括临床药师对药物治疗方案提出意见或建议、向医疗团队其他成员或患者提供的涉及患者药物治疗的相关指导和咨询、对患者治疗效果的影响。

4. 书写教学药历具有重要意义　通过书写教学药历，临床药师丰富自己的药学知识的同时，提高了自身用药学知识指导临床合理用药的能力，可以培养系统的临床思维，积累临床用药经验，锻炼书面表达能力，为今后的实际工作中向患者提供优质的药学服务奠定重要的基础。

三、病例讨论及病例分析报告

（一）病例讨论

病例讨论是临床药师进行日常药物治疗活动及教学的重要形式之一，临床药师病例讨论密切围绕患者实际用药问题来开展，通过病例讨论从工作中积累和整理资料，剖析患者用药疑难问题，培养临床药学思维模式，讨论与实践相结合，为医护人员及患者提供更好的药学服务。以下主要对临床药师规范化培训中的病例讨论教学进行介绍。

1. 病例讨论教学目的　病例讨论教学是临床药师培训学员依据教学指南，综合应用临床与药学知识和技能，通过病例资料收集、整理、陈述、发现、分析和解决临床药物治疗实际问题，提高相关知识和技能的实践性教学手段。病例讨论教学的主要目的包括以下几个方面。

（1）学习常见疾病药物治疗相关知识。通过具体病例学习常见疾病的临床表现、发病机制、诊断要点及治疗原则。

（2）学习特殊人群药物治疗相关知识。通过具体病例学习老年人、小儿、孕产妇、哺乳期、器官功能障碍、低蛋白血症等特殊人群药物治疗。

（3）训练学员病史收集、医疗文书阅读、病例资料整理及书面与口头表达的能力。

（4）培养药师建立临床药学思维能力。通过分析病例资料，提出和思考药物治疗中存在的各种用药相关问题，培养药师对病例总体分析、药物治疗方案审核评价的能力。

（5）提高对药物合理使用知识和药学服务技巧的认识和运用。针对药物治疗提出合理用药建议和药学监护计划，提高相关知识和技能的综合运用能力。

2. 病例讨论教学要求

（1）病例选择目标明确：讨论病例一般根据教学目的，由带教药师指定培训学员从正在或曾经参与管理的病例中选取特定病种、特定阶段的病例资料作为教学讨论病例，必要时也可从以往积累的病例资料中选出。

（2）资料整理规范：选定的病例一般由指定学员负责准备整理。在教学早期，可由带教药师准备。病例资料应有与讨论要求匹配的内容和项目，如患者基本信息、主诉、现病史、既往史、个人史、家族史、过敏史、体格检查、实验室检查、影像学检查、特殊检查、临床诊断、治疗过程、出院带药等。病例资料应规范用语，描述准确，详略得当。

（3）问题设计明确具体、针对性强：每例讨论病例应提出供集中讨论的问题，针对与教学目的相对应的各类主题，紧密结合特定病例，兼顾特殊与一般，通过该病例的讨论，明确相关的同类问题及其思路。

（4）讨论充分：在病例讨论会上，由指定人员口头汇报病例资料，并逐一提出讨论问题，供参加者充分讨论，达成共识。

3. 形成病例讨论资料的方法

（1）病例选择：从学员正在或曾经参与管理的患者资料中选取符合教学目的的典型病例。病例能较突出地反映拟讨论的教学内容和问题，病情复杂程度适中，诊断明确，便于讨论。

（2）资料收集：针对选定病例，由指定学员或带教药师通过病历文书查阅等途径进行资料补充，收集到足够用于讨论的相关病例资料。

（3）文字整理：将上述病例资料进行文字整理，按照患者基本信息、主诉、现病史、既往史、个人史、家族史、过敏史、体格检查、实验室检查、影像学检查、特殊检查、临床诊断、治疗过程、出院带药等项目进行描述。上述项目的详略可根据教学目的和拟讨论的问题需要调整，必要时部分内容可进行合理的加工。

（4）问题设计：针对教学目的和相应病例资料内容，提出拟讨论的问题。问题数量3～5个，可根据具体情况而异；问题内容简明具体，围绕讨论目的，逐步深入。

4. 病例讨论会主要议程

（1）主持：由带教药师主持学员的病例讨论报告会，介绍讨论会的目的、内容、次序及要求。

（2）报告：由学员依次进行病例报告，一般应采用幻灯的形式，除文字外可包含必要的图片资料，简明扼要进行报告，报告时间在10min以内。

（3）讨论：报告完毕后，由主持人或报告人按设计顺序依次提问，参加讨论会的学员可以自由发言，围绕所提问题进行讨论和交流，提出自己的看法和意见。

（4）点评：每个问题讨论中或所有问题讨论完毕，带教药师应进行现场讨论意见的归纳，对讨论活动进行点评；必要时适当进行扩展，介绍相关背景或进展材料，起到举一反三的作用。

（5）记录整理：病例讨论会应进行完整的讨论记录，带教药师（主持人）可指定学员进行记录。记录内容包括：讨论时间、地点、主持人、报告人、参加人员、基本程序及病例的主要内容和讨论发言的主要内容。

（二）病例分析报告

1. 病例分析书写的目的　病例分析（case analysis）为患者住院治疗过程中某次治疗事件的描述，一般应有结果体现，病例分析可以与患者治疗同步，也可以是回顾性的。通过书写病例分析报告可以提高临床药师学员的专业能力、文献检索能力、分析归纳及总结问题的能力。培养学员的职业敏感性。

2. 病例分析报告的内容和要求　临床药学病例分析以具体病例某一种或某类药物治疗得失及相关问题的分析总结为主要内容。

（1）题目：突出分析讨论的重点，言简意赅。

（2）病史摘要部分：包括患者一般信息，阳性体征及实验室检查结果，其他与讨论问题无关的病史资料或检查检验结果可省略。简要治疗经过，包括临床药师参与及干预处置过程，治疗事件的结果（正面或负面）。

（3）分析讨论部分：通过查阅文献，就一次药物治疗事件进行分析讨论，突出重点，论据严谨可靠，逻辑清晰，整个讨论过程中应注意体现循证医学（药学）原则。

（4）总结：总结与分析内容紧密结合，对药师在治疗事件中的作用进行评价。

（5）参考文献：引用全面准确，文献新颖，证据性强，国内外兼顾，著录格式规范。

3. 病例分析报告示例

1 例老年心力衰竭患者地高辛中毒的病例分析

（1）病史摘要：患者老年女性，87 岁，40kg，体重指数（BMI）18.26，主因"发现血压升高 3 年，活动后伴胸闷、夜间阵发性呼吸困难 2 年，双下肢水肿半月"于 2015 年 6 月 19 日入院。患者有 3 年高血压病史，最高达 170/80mmHg，平时服用氨氯地平片 5mg qd，血压控制在 140/90mmHg 左右。有 2 年糖尿病病史，平时使用胰岛素降血糖。患者于 2 年前开始出现活动后胸闷、气促，活动耐量逐渐下降，有夜间憋醒及阵发性呼吸困难，需高枕卧位，半月前出现双下肢水肿，伴心悸、咳嗽、咳痰，痰为白色黏痰，尿量未减少。否认食物及药物过敏史。入科查体：血压 137/83mmHg，口唇发绀，颈静脉充盈，桶状胸，双肺呼吸音粗，右肺可闻及少许湿啰音，心界向左下扩大，心率 98 次/分，律齐，各瓣膜听诊区未闻及病理性杂音，双下肢中度凹陷性水肿。入科心电图：窦性心律、正常心电图。

【辅助检查】　血生化（阳性及重要指标），如表 1-1 所示。

表 1-1　血生化指标

项目 \ 日期	6.19	6.21（12：07）	6.21（16：14）	6.21（21：14）	6.22
钠（136～146mmol/L）	143	137	146	140	138
钾（3.5～4.5mmol/L）	3.8	5.6↑	6.00↑	5.30	3.9
钙（2.2～2.9mmol/L）	2.38	2.27	2.5	2.5	2.4
尿素（2.2～7mmol/L）	6.7		7.0		
肌酐（43～130μmol/L）	95		108		

（肝肾功能及血糖均未见明显异常）

地高辛血药浓度（6.21）：3.75ng/ml。

【诊断】 ①高血压 2 级（极高危组）：心脏扩大；心功能Ⅳ级。②肺部感染。③2 型糖尿病。

【治疗经过】 患者 6 月 19 日入院后监测血压 137/83mmHg，心率 98 次/分，血钾 3.8mmol/L，心力衰竭症状明显，给予强心、扩张血管、减轻心脏负荷、补钾、降压及抗感染等治疗。6 月 20 日夜间患者心率加快至 110 次/分，有心慌症状，给予静脉注射去乙酰毛花苷 0.2mg 症状缓解。6 月 21 日凌晨 04:00 点突发急性左心衰竭，血压达 210/110mmHg，心率 114 次/分，给予镇静、扩血管、利尿等处理，同时再次静脉注射去乙酰毛花苷 0.2mg 控制心室率。早晨 7:00 点左右患者在服用口服药物（包括地高辛）时出现恶心、呕吐，医师见地高辛被吐出，又补服地高辛 0.125mg，之后患者仍出现多次恶心、呕吐症状。临床药师建议监测地高辛浓度，结果为 3.75ng/ml，立即停用地高辛，给予甲氧氯普胺注射剂。监测电解质发现高钾（5.6mmol/L、6.0mmol/L、5.3mmol/L），立即停用氯化钾缓释片，给予静脉注射呋塞米、葡萄糖酸钙和静脉滴注 50%葡萄糖（GLU）、静脉滴注胰岛素。晚上 21:10 左右，心电监护提示频发室性期前收缩，医师给予胺碘酮注射剂控制期前收缩。病情稳定后出院。

【治疗方案】 与地高辛相关治疗方案如表 1-2 所示。

表 1-2 治疗方案

药品名	用法用量	起始时间
地高辛片	0.125mg，口服，1 次/日	6.19～6.21，6.21（7:43）
氢氯噻嗪片	25mg，口服，2 次/日	6.19～6.22
螺内酯片	20mg，口服，3 次/日	6.19～6.22
呋塞米注射剂	20mg，静脉注射	6.19，6.21（2 次）
5%葡萄糖注射剂 250ml 胰岛素 6U 单硝酸异山梨酯注射剂 20mg 门冬氨酸钾镁注射剂 4g	静脉滴注，1 次日	6.19～6.22
氯化钾缓释片	2000mg，分次口服	6.19，6.20，6.21，6.23
氯化钠注射剂 100ml 头孢曲松钠他唑巴坦钠 2g	静脉滴注，2 次/日	6.19～6.24
氯化钠注射液 20ml 去乙酰毛花苷 0.2mg	10mg，口服，1 次/日	6.20（晚），6.21（4:00）
甲氧氯普胺注射剂	10mg，肌内注射	6.21
5%葡萄糖注射液 10ml 葡萄糖酸钙 1g	静脉注射	6.21
5%葡萄糖注射剂 250ml 胰岛素注射剂 10U	静脉滴注	6.21，6.22
50%葡萄糖注射剂 40ml 5%葡萄糖注射剂 20ml 胺碘酮注射剂 150mg	静脉注射	6.21（21:18）

（2）讨论：具有正性肌力作用的洋地黄类药物治疗慢性心力衰竭已有 200 多年历史，临床上主要用于改善心功能不全的临床症状和控制心室率，但因其治疗窗窄，易发生中毒，

故如何将其恰当使用就非常重要。有报道在地高辛治疗的患者中有 6%～22%发生中毒，其中老年患者合并多种疾病，使用维持剂量仍易发生中毒反应，故用药较困难。目前的循证医学研究认为地高辛疗效和血清浓度密切相关，地高辛的有效治疗浓度超过 1.2ng/ml 会引起患者病死率升高，理想的地高辛血药浓度（SDC）是 0.7～1.2ng/ml。综合正性肌力作用的药物剂量范围、对神经激素的抑制作用和 DIG 试验病死率等资料，最佳的地高辛浓度范围是 0.5～1.0ng/ml。

1）患者地高辛中毒原因分析：患者，老年女性，87 岁，消瘦，入院时胸闷、气促、高枕卧位、夜间憋醒及双下肢水肿等心力衰竭症状明显，给予强心、利尿、扩血管等对症处理。入院第三日早晨 7:00 左右出现恶心、呕吐，监测地高辛血药浓度为 3.75ng/ml，当晚出现室性心律失常。患者合并心力衰竭、高血压、糖尿病多种疾病，病情危重，入院时血钾偏低，治疗过程中合并使用多种药物且发生电解质紊乱，综合地高辛中毒原因可能如下。①高龄、消瘦：该患者年龄 87 岁，体重指数偏低（BMI 18.26）。有报道平均年龄（85±3.77）岁，身体肌肉及体内含水量逐渐减少，致使地高辛表观分布容积减少，即使口服维持剂量地高辛血药浓度仍可偏高。②肾功能减退：地高辛主要经肾脏排泄，大部分通过肾小球滤过，少数经肾小管分泌入管腔排出，老年人本身存在各脏器功能减退情况，该患者合并多年高血压及糖尿病病史，两种疾病均可引起肾脏损害，虽入院血生化检查提示尿素、肌酐未见明显异常，但其肌酐清除率（Ccr）为 27ml/min，明显低于正常值，地高辛仍可能因肾功能减退导致消除延缓，体内蓄积增多。③心功能不全：患者为慢性心功能不全，心功能Ⅳ级，心肌收缩力受损，心肌缺血缺氧，受损心肌对地高辛耐受性减低，易出现地高辛中毒。另外当心肌受损时，不仅使地高辛药动学发生改变，而且对地高辛的分布、消除也产生影响，随着心功能的恶化，心脏泵血功能不足，交感神经和肾素-血管紧张素系统被激活，血液中去甲肾上腺素和肾素水平升高，使外周血管收缩，血流产生代偿性再分布，为保持心、脑等重要器官血流正常，而使肾血流量和骨骼肌等外周组织的血流量减少，肾血流量不足使肾组织缺血、缺氧而加重肾功能的损害，同时地高辛清除也随之减少，半衰期延长，同时骨骼肌的血流量减少，阻碍了地高辛向骨骼肌的分布，导致地高辛血药浓度升高。④电解质紊乱：低血钾可增加地高辛与心肌细胞膜上的 Na^+-K^+-ATP 酶的结合，导致地高辛产生过度作用发生中毒，患者入院后行电解质检查提示血钾偏低（3.8mmol/L），同时给予呋塞米、氢氯噻嗪排钾利尿剂减轻水钠潴留，而仅给予门冬氨酸钾镁和口服补钾，补钾力度不够易发生低血钾。当地高辛摄入过多时可发生严重高血钾，尤其是与其他可升高血钾的药物联用时，易发生高血钾而导致心律失常，患者入院后第三日复查血钾，发现高血钾（6.0mmol/L）。⑤联合用药：多种药物与地高辛联用时会影响其吸收、清除及疗效。治疗方案中联合使用的螺内酯、去乙酰毛花苷、头孢曲松钠他唑巴坦钠、葡萄糖酸钙及胺碘酮均可增加地高辛血药浓度。螺内酯可延长地高辛半衰期；去乙酰毛花苷在体内可迅速转化为地高辛起效，患者 24h 内 2 次静脉注射去乙酰毛花苷，迅速且直接升高地高辛血药浓度；头孢曲松钠他唑巴坦钠可抑制肠道菌群，使地高辛降解减少而增加其血药浓度；患者发生地高辛中毒当日监测电解质发现高血钾，给予葡萄糖酸钙对抗 K^+ 的心脏毒性，但地高辛消除半衰期平均为 36 h，停用地高辛几小时后立即给予钙剂仍可发生相互作用，高血钙可能增加地高辛的毒性反应，引起心律失常。地高辛中毒当晚患者发生频发室性期前收缩，给予胺碘酮注射剂控制期前收缩，胺碘酮可降低机体对地高辛的清除作用，可通过抑制 P-糖蛋白膜转移系统，引起地高辛血药浓度升高，因此此时应选用利多卡因控制室性心律失常更合适。⑥医师对地高辛不良反应及相互作用等信息不了解，导致患者出现恶心、呕吐吐出地高辛后仍继续给予地高辛。

2）避免洋地黄类药物中毒的措施。①严格掌握地高辛的适应证和中毒症状，采用小剂量维持疗法。②密切监测患者病情及电解质，有恶心、呕吐、心律失常等特殊情况时立即监测地高辛血药浓度。③医师和药师应加强对地高辛相关知识，特别是药物相互作用的学习。

3）地高辛过量及中毒处理措施：轻度中毒者，停用地高辛及利尿治疗，如有低钾血症应积极补钾。发生心率失常者，应如下处理。①氯化钾静脉滴注，对消除异位心律往往有效。②苯妥英钠能与强心苷竞争性争夺 Na^+-K^+-ATP 酶，因而有解毒效应。③利多卡因对消除室性心律有效，成人用 50～100mg 加入葡萄糖注射液中静脉注射，必要时可重复。④阿托品对缓慢性心律失常有效，成人用 0.5～2mg 皮下或静脉注射。⑤心动过缓或完全传导阻滞有发生阿斯综合征的可能时，可植入临时起搏器。应用阿托品或异丙肾上腺素可提高缓慢的心率。⑥依地酸钙钠可与血钙螯合，也可用于治疗地高辛所致的心率失常。⑦对可能有生命危险的洋地黄中毒可经滤膜器静脉给予地高辛免疫 Fab 片段，每40mg 地高辛免疫 Fab 片段大约结合 0.6mg 地高辛或洋地黄苷。

（3）总结：地高辛是一种有效、使用方便、价格低廉的治疗心力衰竭的辅助药物，特别适用于收缩性心力衰竭及心房颤动、心室率快的患者，DIG 试验证明它是正性肌力药物中唯一的长期治疗不增加死亡率的药物，且可降低死亡、因心力衰竭恶化住院的复合危险，在临床应用中有重要地位。地高辛合理使用需要医师和药师共同关注及努力，患者才能得到最大获益。

四、用药教育及用药咨询

用药教育及用药咨询是临床药师的工作之一，是保证人民用药安全的有效形式。

（1）作为患者用药教育服务的提供者，要求药师既要热情、耐心，又要持有科学、严谨的态度，还要有较强的沟通交流能力。

（2）用药教育是通过直接与患者及其家属及公众交流，解答其用药疑问，介绍药物和疾病的知识，提供用药咨询服务。目的是提高患者对药物治疗的依从性并减少用药相关问题。

（3）通过直接收集与患者用药相关的信息，直接为患者提供用药指导。例如，建立药历、出院患者用药教育、门诊患者用药咨询、家庭病床用药指导和药物治疗相关问题解答等。

（4）用药教育示例

1 例结核性胸膜炎用药教育

患者姓名：××   病历号：××××

所用药品：

药品名称	用法用量	
异烟肼片	0.3g	qd
利福平片	0.45g	qd
乙胺丁醇片	0.75g	qd
多烯磷脂酰胆碱胶囊	456mg	tid

用药教育：

1）异烟肼片：1 次 3 片，每日一次，顿服。食物可能会影响本药的吸收，故应在餐前半小时服用，服药期间可能出现皮肤烧灼感或手指疼痛、深色尿、眼或皮肤黄染、食欲不佳、恶心、呕吐等不良反应。

2）利福平片：1 次 3 片，每日一次，顿服，最好在餐前 2h 服用。主要不良反应为肝毒性、胃肠道反应。

3）乙胺丁醇片：1 次 3 片，每日一次，顿服。主要不良反应发生率较多者为视力模糊、眼痛、红绿色盲或任何视力减退。

4）多烯磷脂酰胆碱胶囊：1 次 2 粒，每日 3 次，餐后用足够量的温水整粒吞服，不要咀嚼（推荐餐中服用）。在大剂量时偶尔会出现胃肠道紊乱（腹泻）。

5）尽量在每日的同一时间内服药，未经医生同意不可自行减量、增量或停药。如果忘记服用一次，应记起时立即使用，若在服下一剂药前 4h 内记起，则不要再用，应重新按平常的规律用药，千万不要一次使用双倍的剂量。药物最好在室温 10～30℃保存，避光、防潮。

6）服用抗结核药期间禁烟酒；不可用茶、豆浆、米汤来送服药；不能吃含组胺过高的食物如鱼类（异烟肼是一种单胺氧化酶抑制剂，可造成组胺大量在体内蓄积，易发生过敏反应）；同时避免与乳糖或含乳糖的食物同服，如鲜奶、乳制品、冰激凌等。因为乳糖可阻碍人体对异烟肼的吸收，使之不能发挥药效。

7）出院后应注意休息、保暖、避免感染、加强锻炼、提高机体免疫力，饮食方面应增加高热量、高蛋白、富含维生素和钙质的食物摄入，同时禁烟、禁酒、忌辛辣油腻、忌咖啡。按时服药，每周复查肝肾功能和血常规，每月复查一次 CT，2 个月后做抗酸杆菌检查。如服药期间出现胃肠不适、四肢麻木/烧灼感、视觉异常、关节疼痛等症状应及时到医院就诊，不可随意停药以免产生耐药。

祝您早日康复！

临床药师：××

××××年××月××日

(5)用药咨询示例

药学信息咨询登记表

询者	咨询者分类	咨询方式	问题归类
姓名：XX	□药师　√医师	□电话	□药品信息　□治疗信息
性别：√男　□女	□护士　□研究生	□网络	□不良反应　□注意事项
年龄：30 岁	□实习生　□病人	√来人	□相互作用　□用法用量
	□家属　□其他	□其他	√其他
联系电话：138XXXXXXXXX		单位或住址：某市某医院心内科	
问题摘要： 患者青霉素和头孢菌素过敏，同时肾功能不全，患者肺部感染，抗生素可以选择什么？		咨询时间：××年×月×日×时×分	
回答摘要： 仔细询问情况，患者为新收住院患者，对青霉素和头孢菌素过敏，胸片报肺部感染，症状不重，仅为咳嗽，偶咳，无痰，考虑是社区获得性肺炎。排除青霉素类和头孢菌素类后，因为肾功能不好，氟喹诺酮类也尽量避免使用，可选择大环内酯类抗生素，根据我院现有药物，建议使用阿奇霉素。		参考资料： □药学手册　　　　　□药学信息咨询系统 □临床用药须知　　　□网络检索 □国内期刊　　　　　□国外期刊　　　　√其他	
		回答者签名：XXX	
		回答时间：××年×月×日×时×分	
其他：			

五、文献阅读报告

文献阅读报告即"文献综述"，是在对某研究领域的文献进行广泛阅读和理解的基础上，对该领域研究成果的综合和思考。完整的文献阅读报告包含：前言、主题、总结和文献摘要 4 部分。主要参考文献的数量一般在 4～5 篇。

1. 前言 主要是说明写作的目的，介绍有关的概念和定义及综述的范围，扼要说明有关主题的现状或争论焦点，使读者对全文要叙述的问题有一个初步的轮廓。

2. 文献的检索与阅读 根据课题研究方向，设计合理的检索策略，首先，应选择最新发表的综述（review）进行阅读，对阅读文献的方法也需要不断总结。其次，对于关键性的问题应检索其原始数据。最后明确思路，对文献进行精读。

（1）文献阅读的顺序：找到相关文献后，一般先浏览文献的摘要是否与研究课题相关。然后看参考文献，如果参考文献中 80%以上不是最近 3～5 年的文章，该文献的参考价值将会很低（阅读经典文献除外）。然后再看引言，注意引言中是怎么阐述其研究思路的，是怎么得出所做研究的创新点的。如果这三个方面都与研究方向相关，即可仔细地阅读全文了。

（2）泛读与精读相结合：如果一篇文献读完摘要后感觉对研究思路帮助不大，仅仅能够帮助了解别人研究进展，读完摘要即不再继续读下去，这种文献阅读叫略读。除了读完摘要，还仔细看完参考文献和引言的文献阅读叫概读。将全文看完，并结合自己的研究思路进行分析，这种文献阅读叫做详读。详读了一篇论文后发现有很多的启发和思路，并且根据阅读这篇文献时的问题和想法，展开来查看其他的相关文献和书籍，以便弄懂相关概念和问题，这样对一篇文献进行阅读叫精读。在展开文献阅读时，需要将这些阅读方法结合使用，一般略读、概读的文献占总阅读量的 70%，详读的文献占总阅读量的 20%，精读的文献占总阅读量的 10%。

（3）抓住主要文献的主要内容进行总结和评述：阅读完一篇文献后，特别是精读过的文献，需要对文献进行总结和评述，这样才能使阅读过的文献对文献阅读报告真正有帮助。可以从以下几个方面进行评述：①该论文的主题、目的；②该论文的前期工作的分析；③该文献本身的研究方法、结果；④该文献本身的创新之处。

3. 主题部分 主题是综述的主体，其写法多样，没有固定的格式。可按年代顺序综述，也可按不同的问题进行综述，还可按不同的观点进行比较综述，不管用哪一种格式综述，都要将所搜集到的文献资料归纳、整理及分析比较，阐明有关主题的历史背景、现状和发展方向，以及对这些问题的评述，主题部分应特别注意代表性强、具有科学性和创造性的文献引用和评述。

4. 总结部分 与研究性论文的小结有些类似，将全文主题进行总结，最好能提出自己的见解。

六、药品不良反应/事件分析与评价

1. 药品不良反应相关的概念

（1）药品不良反应，是指合格药品在正常用法用量下出现的与用药目的无关的有害反应。

（2）药品不良反应报告和监测，是指药品不良反应的发现、报告、评价和控制的过程。

（3）严重药品不良反应，是指因使用药品引起以下损害情形之一的反应：①导致死亡；②危及生命；③致癌、致畸、致出生缺陷；④导致显著的或者永久的人体伤残或者器官功能的损伤；⑤导致住院或者住院时间延长；⑥导致其他重要医学事件，如不进行治疗可能出现上述所列情况的。

（4）新的药品不良反应，是指药品说明书中未载明的不良反应。说明书中已有描述，但不良反应发生的性质、程度、后果或者频率与说明书描述不一致或者更严重的，按照新的药品不良反应处理。

同一药品，是指同一生产企业生产的同一药品名称、同一剂型、同一规格的药品。

（5）药品重点监测，是指为进一步了解药品的临床使用和不良反应发生情况，研究不良反应的发生特征、严重程度、发生率等，开展的药品安全性监测活动。

2. 药品不良反应的新分类　鉴于传统分类方法的种种局限性，有些专家提出了对药品不良反应新的分类方法，并根据不同反应的英文名称第一个字母进行排序。新分类法以机制为基础，包括了原来无法归类的给药方法和赋形剂的继发反应，共有 A～H 和 U 九类，分类如下所示。

（1）A 类反应（augmented reaction，扩大反应）：是药物对人体呈剂量相关的反应，可根据药物或赋形剂的药理学和作用模式来预知。仅在用药时发生，停药或剂量减少时则可部分或完全改善。该类反应是不良反应中最常见的类型，可由各种药动学和药效学因素决定。

（2）B 类反应（bugs reaction，过度反应或微生物反应）：由药物促进某些微生物生长而引起的不良反应。该反应在药理学上是可预测的，但与 A 类反应不同，因为其直接的、主要的药理作用是针对微生物体而不是人体。如含糖药物引起龋齿，抗生素引起肠道内耐药菌群的过度生长，广谱抗生素引起鹅口疮等。应注意，药物致免疫抑制而产生的感染不属于此类反应。

（3）C 类反应（chemical reaction，化学反应）：该类不良反应取决于药物或赋形剂的化学性质而不是药理学作用，以化学刺激为基本形式，使得在使用某制剂时，大多数患者会出现相似的反应。其严重程度主要与药物的浓度有关，而不是与剂量有关，包括药物外渗反应、静脉炎、药物或赋形剂刺激而致的注射部位疼痛、酸碱灼烧、接触性皮炎、局部刺激引起的胃肠黏膜损伤等。以上反应不是药理学可预知的，但根据药物的生理化学特性还是可以预测的。

（4）D 类反应（delivery reaction，给药反应）：由药物特定的给药方式而引起的。该类反应与制剂成分的化学或药理性质无关，而是由剂型的物理性质和（或）给药方式所致。给药方式不同，不良反应的特性也必将不同。该类反应的共同特点是，如果改变给药方式，不良反应即可停止发生。例如，植入药物后发生的周围炎症或纤维化、注射液中微粒引起的血栓形成或血管栓塞、片剂停留在咽喉部、用干粉吸入剂后的咳嗽、注射液被微生物污染引起的感染。值得注意的是，与注射相关的感染属 D 类，不是 B 类。这些感染的发生与给药方式等有关，与所用药物无关，而 B 类反应是药物与微生物之间的直接相互作用。

（5）E 类反应（exit reaction，撤药反应）：该类反应只发生在停止给药或剂量突然减小后，是生理依赖的表现，该药再次使用时，可使症状得到改善。该类反应更多与给药时程而不是剂量有关。这些反应在一定程度上是药理学可预知的，但其发生却不是普遍的。许多患者即便持续大剂量使用也不一定会发生此类反应。可能引起撤药反应的常见药物有阿片类、苯二氮䓬类（benzodiazepines，BZ）、三环类抗抑郁药、β受体阻滞剂、可乐定和尼古丁等。

（6）F类反应（familial reaction，家族性反应）：此类不良反应具有家族性，反应特性由家族性遗传疾病（或缺陷）决定。较常见的有苯丙酮酸尿症、G6PD缺乏症、卟啉症和镰状细胞性贫血等。此类反应不可与人体对某种药物代谢能力的正常差异而发生的反应相混淆。例如，西方人群10%以上缺乏细胞色素P450 2D6，与其他人群相比，他们更易发生由2D6酶代谢药物的已知A类反应，因为他们对这些药物的消除能力较低。有上述代谢障碍的人群易发生的不良反应，在无此障碍的其他人群中，不管剂量多大也不会发生。例如，有G-6-PD缺陷的患者，使用奎宁时可能会出现溶血，而其他个体即使奎宁用量很大也不会发生溶血。

（7）G类反应（geneotoxicity reaction，基因毒性反应）：某些药物能损伤人类基因，出现致癌、致畸等不良反应。有些是潜在的致癌物或遗传毒物，如有些致畸药物在胎儿期即可导致遗传物质受损。

（8）H类反应（hypersensitivity reaction，过敏反应）：该类不良反应可能是继A类反应后最常见的不良反应，既不是药理学上可预测的，也不是剂量相关的，与免疫应答有关。减少剂量通常不会改善症状，而必须停药，如过敏反应、过敏性皮疹、光变应性、急性血管性水肿、过敏性胆汁阻塞、过敏介导的血质不调。

（9）U类反应（unclassified reaction，未分类反应）：该类不良反应为机制未明的反应，如药源性味觉障碍、辛伐他汀引起的肌肉不良反应、吸入性麻醉药物引起的恶心呕吐等。

以机制为根据的不良反应分类系统，使人们能找到共同的预防和治疗措施。任何分类方法的准确性和实用性都会受到对所涉及机制的认识程度的限制。随着认识的进步，分类方法仍将会吸收新的信息，进行修正或淘汰。

3. 药品不良反应发生的原因

（1）药物方面的因素

1）药物的选择性：由于许多药物缺乏高度的选择性，在实现治疗目的过程中，对一些无关的系统、脏器和功能也产生影响，有的甚至有毒害作用。例如，抗恶性肿瘤药物，杀死肿瘤细胞的同时，也杀伤宿主功能活跃的正常细胞。

2）药物作用延伸：很多药物应用一段时间后，由于其药理作用导致一些不良反应，如长期大剂量使用糖皮质激素，能使毛细血管出血，皮肤、黏膜出现红斑、瘀点，出现肾上腺皮质功能亢进。

3）药物的附加剂：指药物生产过程中加入的稳定剂、赋形剂、着色剂。与附加剂同时混入的微量高分子杂质通常也引起不良反应，如胶囊染料常会引起固定性皮疹。

4）药物的剂量、剂型：药物只有在一定的剂量下才发挥其特定的疗效，剂量过大可能使其不良反应发生概率也增大。同样，不同的药物生产成不同的剂型，其生物利用度不同，不良反应发生的可能性也不同。

5）药物的制备：同一种药物，因生产厂家不同，制剂技术的差别，杂质去除率不同，其不良反应的发生率也不同，如氯贝丁酯中的对氯苯酚杂质是发生皮炎的原因（对氯苯酚为合成氯贝丁酯的原料）。

6）服药的时间：一般而言，连续用药的时间越长，发生药品不良反应可能性越大。

（2）机体方面的因素

1）种族差异：一些药物的不良反应在不同种族或民族的用药者间存在区别。一些药物进入体内需经过乙酰化后被代谢，乙酰化过程有快型和慢型。例如，结核患者可根据其对抗结核病药异烟肼乙酰化速度的快慢分为异烟肼慢代谢者（PM）和快代谢者（EM），异烟肼慢灭活者由于肝脏中 N-乙酰转移酶不足甚至缺乏，服用相同剂量异烟肼，其血药浓度比快灭活者高，药物蓄积而导致体内维生素 B_6 缺乏引起周围神经炎，而异烟肼快灭活者则易发生药物性肝炎甚至肝坏死。欧美白色人种多为异烟肼慢灭活者，而中国人、日本人和爱斯基摩人则多为异烟肼快灭活者。

2）性别：一般来说，对于药物的不良反应，女性较男性更为敏感，当然也有的不良反应男性发生率高于女性，如药物性皮炎。

3）年龄：老年人和儿童对药物反应与成年人不同。例如，青霉素，成年人的半衰期为 0.55h，而老年人则为 1h。老年人由于血浆蛋白浓度减少，与药物结合能力也降低，如其体内苯妥英钠与血浆蛋白的结合率较 45 岁以下的人低 26%。小儿对中枢抑制药、影响水盐代谢及酸碱平衡的药物均较敏感。

4）个体差异:不同个体对同一剂量的相同药物可有不同反应，这种因人而异的药物反应性称为个体差异。药物代谢酶的遗传多样性是造成个体差异的一个重要原因。

5）病理状态：能影响机体各种功能，进而影响药物作用。例如，肝肾功能减退时，多数药物在体内的滞留时间显著延长，药物的作用增强，甚至引起中毒。

6）其他：患者生活环境、生活习性、饮食习惯等可影响药物的作用，尤以食物和烟酒嗜好最为突出，不容忽略。

4. 药品不良反应/事件报告表填写要求

（1）患者相关情况：患者出生日期，如 1981 年 5 月 13 日，如果患者出生日期无法获得，应填写发生不良反应时的年龄。联系方式：填写患者的联系电话；如果填写患者的通信地址，请附上邮政编码。

（2）原患疾病：即病历中的诊断，诊断疾病应写标准全称，如急性淋巴细胞白血病（ALL），不能写 ALL。

（3）使用药品情况如下所示。

怀疑药品：报告人认为可能与不良反应发生有关的药品。

并用药品：指发生此药品不良反应时患者除怀疑药品外的其他用药情况（不包括治疗不良事件的药品），而且报告人并不认为这些药品与不良反应发生有关。并用药品的信息可能提供以前不知道的药品之间的相互作用的线索，或者可以提供不良反应的另外的解释，故可列出与怀疑药品相同的其他信息。填写怀疑药品和并用药品时须参考已知文献报道信息，如不良反应表现形式，不良反应的发生时间、发生率，与患者情况进行比较，在客观分析以后填写，并决定怀疑药品和并用药品的排序。填报时还应注意不要忽略慢性病长期服药因素。

批准文号：目的是减少电子报表录入的工作量。每个批准文号是与药品生产企业、药品名称、规格对应的。药品批准文号的格式为：国药准字 H（Z、S、J）+4 位年号 +4 位顺序号，其中 H 代表化学药品，Z 代表中药，S 代表生物制品，J 代表进口药品分包装。

商品名称：如果没有或者不知道商品名，可以空着或填写不详。通用名称（含剂型）：填写完整的通用名，不可用简称，如"氨苄"等。生产厂家：填药品说明书上的药品生产企业的全称，不可用简称，如"上五"、"白云"等。生产批号：填写药品包装上的生产批号，注意不要与批准文号、生产日期、有效期相混淆。

用法用量：包括每次用药剂量、给药途径、每日给药次数，如"5mg，口服，每日 2 次"。用药起止时间：指使用药品的同一剂量的开始时间和停止时间。如果剂量改变应另行填写该剂量的用药起止时间，并予以注明。用药原因：填写使用该药的原因。例如，患者既往高血压病史，此次因"肺部感染"而注射氨苄青霉素引起不良反应，用药原因栏应填"肺部感染"。

（4）不良反应/事件名称：对明确药源性疾病的填写疾病名称，如"过敏性休克"，不明确的填写不良反应中最主要、最明显的症状。例如，不良反应表现为："患者从 ×年×月×日开始使用×，1.0g，1 次/日，静脉滴注，×日患者胸腹部出现斑丘疹，有瘙痒感。继续使用后丘疹面积增大。"该不良反应名称可填写"皮疹"。尽量不要填写模糊的名称，诸如药物反应。不良反应名称的选取可参考《WHO 药品不良反应术语集》。

（5）不良反应过程描述：应该包括 3 个时间、3 个项目和 2 个尽可能。3 个时间：不良反应发生的时间、采取措施干预不良反应的时间和不良反应终结的时间。3 个项目：第一次药品不良反应出现时的相关症状、体征和相关检查；药品不良反应动态变化的相关症状、体征和相关检查；发生药品不良反应后采取的干预措施结果。2 个尽可能：不良反应/事件的表现填写时要尽可能具体；与可疑不良反应/事件有关的辅助检查结果要尽可能填写。套用格式："何时出现何不良反应（两个尽可能），何时停药，采取何措施，何时不良反应治愈或好转。" 要求相对完整，以时间为线索，重点为不良反应症状、结果，目的是为关联性评价提供充分的信息。

5. 药品不良反应因果关系评定依据及方法

（1）我国国家药品不良反应监测中心推荐的关联性评价主要遵循以下五条原则，见表 1-3。

1）用药与不良反应/事件的出现有无合理的时间关系？除了先因后果这个先决条件外，用药与不良反应/事件出现的时间间隔是否符合药动学参数。注意滞后的过敏反应和长期用药后的撤药反应。

2）反应是否符合该药已知的不良反应类型？主要包括说明书中是否注明；过敏史、家族史（遗传病）；用药期间的其他治疗影响：放疗，化疗，手术；是否有引起类似的不良反应的文献报道等。

3）停药或减量后，反应是否消失或减轻？（去激发）。

4）再次使用可疑药品是否再次出现同样反应/事件？（再激发）。

5）反应/事件是否可用并用药的作用、患者病情的进展、其他治疗的影响来解释？

表 1-3　不良反应/事件分析及关联性评价表

	1）	2）	3）	4）	5）
肯定	＋	＋	＋	＋	－
很可能	＋	＋	＋	？	－
可能	＋	－	±	？	±
可能无关	－	－	±	？	±

待评价：需要补充材料才能评价

无法评价：评价的必需资料无法获得

注：＋. 肯定；－. 否定；±. 难以肯定或否定；？. 不明

（2）举例

例 1：患者，女，34 岁，因流行性腮腺炎采用注射用阿昔洛韦钠 250mg，加入生理盐水注射液 100ml，静脉滴注，qd。用药 8h 后患者出现肉眼可见血尿，终末呈血滴状，尿样本分析红细胞（RBC）＋＋＋＋，白细胞（WBC）＋～＋＋，少量鳞状上皮细胞及黏液，为排除月经或阴道分泌物干扰，留取中段尿确认，并停用阿昔洛韦，4 日后，血样本恢复正常。按五项标准分析：

1）	2）	3）	4）	5）
＋	＋	＋	？	－

结论：很可能为注射用阿昔洛韦的不良反应。

例 2：美国患者，女，39 岁，因皮肤过敏服用特非那定 10mg，qd，连续数日后，因真菌性阴道炎，自行服用酮康唑，3 日后出现晕厥，心电图检查 Q—T 间期延长至 655μs 而住院，入院后 10h，心电图显示"尖端扭转型心动过速"，停用上述药物并经对症治疗后痊愈出院。

分析：发病前曾用特非那定及酮康唑二药，该不良事件是否与药物有关。按五项标准分析：

1）	2）	3）	4）	5）
＋	－	＋？	？	±？

结论：可能为特非那定或酮康唑所致不良反应。

第 2 节　循 证 药 学

一、循证药学的概述

循证药学（evidence-based pharmacy）是 20 世纪 90 年代，继循证医学在医疗卫生各领域广泛应用而诞生的分支学科。狭义的循证药学又称做"循证临床药学"，主要是指药师在药学实践过程中，结合临床技能和经验，准确地应用掌握的药物疗效、安全性、经济性等最佳证据，结合患者实际情况而做出的符合患者用药要求的药学服务过程。广义的循证药学则是指在药学服务过程中，运用循证医学的方法来解决药学实践过程中遇到的问题。循证药学的核心内容与基本精神为通过寻找证据、分析证据及运用证据，做出科学、合理的用药决策。循证药学的实践包括两个基本过程：首先要全面、系统且没有偏倚地检索有关文献资料，用严格的标准和科学的方法评价所得信息，获得真实、可靠、适用的结论；其次要将所得结论准确地应用于临床药物治疗决策的临床实践中。

在循证药学诞生以前，传统的临床治疗方案选择和治疗效果的评价大多以临床医师的经验和推论为基础，临床药师则以散在的药物临床研究资料、药动学研究资料为依据，凭经验并借助治疗药物监测结果参与临床药物选择治疗。这种传统的药物治疗对预后、诊断结果、治疗有效性的评价更是建立在非系统观察的临床经验基础上（2001 年，临床药学实践中的循证药学）。医师、药师在医疗实践过程中仅凭个人经验做出的治疗方案从某种程度来说是片面的、不准确的，那么，如何通过科学、严谨的评价方法来解决医师、药师遇到的临床药物治疗问题成为了循证药学所要解决的关键问题。因此，对于临床药学人员来说，熟练掌握循证药学的理论和方法不仅是一项技能，更是科学、有效地做出药物治疗方案，促进临床合理用药的重要手段。

二、循证药学实践的基本过程

循证药学是循证医学在临床合理用药的具体应用，是追寻最佳用药证据的科学，其基本过程主要包括以下五个方面。

1. 提出需要解决的临床用药问题 在临床用药过程中，首先要明确临床用药需要解决的实际问题，并提出针对性的提问。这一问题的提出可依循 PICOSS 六要素即：P 表示 patient or population or problem（患者，人群或需要结局的问题）；I 表示 intervention（干预措施）；C 表示 comparison（比较因素）；O 表示 outcome（结果，实施干预后的影响或评价指标）；S 表示 study design（研究设计），S 即 setting（医疗环境）。最佳的提问针对性很强，能直击问题的实质，能较快且准确地通过检索得到最佳证据。

2. 根据提出的问题，确定检索关键词，利用数据库全面系统的检索收集资料 循证药学最佳证据的收集，首先考虑检索的全面性。应较为全面地查找相关研究，凡是收录于相关研究的资源均应包括在内，不限定语种、时间。其次，检索词的确定也尤为重要，应选择检索系统提供的标准检索词进行检索，如 PubMed 提供的 MeSH 主题词。总之，针对提出的问题进行检索，应做到全面、系统，尽量避免漏检的发生。

3. 对证据的真实性进行严格评价 整理、分析、综合收集到的证据并用科学的方法评价证据的真实性、可靠性、临床价值及适用性。

4. 制订治疗策略和给药方案 将经过评价的最佳证据应用于临床药学服务实践中，为患者制订行之有效的治疗策略和给药方案，从根本解决临床用药问题。

5. 临床用药实践 经过临床实践应用后的最佳证据，若能从根本解决药学实践中遇到的问题，就应采纳；若没能解决问题，应积极查找原因，为进一步的探究提供方向，直至取得预期结果。

三、证据的来源和检索

目前，一般的检索主要通过计算机检索和手工检索来实现。计算机检索是利用计算机系统的存储和检索功能来实现的，历经了脱机检索、联机检索、光盘数据库检索，直至目前尚在使用的互联网检索。

计算机检索的基本过程包括：问题的提出、检索词、检索式及检索策略的确定。在计算机检索的过程中，应做到全面系统的检索，这就要求研究者应对常用数据库的特点和收录的范围要有充分的了解，避免出现漏检甚至是错检情况的发生。检索时，如果检出的文献太多，说明检索的特异性不高，不利于工作人员阅读筛选检出的文献；但是，如果检出的文献过少，则说明检索限制条件过高，有可能漏检一些有价值的信息。若发生上述情况，可通过调整检索词、检索式及检索策略来进行适当的修正，以达到预期的检索效果。

1. 常用的检索与检索式　在实际操作中，为提高检索的准确性，常利用一定的逻辑符号进行复合检索，这些用逻辑符号连接得到的检索词称为检索式。目前，较为常用的运算符有布尔逻辑运算符、位置运算符、截词检索运算符及优先检索运算符。①布尔逻辑运算符：用于表示检索词间的逻辑运算关系。常见的运算符号有：AND（与、和），主要用于缩小检索范围，表示命中的文献需同时包含列出的检索词；OR（或），将检索范围扩大，表示命中的文献至少含有任意一个所列检索词；NOT（不）：如 A NOT B，在检索中表示检索命中的文献包含检索词 A，但不包含检索词 B。②位置运算符：位置运算符主要有WITH、NEAR、IN，它们的运用能提示检索词的位置关系，也是缩小检索范围的一种方式。WITH 表示同字段检索，检索的文献中不管检索词出现的位置，只要检索词同时出现在同一字段即为目标文献；NEAR 表示同句检索，不管检索词出现的位置，只要检索词出现在同一句子中即时目标文献；IN 主要用于限定字段的检索。③截词检索运算符：包括截词符*和通配符？，主要用于扩大检索范围。*用于词干后，与检索词同词根、词尾形态不同的词语均会被检索到。？则用于代替 0 个或 1 个字符。④优先检索：当出现两个或者两个以上的运算符时，计算机会根据运算符的使用，加括号的优先检索，没有括号的则按照NOT、AND、NEAR、WITH、OR 的顺序进行检索。

2. 循证药学数据库与网站举例

（1）Cochrane Liberary：该数据库是一年发表四期的电子出版物，会免费提供部分系统评价文摘，可以为临床实践和决策提供有价值的证据和最新进展，是进行临床疗效评价研究证据的最好来源，也是开展循证医学、循证药学等临床循证研究工作的重要检索工具。用户可通过 Cochrane Liberary 提供数据库进行所需证据的搜索，如系统评价数据库（the Cochrane Database of Systematic Reviews，CDSR）、疗效评价文摘数据库（Database of Abstracts of Reviews of Effectiveness，DARE）、系统评价方法学数据库（Cochrane Review Methodology Database，CRMD）等。

（2）Embase 数据库（http：//www.healthgate.com/embase/search-embase-pre.shtml）主要收录在研或是最新完成的临床试验。

（3）中国期刊全文数据库（http：//www.cnki.net/index4.htm），是我国使用最多、最权威的全文数据库。

（4）国立研究注册试验数据库（the National Research Register，NRR），网址 http：//www.update-software.com/National/nrr-frame.html，收录了 3 千余种生物医学文献数据库，其中以药物研究文献的收录而著名。

（5）中国生物医学文献数据库（CMB），该库收录了自 1980 年以来，基础医学、临床医学、药学等各个领域的学术期刊、汇编、会议论文的题录。

（6）药物大全，其网址为 http：//www.health-oel：com/medicine-info/index.htm，主要收录近年来国内外包括药品适应证、药理及不良反应等在内的 800 多种新药。

（7）MeReC Bulletin，MeReC Briefing and MeReC Extra，杂志网址 http：//www.npc.co.uk 是药物独立评价的首选。

（8）其他：如 EBM Guideline、中国循证医学中心数据库、美国药师协会等等。

上述介绍仅是对一些常用数据库的举例，在实际检索中，应根据检索的需要选取数据库和网站，以达到检索的全面和系统性。

四、科学、合理的证据评价

进行循证药学的相关研究，最主要的目标就是要获得最佳证据。最佳证据是通过科学系统的评价方法，对证据的重要性、真实性、临床价值及实用性等方面进行证据的评价，进而得到有价值的证据。

1. 证据重要性评价 证据的重要性主要是指研究的设计和方法是否科学合理，结果是否可信且具有说服力。按照文献证据的重要程度可分为，系统评价（systematic，SR）、Meta 分析（Meta-analyses，MA）、随机对照临床试验（randomized controlled trials，RCTs）、队列研究（cohort studies，CS）、病例对照研究（case controlled studies，CCS）、横断面调查（cross sectional surveys，CSS）、个案和系列病例报道、专家意见和经验。前三者在文献证据评价中较为常见，对三者的具体介绍见后述内容。

2. 证据真实性评价 证据评价的真实性主要由以下几点来判断。①设计的合理性、可执行性、数据的真实性、完整性及可靠性：一个设计科学合理的研究方案，所得到数据的真实性和可靠性是很高的。②研究对象的筛选和控制：在评价中，试验对象的纳入、排除标准、分组、样本大小及是否存在影响结果的混杂因素等，都是在评价证据中应考虑的重要指标。③终点指标的确定与选择：实验室指标的敏感性、针对性、特异性及结果的可重复性和精确度是证据评价中应考虑的问题。④研究数据的收集整理与统计分析：对于收集到的数据，应如实完整、客观地进行整理、统计和分析，确保数据的真实性。

3. 临床意义及临床实用性的评价 评价临床意义的指标主要有事件发生率（如治愈率、有效率、不良反应发生率等）、绝对危险降低/升高率、相对危险降低/升高率、相对危险度（relative risk，RR）、比值比（odds rate，OR）等。对于临床实用性的评价，主要是通过医、药、患三方的密切配合与协调，通过前面对证据的严格评价，来验证证据是否能应用于临床，发挥其最大价值。

五、研究证据的系统评价

在实际检索中，对于同一个问题常常会得到多个独立的研究证据，这是就需要一个科学、可靠的方法把这些证据系统地整合起来，成为代表性、真实性、可信度及适用性更强的最佳研究证据。目前，最常用的文献综合方法有系统评价和 Meta 分析法。

1. 系统评价 是从一个具体的临床问题出发，系统、全面地收集截至目前关于这一问题已发表或未发表的相关临床研究证据，经过规范合理的文献评价方法，筛选得到符合纳入标准的文献，并进行定性及定量分析，得到最佳的证据。目前，国际公认的系统评价方法是 Cochrane 系统评价法。

（1）系统评价的步骤：首先应确立系统评价的题目，制订系统评价方案；其次进行文献检索、筛选和质量评价，然后将收集各个独立研究的有关数据进汇总，接着对各研究证据进行定性分析（包括齐性检验、Meta分析和敏感分析），最后再对系统评价的结果进行应用，同时定期更新，以保证其质量和参考价值。

（2）系统评价质量的判断：一般来说，系统评价的质量主要从系统评价结果的真实性、重要性、适用性三个方面进行考察。

（3）系统评价的优势及不足：相对于传统的叙述性综述来说，系统评价是对某一具体问题制订检索策略，进行全面且无偏倚的检索，并对所纳入的各个独立研究进行综合归纳，最终得出更加准确及真实的结果。但无论评价方法多么严谨、科学，也只能反映当时的研究成果和结论。所以随着研究的深入，应阶段性地加入新的研究成果，重新评价。

2. Meta 分析　又称荟萃分析，其原理是：应用特定的设计和统计学方法，将已有的针对某一具体问题的多个独立的研究资料进行定量合并分析，以获得对所研究问题的综合性结果，具有科学性强、可行性好、统计效力高的特点。近些年来，应用和涉及Meta分析的医学文献呈逐年增长的趋势。掌握Meta分析的方法是做好循证药学工作的重要基础。

（1）Meta分析的统计学原理与方法

1）将摘录的各个研究的结果数据进行同质性检验。若为同质性，可认为这些研究结果是一致的，可按固定效应模型合并效应量；若为异质性，则应探讨异质性的原因，可通过亚组分析、敏感分析或按随机效应模型合并效应量；若异质性较严重，则Meta分析无意义，可考虑只做统计学描述。

2）根据选定的效应模型，计算各项研究的平均效应、总体平均效应和95%的置信区间。

3）结合临床意义，根据统计结果，下结论，做解释。

（2）Meta分析的基本步骤及注意事项：首先提出一个好的研究问题，然后进行全面系统的检索，制订文献纳入及排除标准，从而筛查所检文献；其次提取所需数据资料进行统计学分析等，最后对Meta分析的结果做出结论。但需注意其结论不是一成不变的，随着新的研究变量的收集应重新分析，更新结论。

六、药物治疗疗效研究证据的严格评价

大规模的随机对照的药物临床试验研究（RCT）是评价药物疗效的金标准。临床药师全面检索、正确地评价治疗药物的RCT，是循证药学的基本内容。在评价一项RCT时，需注意所发表杂志的声誉和专业性，如SCI收录因子较高的专业期刊杂志上发表的RCT研究可认为是药物治疗的疗效和安全性的金标准。

用何种方法学是研究中最为重要的部分且决定着结果的可靠性。在评价研究方法时，应找出该研究需解决的问题，判断该方法能否最终达到研究的目的，以及在设计和执行研究过程中，如何消除可能存在的偏倚。在研究结果部分应注意：统计学方法是否应用正确；受试者脱落；临床终点事件比替代的检测指标更可靠；统计结果要与临床知识结合，判断结果有无临床意义；研究结果是否适用于自己的患者等。研究的讨论部分还应注意与研究的实际结果的结合。

除上述研究本身的评价外，一个药物是否具有临床应用价值，还应考虑药物的安全性、效能、价格，患者对药物的耐受性等因素。

七、药物不良反应的严格评价

药物不良反应（adverse drug reaction，ADR）是指合格药品在正常用法用量下出现的与用药目的无关的有害反应。评价药物不良反应主要有三个标准：药物不良反应证据的真实性、适用性，以及药物不良反应的重要性。

参 考 文 献

陈灏珠. 2007. 心脏病学（心血管内科学教科书）[M]. 2 版，北京：人民卫生出版社，551.

李景苏，蔡长春，侯艳宁. 2006. 地高辛在临床治疗中的合理应用[J].临床误诊误治，19（7）：83-85.

李俊. 2013. 临床药理学[M].北京：人民卫生出版社，157-179.

李艳，梁宁生，安娜，等. 2014. 探讨如何指导临床药学专业本科生教学药历的书写[J].临床医药文献杂志，1（5）：858-859.

梁康特，李中藩，周文华，等. 1988.地高辛维持疗法的血清药物浓度分析[J].中华心血管杂志，9（1）：15.

缪京莉，侯晓平，刘波. 2007. 80 岁以上老年心衰患者小剂量洋地黄中毒分析[J].空军总医院学报，23（2）：113-115.

钱丽群. 2011. 小剂量地高辛中毒临床分析[J].临床合理用药，4（2A）：81-82.

任海霞，王春革，朱立勤. 2015. 临床药师进行药学查房带教工作模式的探索[J].中国药房，26（27）：3880-3882.

万波，柴东燕，劳海燕. 2013. 教学药历书写常见问题解析[J].中国医院药学杂志，33（17）：1449-1451.

杨黎，郭澄，陆瑶华，等. 2014. 药学查房与用药教育的教学实践与体会[J].中国药房，25（22）：2089-2091.

曾祥鸿. 2004. 再评洋地黄在心血管疾病中的临床使用[J].中国处方药，12：69-73.

中华人民共和国卫生部. 2011. 药品不良反应报告和监测管理办法（中华人民共和国卫生部令第 81 号）.

Rathore S，Curtis J P. Wang Y，et al. 2003. Association of serum digoxin concentration and outcomes in patients with heart failure. JAMA，289（7）：871-878.

第2章 神经系统疾病的药物治疗

1. 掌握脑梗死、脑出血、癫痫主要治疗药物的药理作用、用法用量、注意事项、常见和严重不良反应。
2. 掌握脑梗死、脑出血、癫痫药学监护计划地制订。
3. 掌握患者出院指导及用药教育的制定。
4. 熟悉脑梗死、脑出血、癫痫相关并发症的处理与治疗。
5. 熟悉脑梗死、脑出血、癫痫诊断、临床症状。
6. 了解癫痫的类型及治疗药物的选择。

第1节 脑 梗 死

脑梗死（cerebral infarction，CI）是缺血性卒中（ischemic stroke）的总称，包括脑血栓形成、腔隙性梗死和脑栓塞等，约占全部脑卒中的70%，是脑血液供应障碍引起的脑部病变。脑梗死是由于脑组织局部供血动脉血流的突然减少或停止，造成该血管供血区的脑组织缺血、缺氧导致脑组织坏死、软化，并伴有相应部位的临床症状和体征，如偏瘫、失语等神经功能缺失的症候。

病 例 介 绍

患者，男，80岁。

主诉：左侧肢体无力3日。

现病史：患者3日前半夜出现头晕、出汗、恶心呕吐，吐出少量口水，无肢体无力、肢体抽搐、视物旋转等情况，外院就诊，查头颅CT未见明显异常，建议回家休息，出院时突然出现左侧肢体无力，但尚可抬起，遂来我院急诊，以"左侧肢体无力待查"收入，予以完善相关检查、阿司匹林肠溶片抗血小板（PLT）聚集、血栓通改善循环等对症治疗，当天下午出现肢体无力加重，不能移动，予以羟乙基淀粉扩容、低分子肝素抗凝、前列地尔改善微循环等对症治疗，查头颅MRI提示"两侧侧脑室旁、半卵圆中心缺血性改变"，患者左下肢活动障碍有所改善，现为求进一步诊治，拟"脑梗死"收入神经内科。

既往史：患者过去体质一般。有高血压病史10余年，最高血压160/90mmHg，平时服复方芦丁片2片 qd、尼群地平片10mg qd控制血压，血压控制情况不详；患者曾行右半结肠癌根治+肠黏连松解术，术后恢复可；余无特殊。

家族史：患者父母有高血压病史。

个人史：无特殊。

过敏史：无特殊。

【体格检查】 体温38℃，脉搏64次/分，呼吸19次/分，血压168/83mmHg。神志清，言语含糊,留置胃管及导尿管,双侧瞳孔等大等圆,直径 3.0mm,对光反射灵敏,眼球向左凝视,右侧鼻唇沟变浅,示齿口角左偏,伸舌居中。左上肢肌力 0 级,左下肢肌力 3 级,肌张力适中,双侧肢体腱反射对称存在,左侧头面部及肢体深浅感觉减退,左侧 Babinski 征阳性。NIHSS 评分:10 分。

【辅助检查】 头颅 MR 平扫+弥散:两侧侧脑室旁、半卵圆中心缺血性改变。

【入院诊断】 ①脑梗死;②高血压 2 级(极高危);③结肠癌(术后)。

治 疗 经 过

患者入院体温 38℃,咳嗽咳痰,饮水呛咳。急查血常规:白细胞(WBC)计数 8.5×10^9/L,中性粒细胞百分比(N%)83.8%,血红蛋白 104g/L;C 反应蛋白 41.2mg/L。给予阿司匹林肠溶片 300mg qd 口服抗血小板治疗;考虑患者 80 岁,给予泮托拉唑针 40mg qd 预防应激性溃疡;哌拉西林钠他唑巴坦针 3.375g q8h 抗感染,氨溴索针 30mg bid 静脉滴注祛痰治疗;肠内营养混悬液(TPF)500ml bid 鼻饲肠内营养。入院第 2 日,患者口齿含糊,左侧肢体无力。肝肾功能测定:三酰甘油 0.93mmol/L,总胆固醇 3.92mmol/L,高密度脂蛋白 1.05mmol/L,低密度脂蛋白 2.54mmol/L。予以阿托伐他汀片 20mg qn 降脂、稳定斑块,并送痰培养。入院第 4 日:患者目前左侧肢体活动仍有障碍,有腹泻情况,腹泻 3 次,咳痰较前好转,无发热等其他不适。血压 175/94mmHg,偏高,加氨氯地平片 5mg qd 控制血压。考虑患者腹泻可能是因为不耐受肠内营养液(TPF)的缘故,今停肠内营养液(TPF),改肠内营养液(SP)500ml bid 鼻饲营养。入院第 5 日:患者腹泻情况有所好转,无发热,无咳嗽咳痰等不适情况。入院第 8 日,查血常规:白细胞计数 7.8×10^9/L,中性粒细胞百分比 77.4%↑,停哌拉西林钠他唑巴坦针。入院第 11 日:患者下午出现发热,体温 38.2℃,之后体温升高为 38.8℃,无寒战,无尿急尿痛,无明显咳嗽咳痰等不适。查血常规:白细胞计数 16.1×10^9/L↑,中性粒细胞百分比 92.7%↑,中性粒细胞(N)15.0×10^9/L↑。超敏 C 反应蛋白:94.9mg/L↑。降钙素原 0.07ng/ml。痰培养结果金黄色葡萄球菌(药敏:苯唑西林 R)。予以万古霉素针 0.5g q12h 静脉滴注。患者急性期已过,改阿司匹林 300mg qd 为 100mg qd 抗血小板聚集。入院第 12 日:患者精神尚可,体温 37.4℃,大便隐血++、尿隐血++,停用阿司匹林片,改氯吡格雷抗血小板聚集,复查大便常规、尿常规。入院第 13 日,复查血常规:白细胞计数 6.7×10^9/L,中性粒细胞百分比 76.4%↑,血红蛋白 107g/L↓,继续抗感染治疗。入院第 17 日:停止万古霉素抗感染治疗。入院第 19 日:患者一般情况好,患者症状、体征较前明显改善,今予出院,嘱出院后康复治疗,定期复诊,按医嘱服药(表 2-1)。

表 2-1 患者入院期间治疗药物

药物	剂量	途径	频次	备注
阿司匹林肠溶片	300mg,100mg	鼻饲	qd	
泮托拉唑针	40mg	静脉滴注	qd	
氨溴索针	30mg	静脉滴注	bid	
哌拉西林钠他唑巴坦针	3.375g	静脉滴注	q8h	
肠内营养混悬液(TPF)	500ml	鼻饲	bid	
阿托伐他汀片	20mg	鼻饲	qn	出院带药

续表

药物	剂量	途径	频次	备注
氨氯地平片	5mg	鼻饲	qd	出院带药
万古霉素针	500mg	静脉滴注	q12h	
氯吡格雷片	75mg	鼻饲	qd	出院带药

治疗方案分析及药学监护

【治疗方案分析】

1. 抗血小板聚集药物 卒中已经成为我国人口死亡和致残的第一位原因，2010 年中国年卒中死亡人数已高达 170 万。卒中相关的死亡约占人口总死亡人数的 20%。动脉粥样硬化斑块急性破裂是心脑血管病死亡原因之一。阿司匹林可抗血小板聚集和有效阻止血栓形成，并增加斑块稳定性。是当前缺血卒中一、二、三级预防重要药物。

阿司匹林是临床上广泛应用的血栓素抑制剂，1971 年发现其抑制血小板的作用，是目前抗血小板治疗的基本药物。阿司匹林通过对环氧酶（COX）-1 的作用直接抑制 TXA_2 合成，抑制血小板黏附聚集活性。阿司匹林口服后吸收迅速，$30\sim40min$ 血浆浓度达到高峰，服药 1h 出现抑制血小板聚集作用，肠溶制剂需 $3\sim4h$ 血浆浓度方可达到高峰。阿司匹林肠溶片在强酸性环境中是不崩解的。空腹状态下，胃内的酸碱度（pH）为 $1\sim2$，是一个强酸环境。而十二指肠内的酸碱度（pH）＞7，阿司匹林肠溶片在此环境下方能崩解，故不会对胃黏膜产生直接的刺激与损伤作用。若餐后服用，某些食物可以改变胃内的酸碱环境，可能会导致药物在胃内崩解，从而增加胃部不良反应的风险。急诊状况下，阿司匹林肠溶片可嚼服，增快起效时间。阿司匹林以结合代谢物和游离水杨酸从肾脏排泄。

患者脑卒中诊断明确，脑卒中最有效的治疗是溶栓，但是考虑患者 80 岁年龄偏大，也错过了溶栓时机，未给予溶栓治疗。中国急性缺血性脑卒中诊治指南 2015 推荐意见：对于不符合溶栓适应证且无禁忌证的缺血性脑卒中患者应在发病后尽早给予口服阿司匹林 $150\sim300mg/d$。患者左上肢肌力 0 级，左下肢肌力 3 级，病情较重，曾出现进行性肢体无力加重，既往无胃肠道疾病史，综合多方面考虑，给予阿司匹林 300mg qd 抗血小板聚集治疗。入院第 11 日改阿司匹林 300mg qd 为 100mg qd 抗血小板聚集。入院第 12 天，患者大便隐血++，尿隐血++，虽然 2012 年《抗血小板药物消化道损伤的预防和治疗中国专家共识》推荐：对于阿司匹林导致的消化道溃疡、出血患者，不建议氯吡格雷替代阿司匹林，建议阿司匹林联合质子泵抑制剂（PPI）。考虑患者阿司匹林联合泮托拉唑仍出现大便隐血，故改为氯吡格雷抗血小板聚集。

2. 抗菌药物 肺部感染是急性卒中的常见并发症，直接与预后密切相关。卒中后肺炎的发生率为 $7\%\sim22\%$，是卒中死亡的重要危险因素之一。并发肺部感染的急性脑卒中患者，30 日内的病死率是无感染患者的 3 倍，因而，积极有效的控制肺部感染成为其救治成功的关键所在。

2010 年《卒中相关性肺炎诊治中国专家共识》推荐：广谱青霉素-β 内酰胺酶抑制剂的复合制剂是经验性治疗卒中相关性肺炎的常用药物；《热病 2010》中报道了 90 例吸入性肺炎患者经胸壁穿刺培养的结果：厌氧菌 34%，革兰阳性球菌 26%，肺炎克雷伯杆菌 25%。初始经验性治疗推荐：首选哌拉西林钠他唑巴坦，次选头孢曲松+甲硝唑或者莫西沙星。

哌拉西林钠是一种广谱半合成青霉素，对革兰阴性和革兰阳性需氧菌及厌氧菌均有良好的抗菌活性，其中以抗假单胞菌为主。他唑巴坦与哌拉西林钠有较好的协同作用，使哌拉西林钠抗菌谱扩大、抗菌活性增强。因此选用哌拉西林钠他唑巴坦针抗感染治疗是合理的。入院第 11 日患者出现发热，体温 38.2℃，之后体温升高为 38.8℃，查血常规：白细胞计数 $16.1×10^9/L↑$，中性粒细胞百分比 92.7%↑。入院第 2 日送检痰标本结果：金黄色葡萄球菌（药敏：苯唑西林：R）。2012 年《甲氧西林耐药的金黄色葡萄球菌肺炎诊治与预防专家共识》：万古霉素是目前治疗耐甲氧西林金黄色葡萄球菌（MRSA）感染的一线药物。万古霉素作为一种糖肽类抗生素，属于三环糖肽类抗生素。在抗菌效果方面，万古霉素对革兰阳性菌具有较好的抑制作用，主要包括金黄色葡萄球菌、链球菌属、梭状芽孢杆菌、肠球菌、表皮葡萄球菌、类白喉菌、放线菌、牛链球菌、链球菌棒状杆菌等。万古霉素的药动学特点具有时间依赖性和较长的抗生素后效应，每日两次给药。体内基本不代谢，给药剂量的 90%以原形经肾脏清除。肾功能减退患者在使用万古霉素前需评估肾功能，患者肌酐清除率（Ccr）为 68ml/min，予万古霉素针 0.5g q12h 抗感染治疗。《万古霉素临床应用剂量中国专家共识 2012 年》中对于医院获得性或社区获得性 MRSA 肺炎，推荐疗程为 7～21 日。万古霉素血药谷浓度应保持在 10～20mg/L。监测万古霉素的血药浓度为谷浓度为 13.2mg/L。

3. 降脂药物　降低胆固醇是缺血性卒中二级预防的重要措施之一。降低胆固醇的方法除了生活方式改变外，目前认为药物是最主要的治疗手段。常用的降低胆固醇的药物包括他汀类药物、烟酸、树脂、胆酸螯合剂、胆固醇吸收抑制剂等。

他汀类药物为 3-羟基-3-甲基戊二酰辅酶 A（HMG-CoA）还原酶抑制剂，是临床治疗高胆固醇血症，一方面通过抑制脂质合成限速步骤中的 HMG-CoA 还原酶而减少甲基戊酸的合成，血浆低密度脂蛋白胆固醇（LDL-C）受体表达代偿性上调，减少了肝脏极低密度脂蛋白胆固醇（VLDL-C）及 LDL-C 的合成，另一方面加速了血浆 LDL-C 的清除，从而降低胆固醇水平，他汀类药物还可以抑制血管炎性反应，修复和改善血管内皮功能，减轻血管重塑，稳定斑块等，进而抑制动脉粥样硬化的形成，显著降低卒中风险，目前已经成为降低 LDL-C 水平，预防卒中的重要治疗手段之一。

急性期卒中复发的风险很高，卒中后应尽早开始二级预防。《中国缺血性脑卒中和短暂性脑缺血发作二级预防指南 2014》推荐意见：有证据表明，当 LDL-C 下降≥50%或 LDL≤1.8mmol/L（70mg/dl）时，二级预防更为有效。阿托伐他汀钙属于第三代他汀类药物，具有水溶性和脂溶性，受食物影响很小。阿托伐他汀钙半衰期长，为 14h，可在 1 日内的任何时间一次服用。治疗 2 周内可见明显疗效，治疗 4 周内达最大疗效，长期治疗可维持疗效。患者脑卒中诊断明确，LDL-C 2.54mmol/L，给予阿托伐他汀钙降脂、稳定斑块，预防脑卒中再复发。

4. 降压药物　急性期脑卒中后颅内压升高及脑缺血引起的脑灌注压下降的生理反应可致应激性肾上腺皮质功能亢进、血中儿茶酚胺增多导致颅内压增高继发的血压增高。急性卒中后脑血管的自动调节能力丧失，脑血流直接依赖体循环血压。如果脑梗死灶周围半暗带内的局部血流量维持在 15ml/（min·100g 脑组织）以上，就能最大限度地挽救该区域脑组织。因此，一般认为在早期急性缺血性脑卒中，除非血压很高（如＞180/105mmHg），应暂停用降压药，直至病情稳定。否则过度降压会明显减少脑血流量。

《中国急性缺血性脑卒中诊治指南 2014》中推荐意见：卒中后若病情稳定，血压持续

≥140/90mmHg，无禁忌证，可于起病数日后恢复使用发病前服用的降压药物或开始启动降压治疗。氨氯地平为第三代二氢吡啶类钙拮抗药，其作用与硝苯地平相似，但对血管的选择性更强，主要作用于周围血管，也可作用于冠状动脉和肾动脉，具有与受体位点缓慢结合，缓慢解离的内在特点。起效缓慢但可提供 24h 平稳血药浓度。患者入院以来，血压波动在 157/90mmHg～175/94mmHg 之间，患者脑卒中已经 6 日，病情平稳，可选择氨氯地平降压治疗。

5. 肠内营养　当患者胃肠功能可以耐受时，应首选肠内营养，因其可获得与肠外营养相同的效果，且能减少感染等并发症，在医疗费用方面也优于肠外营养。患者吞咽困难，胃肠功能正常，故选择肠内营养。卒中患者的基础能量消耗约高于正常人的 30%，建议能量摄入为 20～30kcal/（kg·d）（1kcal=4.184kJ），患者 80kg，每日能量需求为 1600～2400kcal。肠内营养液（TPF）为肠内全营养制剂，丰富的膳食纤维含量有助于维持胃肠道功能，预防胃肠道细菌易位。入院第 3 日，患者出现腹泻，考虑肠内营养液（TPF）膳食纤维具有水化作用，增加大便体积，膳食纤维摄入量大，或者患者不耐受，可致腹泻。因此更换为肠内营养液（SP）。肠内营养液（SP）是预消化型短肽营养制剂。它以麦芽糖糊精、葡萄糖糖浆为主要碳源；以植物油、中链甘油三酯为脂肪源，以乳清蛋白水解产物为主要氮源，每毫升供能 1kcal。肠内营养液（SP）无需消化直接吸收，减少胃肠蠕动和工作负荷，早期应用起到保护胃肠道的作用，同时减少了胃潴留量，使肠内营养早期腹胀、腹泻的次数明显减少，耐受性更强。患者初始使用，可先小剂量，500ml bid 鼻饲。

【药学监护】

1. 对抗血小板聚集药物的监护　注意监测患者症状、粪便潜血、尿常规及血常规。

2. 抗菌药物的监护　哌拉西林钠他唑巴坦可能影响肠道对维生素 K 的吸收，导致凝血因子缺乏，应监测凝血功能。万古霉素每次静脉滴注时间至少 60min 以上，快速静脉滴注可使组胺释放出现红人综合征、低血压等不良反应。用药期间应监测肝肾功能，注意听力改变，必要时监测听力。注意监测万古霉素的血药浓度。

3. 降脂药物的监护　服用他汀类药物时，应注意观察是否有肌痛、恶心等症状。他汀治疗开始后 4～8 周复查肝功能，如无异常，则逐步调整为 6～12 个月复查 1 次；如门冬氨酸氨基转移酶（AST）或丙氨酸氨基转移酶（ALT）超过 3 倍正常上限值（ULN），应暂停给药，且仍需每周复查肝功能，直至恢复正常。还需监测血脂、磷酸肌酸激酶、血糖、认知功能。如果磷酸肌酸激酶超过正常值上限 10 倍以上，减量或停药。

4. 肠内营养液的监护　开始时滴速宜缓慢，观察患者腹泻情况。

5. 降压药物的监护　用药期间，应监测患者血压。观察患者是否有头痛、水肿、眩晕、乏力、面部潮红等症状，如不能耐受，需减量或停药。

用 药 指 导

1. 氯吡格雷　每日 1 次，每次 1 片，本药是抗血小板聚集药物，可以降低卒中的再次发生的概率。每日固定时间服用，一般在早上。如果您在常规服药时间的 12h 内漏服，应立即补服一次标准剂量（1 片），并按照常规服药时间服用下一次剂量；超过常规服药时间 12h 后漏服，应在下次常规服药时间服用标准剂量（1 片），无需剂量加倍。服药期间观察有无鼻腔出血、牙龈出血、黑便、血尿及严重的头痛等情况，如果有，需咨询医生或就诊。

监测血常规、大便隐血等。需长期服用，应避免中断治疗，过早停用可能导致脑卒中的风险增加。

2. 阿托伐他汀钙片 每日 1 次，每次 1 片，本药为降脂药物，可在 1 日内的任何时间一次服用，并不受进餐影响。饭前或饭后吃药都可以。建议 1～3 个月内复查血脂和肝肾功能。如果出现不明原因的食欲减退、腹胀、恶心、呕吐、乏力、肝区隐痛、黄疸表现时，请及时到医院检查；如果有肌肉酸软、压痛、疼痛、僵直或痉挛（非夜间痉挛）表现时，请立即就医。下次就医或购药时，告知医生或药师您在服用他汀类药物。服用期间还应监测血糖，出现血糖增高，应及时就医。长期服用还需监测认知功能，如果出现认知功能下降或障碍，也需及时就医。

3. 氨氯地平片 每次 1 片，每日 1 次，早晨服用，餐前或餐后均可。本药为降压药物，每日定时服用，监测血压，血压目标值＜150/90mmHg。本药需要长期服用，不可擅自停药。用药期间应避免服用葡萄柚汁、红霉素、克拉霉素、伊曲康唑。最常见不良反应是头痛和下肢水肿，如不能耐受，应告知医生。

思 考 题

1. 《中国急性缺血性脑卒中诊治指南 2015》如何推荐急性脑卒中患者抗血小板聚集药物的使用？

2. 《抗血小板药物消化道损伤的预防和治疗中国专家共识》中，对于阿司匹林导致的消化道溃疡、出血，如何处理？

3. 万古霉素滴注速度是多少？滴注过快会出现什么反应？

第2节 脑 出 血

脑出血，俗称脑溢血，属于"脑中风"的一种，是中老年高血压患者中一种常见的严重脑部并发症。脑出血是指非外伤性脑实质内血管破裂引起的出血，最常见的病因是高血压、脑动脉硬化、颅内血管畸形等，常因用力、情绪激动等因素诱发，故大多在活动中突然发病，临床上脑出血发病十分迅速，主要表现为意识障碍、肢体偏瘫、失语等神经系统的损害。它起病急骤、病情凶险、死亡率非常高，是目前中老年人致死性疾病之一。

病 例 介 绍

患者，女，62 岁。

主诉：头晕伴全身麻木不适 6 日。

现病史：患者 6 日前散步时突然出现头晕，伴全身麻木不适，无头痛、恶心、呕吐不适，感全身乏力，无肢体抽搐，无言语不清，遂至当地医院就诊，查头颅 CT 平扫示右侧丘脑出血，当地医院住院 4 日，具体治疗不详，症状无明显好转，为进一步诊治至我院就诊，急诊查头颅 CT 示右侧丘脑区脑血肿，急诊予胞磷胆碱代谢脑保护、单唾液酸四己糖神经节苷脂促进神经修复、氨氯地平控制血压等治疗，今收入神经内科，患者病程中饮食、睡眠、精神可，二便如常。

既往史：患者过去体质一般。有"高血压病"病史 10 余年，血压最高达 180/90mmHg，服用氨氯地平 5mg qd，血压控制可，有"高脂血症"病史，服用非诺贝特降脂；2 年前行声带息肉切除手术，具体不详。余无特殊。

家族史：无特殊。

个人史：无特殊。

过敏史：否认食物药物过敏史。

【体格检查】　血压（BP）154/82mmHg。头晕，伴全身麻木不适，无头痛、恶心、呕吐不适，感全身乏力，无肢体抽搐，无言语不清。

【辅助检查】　急诊查头颅 CT 示：右侧丘脑区脑血肿。

【入院诊断】　①脑出血（右侧丘脑）；②高血压病 3 级（极高危）；③高脂血症。

治 疗 经 过

患者入院，完善相关检查，给予氨氯地平 5mg qd 降压，甘油果糖针 250ml q12h 脱水降颅内压，神经节苷脂针 60mg qd 营养神经，胞磷胆碱 500mg qd 改善脑代谢等治疗。血钾 4.06mmol/L，考虑患者胃纳差，给予 10%氯化钾针 10ml 补钾。极低密度脂蛋白-C 1.97mmol/L，三酰甘油 4.4mmol/L，高密度脂蛋白-C 0.85mmol/L，给予非诺贝特（Ⅲ）片 160mg qd 饭后口服降脂治疗。入院第 5 日：复查头颅 CT 示：右侧丘脑区脑血肿，与前对比，血肿吸收密度减低。停甘油果糖。入院第 7 日：患者目前病情相对平稳，停用神经节苷脂针。入院第 8 日：患者目前脑出血病程已 2 周，神经系统症状体征相对平稳，予带药出院（表 2-2）。

表 2-2　患者入院期间治疗药物

药物	剂量	途径	频次	备注
氨氯地平片	5mg	口服	qd	出院带药
神经节苷脂针	60mg	静脉滴注	qd	
胞磷胆碱注射液	500mg	静脉滴注	qd	
甘油果糖针	250ml	静脉滴注	q12h	
10%氯化钾针	10ml	静脉滴注	qd	
非诺贝特（Ⅲ）片	160mg	口服	qd	出院带药

治疗方案分析及药学监护

【治疗方案分析】

1. 降压药　动脉高血压是原发性脑出血最常见的危险因素，其发生率为 70%～80%。脑出血患者也常常出现血压明显升高，且升高幅度通常超过缺血性脑卒中患者，并与死亡、残疾、血肿扩大、神经功能恶化等风险增加相关。在脑出血急性期给予降血压，确实可以预防或阻止血肿扩大，也可以降低再出血的危险性，但是会使脑灌注压降低，此时颅内压是升高的，这样会使脑血流量不足。因此降压治疗应谨慎。

《中国脑出血诊治指南（2014）》推荐意见如下所示。①应综合管理脑出血患者的血压，分析血压升高的原因，再根据血压情况决定是否进行降压治疗（Ⅰ级推荐，C 级证据）。②当急性脑出血患者收缩压＞220mmHg 时，应积极使用静脉降压药物降低血压；当患者收缩压＞180mmHg 时，可使用静脉降压药物控制血压，根据患者临床表现调整降压速度，160/90mmHg 可作为参考的降压目标值（Ⅲ级推荐，C 级证据）。早期积极降压是安全的，其改善患者预后的有效性还有待进一步验证（Ⅲ级推荐，B 级证据）。③在降压治疗期间应严密观察血压水平的变化，每隔 5～15min 进行 1 次血压监测（Ⅰ级推荐，C 级证据）。

患者发生脑出血后，在当地医院治疗，血压情况尚可，没有出现大幅度升高。目前患者脑出血已经 7 日，病情平稳，血压也趋于平稳，血压 154/82mmHg，启动既往降压药氨氯地平降压治疗合理。氨氯地平为第 3 代长效钙拮抗剂的新型二氢吡啶类药物，生物利用度高（64%～80%），降压疗效显著，半衰期长达 35～50h，每日只需服用一次，即可将血压控制 24h 以上。其药效特点为扩张血管作用缓和，避免了血药浓度可能引起的迅速变化，从而降低血管相关不良反应的发生率。另外，氨氯地平对血糖、血电解质、血脂、肝肾功能、心率等亦无不良影响。

2. 改善循环药物　胞磷胆碱化学名为胞嘧啶核苷二磷酸胆碱，是核苷衍生物，为卵磷脂合成的主要辅酶。外源性胞磷胆碱是一种神经保护剂和膜磷脂生物合成的媒介，能改善脑细胞代谢和意识状态，并有降低脑血管阻力，增加脑血流量，改善脑循环的作用。有研究报道：胞磷胆碱可减少脑出血所致的继发性损害，减轻脑水肿，提高神经功能的预后。但注意脑出血急性期不宜大剂量应用，使用需谨慎。

3. 脱水药物　颅内压升高的主要原因为早期血肿的占位效应和血肿周围脑组织的水肿。颅内压升高是脑出血患者死亡的主要原因。脑出血早期的治疗在于有效控制颅内高压，减轻脑水肿反应是抢救患者生命，并改善功能预后的必要手段。脑出血后 3～5 日，脑水肿达到高峰。脑出血的降颅内压治疗首先以高渗脱水药为主。甘露醇是脱水降低颅内压的首选药物。呋塞米（速尿）、甘油果糖和白蛋白（ALB）也常用于加强脱水降低颅内压。

甘露醇是单糖，在体内不被吸收，代谢上无活性，绝大多数以原形从肾脏排出，是渗透性利尿剂。它通过提高血浆胶体渗透压，使脑组织内水分进入血管内，脑组织体积相对缩小而达到降颅内压目的。快速静脉注射后 15min 内出现降颅内压作用，30～60min 达到高峰，可维持 3～8h，半衰期为 100min。因此，根据患者病情每日可用 3～6 次。甘露醇最大的不良反应是引起肾功能损害，甚至导致急性肾功能不全，同时由于影响水电解质的重吸收，大量电解质从尿液中丢失，使血电解质发生紊乱。并且多次频繁应用甘露醇后可使其进入梗死的脑组织中，形成梗死区的高渗状态，渗透梯度将周围脑组织的水拉入脑梗死区，加重脑水肿、脑组织移位和脑疝形成。急性脑卒中的脑水肿一般在 3～5 日为高峰期，因此，甘露醇的用药时间不宜过长，只要临床高颅内压症状得到改善，即可停用，或改换成甘油果糖之类作用柔和的药物。

甘油果糖注射液是高渗制剂，渗透压是人体血浆的 7 倍，进入人体后不仅具有减轻脑水肿作用，而持续时间较长。与甘露醇相比，本药起效慢，注射后 2h 左右达高峰，颅内压可持续（6.03±1.52）h，比甘露醇约长 2h。治疗脑水肿时每次 250ml，每日 1～2 次。甘油果糖大部代谢为 CO_2 及水排出，不增加肾脏负担，一般无肾脏损伤作用。甘油果糖通过血脑屏障进入脑组织还能参与脑代谢提供热量。由于甘油果糖起效慢，紧急需要降颅内压的情况难以奏效，但它作用时间长，无反跳现象，可以与甘露醇交替使用。

患者脑出血已经 6 日，过了脑水肿高峰时期，但是头颅 CT 示右侧丘脑区脑血肿，因此不必选用脱水作用强、起效迅速的甘露醇，选用缓慢温和的甘油果糖脱水减轻水肿更合理。

4. 补充钾离子　钾是生命必需的元素之一，钾的生理功能主要有：维持细胞新陈代谢，保持细胞静息膜电位，维持神经肌肉组织的正常兴奋性。成人每日需钾约 0.4mmol/kg，即 3～4g 钾，肾脏是排钾的主要器官，无有效的保钾能力，即使不摄入钾，每日仍排钾 30～50mmol。血清钾浓度为 3.5～5.5mmol/L，平均 4.2mmol/L。"低钾血症"是指血浆中钾浓度低于每升 3.5mmol/L。低钾血症临床表现取决于低钾血症发生的速度、程度和细胞内外钾浓度异常的轻重。慢性轻型者的症状轻或无症状，急性而迅速发生的重型者症状往往很重，甚至致命。中度低钾：K^+ 为 2.5～3.0mmol/L，有恶心，呕吐，肌无力，易激怒，嗜睡，抑郁等症状。重度低钾：K^+ 为 <2.5mmol/L，有无力，心律失常，麻痹，呼吸衰竭，精神异常，肠梗阻，横纹肌裂解等症状。

患者血钾 4.06mmol/L，虽然在正常范围内，但是患者胃纳差，钾摄入少，故需补钾以免发生低钾血症。但补钾的同时，需监测血钾。

5. 营养神经药物　神经节苷脂（gangliosides）是由鞘氨醇、脂肪酸及含唾液酸的糖链三部分组成的糖神经鞘脂，存在于哺乳类动物细胞膜上，在神经系统特别是大脑皮层中含量尤其丰富，是神经细胞膜的重要组成成分。神经节苷脂种类繁多，其中单唾液酸四己糖神经节苷脂（GM1），是神经节苷脂类物质中最为重要的一种。神经节苷脂可减少自由基对神经细胞的损害；遏制细胞凋亡，提高细胞存活率；促进受损神经细胞的能量代谢；增加内源性神经营养因子的神经活性作用。该药能促进由于各种原因引起的中枢神经系统损伤的功能恢复。通过改善细胞膜酶的活性减轻神经细胞水肿。患者脑出血，存在神经损伤，给予神经节苷脂促进神经修复。

6. 降血脂药物　血浆中主要血脂成分有胆固醇、三酰甘油、磷脂及游离脂肪酸。高脂血症是各种原因导致的血浆中的胆固醇、三酰甘油及低密度脂蛋白水平升高和高密度脂蛋白过低的一种的全身代谢异常。高脂血症是引起动脉粥样硬化的重要危险因素。

贝特类药物又称苯氧芳酸类药物，目前认为贝特类药物最主要获益的人群是以高三酰甘油（TG）、小而密低密度脂蛋白胆固醇（dLDL-C）升高、高密度脂蛋白胆固醇（HDL-C）降低为特征的动脉粥样硬化血脂异常的患者。非诺贝特能降低血浆三酰甘油水平 40%～50%，降低血清胆固醇 20%～25%。非诺贝特是亲脂化合物，不溶于水，白蛋白（ALB）结合率高达 99%。非诺贝特较稳定，最终以非诺贝特酸和非诺贝特酸葡糖甘酸的形式经肝肾通过尿液排出体外，肝、肾功能不全禁止使用。最常见的不良反应是胃肠道症状（如恶心、腹泻）和肌肉骨骼症状（如肌痛、肌酸激酶中度升高）。患者有"高脂血症"病史，测得极低密度脂蛋白-C 1.97mmol/L，三酰甘油 4.4mmol/L，高密度脂蛋白-C 0.85mmol/L，三酰甘油偏高，肝、肾功能正常，应用非洛贝特降脂治疗。监测胃肠道反应及肌肉骨骼症状。

【药学监护】

1. 降压药物的使用监护　降压药物用药期间，应监测患者血压。观察患者是否有头痛、水肿、眩晕、乏力、面部潮红等症状，如不能耐受，需减量或停药。

2. 脱水药物的使用监护　甘油果糖应缓慢滴注，滴注过快可发生溶血，血红蛋白尿。

3. 补钾药物的使用监护

（1）用药前后应监测血钾、血镁、钠、钙。还应监测心电图，酸碱平衡指标。

（2）补钾时需监测肾功能和尿量，每日尿量 >700ml，每小时 >30ml 则补钾安全。

（3）静脉补钾浓度一般每小时以 20～40mmol 为宜，不能超过 50～60mmol/h。否则不仅可引起局部剧痛，且有导致心脏停搏的危险。

（4）钾进入细胞内较为缓慢，细胞内外的钾平衡时间约需 15h 或更久，故应特别注意输注中和输注后的严密观察，防治发生一过性高钾血症。

（5）氯化钾静脉滴注后，常发生血栓性静脉炎，尤其是在输注速率过快或浓度过高的情况下更易发生。一旦怀疑发生血栓性静脉炎，应停止滴注并局部热敷。

4. 调血脂药物的使用监护 食物可增加非诺贝特的吸收，故可与饮食同服。用药期间定期检查：血常规及血小板计数、肝功能、血胆固醇、三酰甘油、低密度脂蛋白、血肌酸磷酸激酶。观察是否有可疑的肌病症状（如肌痛、触痛、乏力等）或血肌酸磷酸激酶显著升高，则应停药。

出院用药指导

1. 氨氯地平片 每次 1 片，每日 1 次，早晨服用，餐前或餐后均可。本药为降压药物，每日定时服用，监测血压，血压目标值<140/90mmHg。本药需要长期服用，不可擅自停药。用药期间应避免服用葡萄柚汁、红霉素、克拉霉素、伊曲康唑。最常见不良反应是头痛和下肢水肿，如不能耐受，应告知医生。

2.非诺贝特（Ⅲ）片 每次 1 片，每天 1 次，该药为降血脂药物，可与食物同服，增加药物的吸收，也可减少胃部不适。最常见的不良反应是胃肠道症状（如恶心、腹泻）和肌肉骨骼症状（如肌痛、肌酸激酶中度升高）。如果出现可疑的肌病的症状如肌痛、触痛、乏力等症状或不能耐受的胃肠道症状，应咨询医生或医院就诊。服药期间定期监测全血常规及血小板计数、肝功能试验、血胆固醇、三酰甘油或低密度脂蛋白、血肌酸磷酸激酶等指标。

思 考 题

1. 贝特类降脂药主要适应哪类高脂血症？
2. 脑出血患者使用甘油果糖的目的和作用机制是什么？
3. 脑出血患者的降压原则有哪些？

第 3 节 癫 痫

癫痫是一种脑灰质突发局限性放电而导致神经系统功能紊乱的慢性疾病，以突然性、暂时性、反复性发作为特点。目前常用治疗方式有 2 种：①减轻或防止中枢病灶神经元的过度放电；②提高正常脑组织的兴奋阈，减弱病灶兴奋扩散，防止癫痫的发作。

病 例 介 绍

患者，女，26 岁。

主诉：反复晕厥、抽搐 4 日。

现病史：发病前 1 周左右曾因"中暑"在当地卫生所治疗。4 日前无明显诱因下出现阵发性晕厥，有抽搐发作。每次发作 1～2min。发作前无先兆，发作时表现为四肢抽搐、两眼上翻、咬舌，发作后乏力。4 日前往当地医院住院治疗。入院查体：体温 37.6℃，心率 98 次/分，呼吸 18 次/分，血压 108/71mmHg，双侧瞳孔 6mm，等大等圆，对光反射可。四肢肌张力可，巴氏征阴性。辅助检查后：脑电图中度异常，风疹病毒抗体 IgG、巨细胞病毒抗体 IgG、单纯疱疹病毒Ⅱ型抗体 IgG 阳性。头颅 CT 未见明显异常。胸部 CT 见两侧胸腔少量积液。脑脊液白细胞 20/μl，淋巴细胞 65%。

既往史：患者过去体质良好。按国家规定接种疫苗。无高血压史、糖尿病史、心脏病史、肾病史，余无特殊。

家族史：无特殊。

个人史：无特殊。

过敏史：否认食物药物过敏史。

【体格检查】　患者镇静状态，体温 37.8℃，脉搏 104 次/分，呼吸 23 次/分，血压（BP）109/77mmHg，查体不合作，双侧瞳孔等大等圆，直径 4.0mm，对光反射灵敏，四肢肌张力减低，双侧病理征阴性。双肺呼吸音粗，未闻及明显干湿啰音；心律齐，各瓣膜听诊区未及病理性杂音；双下肢无水肿。

【辅助检查】　脑电图中度异常，风疹病毒抗体 IgG、巨细胞病毒抗体 IgG、单纯疱疹病毒Ⅱ型抗体 IgG 阳性。头颅 CT 未见明显异常。胸部 CT 见两侧胸腔少量积液。脑脊液白细胞 20/μl，淋巴细胞 65%。

【入院诊断】　①颅内感染，病毒性脑膜炎首先考虑；②癫痫发作。

治 疗 经 过

入院完善相关检查，给予阿昔洛韦针 500mg q8h，哌拉西林钠他唑巴坦针 4.5g q12h 抗感染治疗，左乙拉西坦片 500mg bid 口服，丙戊酸钠针 400mg 微泵持续静脉注射抗癫痫治疗。入院第 2 日：患者频繁抽搐发作，双眼向右凝视，面部及口角抽搐明显，加用咪达唑仑 30mg，首先静脉注射 3mg，再 5mg/h 微泵持续静脉注射。丙戊酸钠 400mg，100mg/h 微泵持续静脉注射。入院第 4 日：患者无抽搐，停咪达唑仑，继续丙戊酸钠微泵静脉注射。入院第 5 日：患者无肢体抽搐情况。继续予丙戊酸钠 80mg/h 微泵静脉注射抗癫痫。入院第 6 日：患者无抽搐及烦躁情况，丙戊酸钠 50mg/h 微泵静脉注射。入院第 7 日：患者自诉觉得周围人都在演戏，说话激动时会哭，无抽搐。丙戊酸钠血清药物浓度测定＞100ug/ml，超过标准范围。改用丙戊酸钠缓释片 500mg bid 口服治疗。加用奥氮平片 2.5mg qn 口服。入院第 15 日：患者再次出现精神症状，临时予以咪达唑仑 30mg 3mg 静脉注射后 3mg/h 维持，丙戊酸钠血清药物浓度测定：83.24μg/ml，增加奥氮平剂量 5mg qn。入院第 19 日：患者精神症状得到控制，予以出院（表 2-3）。

表 2-3　患者入院期间治疗药物

药物	剂量	途径	频次	备注
阿昔洛韦针	500mg	静脉滴注	q8h	
左乙拉西坦片	500mg	口服	bid	出院带药
丙戊酸钠针	400mg	微泵静脉注射		
哌拉西林钠他唑巴坦针	4.5g	静脉滴注	q12h	
丙戊酸钠缓释片	500mg	口服	bid	出院带药
咪达唑仑针	30mg	微泵静脉注射		
奥氮平片	2.5mg	口服	qn	出院带药

治疗方案分析及药学监护

【治疗方案分析】

1. 抗病毒药物 病毒性脑炎是常见的中枢神经系统感染性疾病,其中以单纯疱疹病毒性脑炎最常见。临床症状包括头痛、呕吐、轻微的意识和人格改变、共济失调、多动、脑膜刺激征等,约1/3的患者出现全面性或部分性癫痫发作。

阿昔洛韦(无环鸟苷,acyclovir)该药为一种鸟嘌呤衍生物。阿昔洛韦是单纯疱疹病毒性脑炎首选药物。阿昔洛韦蛋白结合率低,能透过血-脑脊液屏障。脑脊液中阿昔洛韦的浓度约为血浆的50%,常用剂量为15~30mg/(kg·d),半衰期为2.5h,分3次静脉滴注,连用14~21日。在肝内代谢,主要经肾小球滤过和肾小管分泌而由尿液排出。患者脑脊液白细胞20/μl,淋巴细胞65%,诊断为颅内感染(病毒性脑膜炎首先考虑),立即予以阿昔洛韦500mg q8h抗病毒治疗。

2. 抗癫痫药物 目前癫痫的治疗仍以药物为主。药物治疗的目标是在无明显不良反应的情况下,完全控制临床发作,使患者保持或恢复其原有的生理、心理状态和生活工作能力。

一般抗癫痫治疗应遵循以下基本原则。

(1)正确选择用药时间:传统认为癫痫首次发作不需要用药,第二次发作以后才开始用药。但是自从国际抗癫痫联盟提出癫痫新定义以来,学者们主张癫痫诊断一旦明确,除一些良性的癫痫综合征以外,都应该立即开始治疗。发作次数稀少者,如半年以上发作1次者,可在告知抗癫痫药可能的不良反应和不治疗可能后果情况下,根据患者及家属意愿,酌情选择用或不用抗癫痫药。

(2)如何选药:根据发作类型和综合征分类选择药物是癫痫治疗的基本原则。同时还需要考虑以下因素:禁忌证、可能的不良反应、达到治疗剂量的时间、服药次数及恰当的剂型、特殊治疗人群(如育龄妇女、儿童、老人等)的需要、药物之间的相互作用及药物来源和费用等。

(3)如何决定药物的剂量:从小剂量开始,逐渐增加,以达到既能有效控制发作,又没有明显不良反应为止。可以采取血药浓度监测的方法指导用药,以减少用药过程中的盲目性。

(4)单用或联合用药:单一药物治疗是应遵守的基本原则,如治疗无效,可换用另一种单药,但换药期间应有5~10日的过渡期。如果一种一线药物已达最大耐受剂量仍然不能控制发作,可加用另一种一线或二线药物,至发作控制或最大耐受剂量后逐渐减掉原有的药物,转换为单药。如果两次单药治疗无效,再选第三种单药治疗获益的可能性很小,预示属于难治性癫痫的可能性较大,可以考虑合理的多药治疗。多药治疗的药物种类越多,相互作用越复杂,对于不良反应的判断越困难。因此建议最多不要超过三种抗癫痫药物联合使用。

理想的抗癫痫药物应具有以下特征:生物利用度完全且稳定;半衰期较长,每日服药次数少;一级药动学特征,即剂量与血药浓度成比例变化;蛋白结合率低,并且呈饱和性;无肝酶诱导作用;无活性代谢产物。

左乙拉西坦为吡拉西坦的类似物,是一种新型抗癫痫药,很少与其他药物产生相互作用,适合与其他药物合用,并且呈线性代谢,个体差异小。目前已被证实左乙拉西坦可用于多种类型癫痫发作的添加用药、辅助用药或单药治疗。左乙拉西坦具有全新的抗癫痫机制，其作用靶点是中枢神经的突触囊泡蛋白 2。具有起效迅速的抗癫痫活性，疗效持续时间长，口服 500mg/次，每日 2 次，绝对生物利用度接近 100%，不易与血浆蛋白结合（<10%）。最常见的不良反应有嗜睡、无力和头晕，常发生在治疗的初始阶段。左乙拉西坦是广谱的抗癫痫药物，对部分性发作和全面性发作均有效，可作为发作分类不确定时的选择。患者癫痫频繁发作，给予左乙拉西坦 500mg bid 联合丙戊酸钠抗癫痫治疗。

丙戊酸钠是广谱抗癫痫药，对部分性发作和全面性发作均有效，可作为发作分类不确定时的选择。丙戊酸钠药动学存在明显的个体差异，使剂量与血药浓度之间缺乏稳定的相关性。对规则服用丙戊酸钠的患者常规进行血药浓度监测，其有效血药浓度为 50～100mg/L。丙戊酸钠缓释片口服生物利用度 100%，起始剂量为 15mg/kg，缓慢静脉注射 5min，然后以 1mg/kg/h 的速度静脉滴注。患者癫痫诊断明确，选用丙戊酸钠治疗，在使用期间丙戊酸钠微泵泵入的剂量为 50～100mg/h，患者体重 50kg，这样的剂量偏大，药师建议监测血药浓度，丙戊酸＞100μg/ml，血药浓度 120mg/L 以上则不良反应增多，如嗜睡、共济失调、易激惹等，减量后可以消失；建议改为丙戊酸钠缓释片 500mg bid 口服，3 日后再次监测血药浓度，丙戊酸钠血药浓度为 83.24μg/ml。

咪达唑仑是水溶性苯二氮䓬类药物，具有很强的抗惊厥作用，能抑制大脑皮层、丘脑边缘系统癫痫灶异常放电的扩散。咪达唑仑是带有咪唑环的 1,4-苯二氮䓬类药物，在低酸碱度（pH）时咪唑环打开呈水溶性，在生理酸碱度（pH）时咪唑环闭合呈亲脂性，能很快通过血-脑屏障进入中枢神经系统，快速发挥药理作用。与地西泮相比，咪达唑仑作用强度是其 2～3 倍，血浆清除率高，静脉给药起效快，排泄半衰期短（1.5～3h），代谢产物无活性，药物蓄积应小，心血管反应轻微。咪达唑仑起效快，1～5min 出现药理学效应，5～15min 出现抗癫痫作用。常用剂量为首剂静脉注射 0.15～0.2mg/kg，然后以 0.06～0.6mg/（kg·h）静脉滴注维持。患者使用咪达唑仑 30mg/30ml，最大剂量 5mg/h 微泵静脉注射，约为 0.1mg/（kg·h），在要求的浓度范围内。

3. 抗菌药物 患者脑脊液白细胞 20/μl，淋巴细胞 65%。首先考虑中枢神经系统感染，病毒性脑炎首先考虑，但是细菌性脑炎不能排除。给予哌拉西林钠他唑巴坦抗感染治疗。哌拉西林钠是一种酰脲基类广谱青霉素，能通过血-脑屏障，在颅内有炎症时其在脑脊液中的浓度达血液中的 36%～365%，对革兰阴性菌和革兰阳性菌、需氧菌及厌氧菌均有很好的抗菌活性，故可用于颅内感染。他唑巴坦是一种不可逆竞争性 β 内酰胺酶抑制剂。在哌拉西林钠他唑巴坦的配方中，他唑巴坦与哌拉西林钠之间具有较好的协同作用，可增强哌拉西林钠的抗菌活性，而且将哌拉西林钠的抗菌谱扩展到产生 β-内酰胺酶的菌株。

4. 抗精神障碍药物 病毒性脑炎通常是在人体免疫力降低的情况下外界病毒侵入或潜伏病毒激活所致，临床表现多种多样。颞叶损害可出现以情感障碍为主的精神症状。病毒性脑炎所引起的精神障碍为器质性精神障碍。奥氮平可以用于器质性精神病的治疗。

奥氮平是一种非典型的抗精神病药物，适用于精神分裂症和其他有严重阳性症状（如幻觉、妄想、思维障碍、敌意和猜疑）和（或）阴性症状（如情感淡漠、情感和社会活动退缩、言语贫乏）的精神障碍的急性期和维持治疗。它是噻酚苯二氮䓬类衍生物，口服后 5h 达血浆峰浓度，半衰期为 31h（21～54h），可以每日 1 次用药。食物不影响奥氮平的吸收。93%的药物呈蛋白结合形式。在肝脏经 CYP1A2、CYP2D6 代谢，尚未发现有药理活性的代谢产物，主要由尿及粪便排出。奥氮平的药理特性与氯氮平相似，但基本上没有氯氮平所致粒细胞缺乏症的不良反应。主要的不良反应为短暂的镇静、直立性低血压，致体重增加的不良反应明显。

患者是脑炎引起的器质性精神障碍，表现为类精神分裂样障碍，给予奥氮平对症治疗。并且患者体重 50kg 偏低，相对可以耐受体重增加的不良反应。注意监测血压。奥氮平常用治疗剂量：5～20mg/d，患者给药剂量 5mg qn 在此范围内。

【药学监护】

1. 抗病毒药物的药学监护

1）用药前及用药期间应检查肾功能，用药期间应监测尿常规。

2）滴注宜缓慢（至少 1h 内匀速滴注），以免引起肾小管内药物结晶沉积，引起肾功能损害。静脉滴注 2h，尿中药物浓度最高，此时应让患者补充足量的水，以防止药物在肾小管内沉积。

2. 抗癫痫药物的药学监护

（1）左乙拉西坦的药学监护

1）需以适量的水吞服，服用不受进食影响。

2）停用本药时应逐渐减量，以避免出现停药反应。

3）治疗的初始阶段，观察患者是否存在嗜睡、无力和头晕等现象。

（2）丙戊酸钠的药学监护

1）用药前后及用药时，应监测全血细胞（包括血小板）计数，凝血功能，肝肾功能。

2）停药时应逐渐减量，突然停药可诱发癫痫持续状态或增加癫痫发作频率。

3）观察患者是否出现震颤、昏迷、嗜睡、恶心、上腹痛、腹泻等症状。

（3）咪达唑仑的药学监护

1）用药期间应监测呼吸和心功能。

2）静脉注射速度必须缓慢，注射时间至少 2min。

3）一般过量可出现疲劳、共济失调、健忘和呼吸抑制等现象，停药可消失。严重过量可引起昏迷、反射消失、严重呼吸抑制。

3. 抗菌药的药学监护

（1）观察患者是否出现腹泻、恶心、呕吐、皮疹等症状，如出现上述症状，应停药或减量。

（2）监测凝血功能、造血功能。

4. 奥氮平药学监护

（1）监测血压、血糖、血脂、转氨酶、血常规等。

（2）注意监测体重指数。

（3）停用时应逐渐减少剂量。

（4）临床状况好转可能需要几日甚至几个星期，在此期间应密切监护患者。

用 药 指 导

1. 左乙拉西坦片 每日 2 次，每次 1 片，口服，需以适量的水吞服，服用不受进食影响。本药为抗癫痫药。最常见的不良反应有嗜睡、乏力和头晕，常发生在治疗的开始阶段。随时间的推移，中枢神经系统相关的不良反应发生率和严重程度会随之降低。停药需在医生的指导下逐渐停药，不能突然停药。

2. 丙戊酸钠缓释片　每日2次，每次1片，抗癫痫。本药应整片吞服，不能研碎或咀嚼。停药需在医生的指导下逐渐停药，不应该突然停用，因为如果突然停药，出现伴有缺氧和生命威胁的癫痫持续状态的可能性很大。定期监测肝功能、血常规、血药浓度。血药浓度应控制在50～100mg/L。

3. 奥氮平片　每晚1次，每次1片。不用考虑进食因素，食物不影响吸收。主要的不良反应为短暂的镇静、直立性低血压，致体重增加的不良反应明显。应注意监测血压、血糖、血脂、转氨酶、催乳素、体重指数、血常规等。不能自行停药，需在医生的指导下逐渐停用。

思 考 题

1. 癫痫的发作特点有哪些？
2. 丙戊酸钠的抗癫痫谱及有效血药浓度是什么？
3. 阿昔洛韦的药学监护有哪些？

参 考 文 献

陈斌. 2013. 单唾液酸四己糖神经节苷脂钠治疗急性期脑出血的疗效观察[J]. 实用心脑肺血管病杂志，21（1）：113.

丁美萍，包颖颖，张扬达，等. 2003. 丙戊酸钠静脉注射治疗癫痫持续状态[J]. 中国新药与临床杂志，22（7）：417-420.

时丽丽，苗玲. 2013. 左乙拉西坦在癫痫应用中的临床观察[J]. 中华临床医师杂志（电子版），7（13）：5888-5893.

吴继祥，承欧梅. 2013. 卒中相关性肺炎研究进展[J]. 中国全科医学，16（4）：1196-1198.

徐瑞珍. 甘油果糖治疗急性期脑出血疗效观察[J]. 当代医学，2012，18（5），67.

张馨娜，李宁. 2011. 脑梗塞治疗临床分析[J]. 医学信息，24（1）：116-117.

赵青菊，臧伟红. 2003. 阿昔洛韦治疗病毒性脑炎的效果[J]，齐鲁医学杂志，18（4）：427-428.

中华医学会神经病学分会，中华医学会神经病学分会脑血管病血组. 2015. 中国脑出血诊治指南（2014）[J]. 中华神经科杂志，48（6）：435 -444.

中华医学会神经病学分会脑血管病学组. 2015. 中国急性缺血性脑卒中诊治指南2014[J].中华神经科杂志，48（4）：246-257.

卒中相关性肺炎诊治中国专家共识组. 2010. 卒中相关性肺炎诊治中国专家共识[J]. 中华内科杂志，49（12）：1075-1078.

第3章 心血管系统疾病的药物治疗

1. 掌握高血压的诊断标准；高血压的主要治疗药物及其用法用量；主要治疗药物常见和严重不良反应。

2. 熟悉高血压患者药学监护内容及用药教育内容

3. 掌握冠状动脉粥样硬化性心脏病的诊断标准；治疗方法及冠状动脉粥样硬化性心脏病Ⅱ级预防的内容；常用药物及其用法用量、不良反应。

4. 熟悉冠状动脉粥样硬化性心脏病患者的药学监护和用药教育的内容。

5. 掌握心力衰竭的治疗方法；常用药物及其用法用量、不良反应；药学监护内容。

6. 熟悉心功能分级方法；心力衰竭患者的用药教育。

7. 熟悉心律失常的常用治疗药物及其分类、用法用量、不良反应、用药监护。

8. 了解心律失常的发病机制和治疗方法；典型心电图的解读。

第1节 原发性高血压

正常人的血压随内外环境的变化在一定范围内波动。在整体人群中，血压水平随年龄逐渐升高，以收缩压更为明显，但50岁后舒张压呈现下降趋势，脉压也随之加大。近年来，人们对心血管病多重危险因素的作用及心、脑、肾靶器官保护的认识不断深入，高血压的诊断标准也在不断调整，现在比较一致的意见是"收缩压≥140mmHg 和（或）舒张压≥90mmHg"被国际上公认为高血压的诊断标准。收缩压≥140mmHg 和舒张压＜90mmHg 单列为单纯性收缩期高血压（表3-1）。患者既往有高血压病史，目前正在使用抗高血压药，血压虽然低于140/90mmHg，亦应该诊断为高血压。

表3-1 高血压患者危险分层

	1级	2级	3级
其他危险因素和病史	SBP140~159mmHg 或DBP90~99mmHg	SBP160~179mmHg 或DBP100~109mmHg	SBP≥180mmHg 或DBP≥110mmHg
Ⅰ无其他危险因素	低危	中危	高危
Ⅱ1~2个危险因素	中危	中危	极高危
Ⅲ＞3个危险因素	高危	高危	极高危
并存有临床情况	极高危	极高危	极高危

病例介绍

患者，男，57岁

主诉：反复头昏、头痛5年，再发1周。

现病史：患者近5年来多于情绪激动及劳累后感头昏、头痛不适，头痛为双侧颞部及顶部胀痛不适，程度中等可耐受，休息后可缓解，曾至医院就诊测血压升高达"140/100mmHg"，未服用降压药治疗，未予重视。一周前患者受累后感上述症状加重，至我院心内科门诊就诊，测血压达"200/130mmHg"，为求系统诊治收住院。

既往史：否认"高血压、糖尿病"病史，否认"结核、伤寒、肝炎"等传染病病史，否认外伤史，否认手术史，否认输血史。预防接种史不详。

家族史：否认遗传病史。

个人史：出生在云南，长期生活在当地，无外地居住史。

过敏史：否认食物、药物过敏史。

【体格检查】 查体：血压（BP）160/110mmHg，叩诊心界向左稍扩大，余（－）。

【辅助检查】 无明显异常。

【入院诊断】 原发性高血压3级（极高危）。

治 疗 经 过

1. 诊疗计划：

（1）完善心电图、血细胞分析、肾功能、心肌标志物、心脏彩超、动态心电图、动态血压、胸片等相关辅助检查。

（2）给予控制血压等治疗。

（3）给予改善心脑循环、对症支持治疗。

2. 初始治疗方案 替米沙坦片80mg，口服，一日1次；氨氯地平片5mg，口服，一日1次；低盐低脂饮食。

3. 治疗经过

（1）入院后立即给予氨氯地平+替米沙坦控制血压，并对患者诉头痛、头昏症状予天麻素对症支持治疗。

（2）次日患者诉头昏、头痛，无恶心、呕吐，无四肢麻木，查体：血压（BP）160/95mmHg，因患者血压仍然偏高，今日加用美托洛尔缓释片和吲达帕胺缓释片，强化降压治疗。

降压方案调整为：替米沙坦片80mg，口服，一日1次；氨氯地平片5mg，口服，一日1次；美托洛尔缓释片23.75mg，口服，一日1次；吲达帕胺缓释片1.5mg，口服，一日1次。

（3）第5日后患者诉头昏、头痛缓解，无恶心、呕吐，无四肢麻木，查体：血压（BP）170/100mmHg，症状已有所缓解，停用天麻素；血压控制不佳，鉴于氨氯地平起效缓慢，予停用氨氯地平，改用硝苯地平缓释片，2次/日。

降压方案调整为：替米沙坦片80mg，口服，一日1次；硝苯地平缓释片30mg，口服，一日2次；美托洛尔缓释片23.75mg，口服，一日1次；吲达帕胺缓释片1.5mg，口服，一日1次。

（4）第6日患者诉头晕、头痛缓解，无恶心、呕吐，无四肢麻木，查体：血压（BP）160/90mmHg，继续原治疗方案，续观病情变化。

（5）第7日患者诉无头晕、头痛，无恶心、呕吐，无四肢麻木，查体：血压（BP）130/80mmHg，患者症状缓解，血压控制可，可考虑出院，嘱患者继续坚持服药，每日监测血压，定期复查。

出院诊断：原发性高血压3级（极高危）。

出院医嘱如下所示。①低盐低脂饮食。②戒烟限酒。③适量运动。④控制体重在合理范围内。⑤继续服药：替米沙坦片80mg，口服，一日1次；硝苯地平缓释片30mg，口服，一日2次；美托洛尔缓释片23.75mg，口服，一日1次；吲达帕胺缓释片1.5mg，口服，一日1次。

治疗方案分析及药学监护

【治疗方案分析】

治疗策略如下所示。高危或极高危患者：立即开始药物治疗。中危患者：随访监测数周，如血压仍高开始药物治疗。低危患者：随访相当一段时间，如血压仍高，开始药物治疗。所有患者都应采用非药物治疗措施：低盐低脂饮食；戒烟限酒；监测血压。

合并疾病个体化用药的选择如下所示。心力衰竭：ACEI、利尿剂、β 受体阻滞剂、钙离子拮抗剂（CCB）。

老年收缩期高血压：利尿剂，CCB（长效二氢吡啶类）。糖尿病，蛋白尿：ACEI、CCB、α 受体阻滞剂。轻中度肾功能不全：ACEI（非肾血管性）。心肌梗死：β 受体阻滞剂（无 ISA），ACEI。稳定型心绞痛：β 受体阻滞剂，CCB。脂质代谢紊乱：α 受体阻滞剂、ACEI、CCB。妊娠：甲基多巴，α 受体阻滞剂。前列腺增生：α 受体阻滞剂。

该患者危险分层为高血压 3 级（极高危），无其他并发疾病，应立即开始药物治疗，入院后立即给予血管紧张素 Ⅱ 受体拮抗剂（ARB）+CCB 两联抗高血压药，高血压的治疗方案应选择最低有效剂量以获得可能的疗效并使不良反应最小，同时应尽可能选择能够覆盖 24h 的长效制剂，以保证 24h 内稳定降压，并能防止从夜间较低血压到清晨血压突然升高而导致猝死、脑卒中和心脏病发作，该患者的初始治疗方案药物选择合理、给药剂量及频次适当。但第二日和第五日因早上测得血压偏高而频繁调整降压方案。患者血压显示虽仍偏高，但舒张压已较入院有所下降，且临床症状也有明显缓解，另外夜间睡眠不佳、饮食、情绪等均有可能影响血压，应与患者交流沟通，了解情况并多次复查血压。替米沙坦和氨氯地平均为长效制剂，药物起效慢，通常需要 2～4 周才能达到稳态获得最大降压效应，过早换用短效且降压快速的药物虽能迅速使血压达标，但有可能导致患者血压降得过快过低，导致重要器官的灌注不足。因此，药师建议调整降压方案时，应结合药物特点及患者个体情况，评估是否需要快速降压达标，以选择最佳的用药方案。

【药学监护】

1. 加强用药安全性监护

（1）肾毒性。选用 ARB 可降低肾小球内压力，延缓肾功能减退。但应用 ARB 者可出现快速、大幅度的血压下降或急性肾衰竭。因此，ARB 在重度肾功损害者中的使用应引起高度关注。国内外文献表明：用药初始 2 个月血肌酐可轻度上升（升幅<30%）不需停药，但如升幅>30%～50%，提示肾缺血，应停用 ARB 或减量。双侧肾狭窄者禁用 ARB。

（2）下肢水肿。CCB 引起下肢水肿常见，患者常因此停药，其原因是由于小动脉阻力下降与静脉循环不匹配。动脉-静脉阻力的变化不相适应，使前毛细血管循环内静水压增高，液体进入组织间隙而引起水肿。

（3）心率。美托洛尔既是降压药，也是治疗心律失常的药物，因此需监测患者心率。静息心率若多次<55 次/分，应引起重视并与医师联系。

（4）直立性低血压。应用部分抗高血压药后由于阻滞交感神经功能，使血管无法立即收缩，直立时血液伴随重力作用而淤积在腹腔内脏及下肢血管，使血液不易到达大脑，引起暂时性脑部缺血而易跌到、眩晕。患者使用的美托洛尔、吲达帕胺可能引起直立性低血压，嘱患者在起床时宜缓慢，避免突然站立、站立后行走不宜过久，同时在服药后注意休息。

（5）警惕降压灌注不良综合征。应用抗高血压药治疗时，由于药物作用过强、降幅过大、速度过快，使人难以忍受，使原有的心、脑、肝、肾血管的供血不足进一步加重，严重者可引起休克，造成心、脑、肾血管闭塞综合征。降压灌注不良综合征最常见于脑缺血、脑梗死患者，在脑循环自动调节功能损害时，血压急剧下降可影响脑组织灌流，加重脑缺血和脑水肿，使病情加重，甚至死亡。研究显示，血压下降幅度达到原血压 25% 以上，即易出现降压灌注不良综合征。尤其在夜间人体血压处于低谷（在日间峰值基线降低 >20%）和血液对组织灌注不足（尤其是舒张压低），则易出现由脑供血不全而诱发缺血性脑卒中。

2. 加强抗高血压药的有效性监护

（1）监护血压变化：抗高血压药物的有效性首先体现在血压降低程度这一硬指标上。大量循证医学证据表明，随着血压升高，心、脑、肾、血管等靶器官损害的风险会持续增高，降压治疗可减少心血管事件的发生率及死亡率。因此，血压的下降水平可作为评价高血压药物疗效的可靠指标。所有高血压患者均应定时监测血压，服药初期频率相对较高，血压平稳后可适当延长间隔时间，不但要注意观察血压的高峰，还要注意观察血压的低谷，避免血压过低，导致重要脏器的灌注不足。根据《2014 年美国成人高血压指南（JNC8）》，患者降压目标应为 <140/90mmHg。患者曾未服用过降压药物，入院前血压较高，入院后应平稳降压，不宜降压过快。

（2）监护临床症状：查房时应询问患者头晕、头痛等症状好转情况。

（3）监测同型半胱氨酸血水平、肝肾功能、24h 动态血压等指标。有研究发现：同型半胱氨酸水平升高与高血压和妊娠高血压综合征的发生密切相关，补充叶酸和维生素 B_{12} 能使同型半胱氨酸水平下降，进而使脑卒中风险显著下降。因此，对于伴有同型半胱氨酸升高的高血压患者，需要同时考虑控制血压和同型半胱氨酸水平，适量补充叶酸。

用 药 指 导

1. 用药交代　替米沙坦片：每日 1 次，每次 80mg，具有降压和抑制心肌重构的作用，用药期间应定期监测血钾。

硝苯地平缓释片：一日 2 次，每次 30mg，最好在晨起后早餐前和下午 4:00 服用，该药用于降压，服药期间注意有无偏头痛或下肢踝部水肿，若有应及时就诊。

美托洛尔缓释片：一日 1 次，每次 23.75mg，最好在晨起后早餐前服用，具有减慢心率、减少心肌耗氧和降压的作用，服药期间注意监测心率，可在晨起后自测 1min 心跳次数，小于 55 次时应在医生指导下减少给药剂量，大于 70 次时应在医生指导下增加给药剂量；不可突然停药，如需停药应在医生指导下缓慢减量。

吲达帕胺缓释片：每日 1 次，每次 1.5mg，最好在晨起后早餐前服用，具有降压作用，服药期间注意应定期复查电解质和血糖、血脂，如果发现浑身无力症状，应及时就诊。

2. 保持规律的生活方式和稳定的情绪　规律的生活方式有助于血压稳定。高血压患者可制订生活程序表，活动时间要相对固定。睡眠要充足，进餐要节制，服药要按时，劳逸要结合。避免情绪激动，指导患者用松弛的方式平息激动时的情绪。

3. 注意适度保暖　因为寒冷使血管收缩导致血压升高，所以冬天应适当保暖。指导患者学会观察血压，教会家属或患者正确使用血压计测量血压，以便及时掌握患者血压的动态变化，正确判断降压效果，及时调整用药，合理安排生活方式，提高高血压患者自我保健能力。

4. 及时调整用药剂量或变更用药 指导患者熟悉降压药物的治疗效果，辨别其不良反应，便于及时调整用药剂量或变更用药。为了用药安全，嘱咐患者定期复诊，在医生的指导下合理用药。

5. 预防便秘 用力排便会使会厌关闭，胸、腹腔内压上升，极易诱使收缩压上升，甚至导致血管破裂。因此嘱咐患者养成每日大便的习惯。每次排便应有充分的时间。增加蔬菜、水果、高纤维食物的摄入量。每日施行腹部肌肉收缩运动，促进肠蠕动，使大便能定时排出。必要时给予通便药物。

6. 急症处理 突发血压升高时，应全身放松，静卧休息，立即舌下含服硝苯地平 10mg 或其他降压药物，稍感缓解后即到医院就诊。如出现心前区疼痛或一侧肢体麻木、无力、口角歪斜及夜尿增多、少尿等，均应及时就诊。

思 考 题

1. 高血压如何分级和危险分层？
2. 高血压的治疗原则及血压控制目标是什么？
3. 常用抗高血压药物的不良反应和处理原则是什么？
4. 高血压患者管理的基本内容是包括哪些？

第2节 冠状动脉粥样硬化性心脏病

冠状动脉粥样硬化性心脏病（coronary atherosclerotic heart disease）是冠状动脉血管发生动脉粥样硬化而引起血管腔狭窄或阻塞，造成心肌缺血、缺氧或坏死而引起的心脏病，简称"冠心病"（coronary heart disease，CHD）。世界卫生组织将冠心病分为 5 大类型：无症状心肌缺血（隐匿性冠心病）、心绞痛、心肌梗死、缺血性心力衰竭（缺血性心脏病）和猝死 5 种临床类型。临床中常分为慢性冠脉病（CAD）和急性冠脉综合征（ACS）。

病 例 介 绍

患者，女，67 岁

主诉：胸痛 3h。

现病史：患者 3h 前无明显诱因突感胸痛，为胸骨中下段烧灼样疼痛，范围约手掌大小，程度剧烈无法耐受，休息及含服"速效救心丸"不能缓解，向左手臂、左肩背部放射，伴大量湿汗及濒死感。伴恶心、呕吐两次，为胃内容物。无胸骨后撕裂样疼痛并向背、肋、腹、腰部放射，无咳嗽、咯血、呼吸困难，无返酸、嗳气，无发热、黑矇、晕厥，胸痛与咳嗽、呼吸及体位改变无明显联系。急至心内科就诊，行心电图提示"急性下壁心肌梗死"，急诊科以"冠心病、急性下壁心肌梗死"收住院，起病以来患者精神、饮食、睡眠欠佳，大小便正常，体重未监测。

既往史：既往血压最高达"120/90mmHg"，未行诊治。否认"2 型糖尿病"病史。否认"结核、伤寒、肝炎"等传染病史，否认外伤史，否认手术史，否认输血史，预防接种史不详。

家族史：否认遗传病史。

个人史：生于云南，长期居住在当地。

过敏史：否认药物、食物过敏史。

【体格检查】　血压（BP）　110/70mmHg，一般情况差，急性危重病容，痛苦貌，神清合作，口唇无发绀，舌质干燥，四肢肢端凉。颈软，颈静脉无充盈，双肺呼吸音清，未闻及干、湿性啰音。心界无扩大，心音低钝，心率 72 次/分，节律整齐，各瓣膜听诊区未闻及病理性杂音。腹部平软，无压痛，反跳痛，肝脾未触及肿大，双下肢无明显水肿。

【辅助检查】　心电图：急性下壁、正后壁心肌梗死。

【入院诊断】　冠心病，急性下壁、正后壁心肌梗死。

治 疗 经 过

1. 诊疗计划

（1）每日监测患者生命体征：体温、呼吸、脉搏、血压、心率。完善相关检查，监护脉搏、血压、心率以评估药物疗效和不良反应，以便及时更改药物及药物剂量。

（2）急诊行冠状动脉造影检查及必要时行 PCI 术。

（3）给予扩容、扩冠、抗凝、调脂、抑制血小板集聚等药物治疗。

初始治疗方案：阿司匹林肠溶片 100mg，口服，一日 1 次；硫酸氢氯吡格雷片 75mg，口服，一日 1 次；阿托伐他汀钙片 20mg，口服，一日 1 次；盐酸曲美他嗪片 20mg，口服，一日 3 次。

2. 治疗经过

（1）入院后立即予急查血细胞分析、肾功能、心肌标志物、输血前 4 项、凝血 4 项等相关检查，予"阿司匹林肠溶片 0.3g 口服、硫酸氢氯吡格雷片 600mg 口服、阿托伐他汀钙片 40mg 口服、磺达肝葵钠注射液 2.5ml 皮下注射"等抗凝、调脂、抑制血小板集聚药物治疗。并予"低分子右旋糖酐 40 注射液 500ml"扩容、升压。患者有急诊 PCI 术指征，无明显禁忌证，告知家属同意后予拟行急诊冠脉造影检查及 PCI 术。急诊冠脉造影示：RCA 开口 100%闭塞，LAD 近段 95%狭窄，LCX 远段次全闭塞，予 RCA 植入支架一枚。术后予替罗非班 5mg 持续泵入，加强抗血小板治疗；依据《抗血小板药物消化道损伤的预防和治疗中国专家共识》，阿司匹林+氯吡格雷双重抗血小板治疗应给予质子泵抑制剂预防消化道出血，就该患者的情况给予了注射用奥美拉唑 40mg 静脉注射，嘱患者卧床休息，避免用力、饱食等；继续观察患者病情的变化。

（2）次日患者仍感胸部隐痛，无气促、呼吸困难，无咳嗽、发热。精神、饮食欠佳；体格检查：血压（BP）130/80mmHg，一般情况可，双肺呼吸音粗，肺底未闻及干、湿性啰音。心率 75 次/分，节律整齐，各瓣膜听诊区未闻及病理性杂音，双下肢无水肿。继续给予患者盐酸替罗非班注射液 5mg 与肝素 10 000U 联用，防止支架内血栓形成，因抗血小板药对消化道有损伤，给予患者奥美拉唑 40mg 静脉注射预防消化道出血。

（3）第 3 日患者仍感胸部隐痛，无气促、呼吸困难，无咳嗽、发热。精神、饮食欠佳；体格检查：血压（BP）125/80mmHg，一般情况可。停用替罗非班，调整治疗方案，加用 ACEI 培哚普利片和 β 受体阻滞剂比索洛尔片，并给予胃肠动力药和助消化药对症治疗，治疗方案调整为：阿司匹林肠溶片 100mg，口服，一日 1 次；硫酸氢氯吡格雷 75mg，口服，一日 1 次；阿托伐他汀钙片 20mg，口服，一日一次；盐酸曲美他嗪 20mg，口服，一日 1 次；培哚普利片 4mg，口服，一日 1 次；富马酸比索洛尔片 5mg，口服，一日 1 次。

（4）第 4 日患者诉仍感胸部隐痛，无气促、呼吸困难，无咳嗽、发热。精神、饮食尚可；未解大便，感腹胀不适。体格检查：血压（BP）122/70mmHg，一般情况可，双肺呼吸音粗，肺底未闻及干、湿性啰音。心率 78 次/分，节律整齐，各瓣膜听诊区未闻及病理性杂音，双下肢无水肿。继续原治疗方案，密切观察病情变化，及时评估药物疗效，注意是否有药物不良反应发生。

（5）第 5 日患者诉无胸痛，无气促、呼吸困难，无咳嗽、发热。精神、饮食尚可；体格检查：血压（BP）110/70mmHg，一般情况可，双肺呼吸音粗，肺底未闻及干、湿性啰音。心率 78 次/分，节律整齐，各瓣膜听诊区未闻及病理性杂音，双下肢无水肿。继续原治疗方案。

（6）第 8 日患者诉无胸痛，无气促、呼吸困难，无咳嗽、发热。饮食欠佳；体格检查：血压（BP）98/60mmHg，一般情况可，双肺呼吸音粗，肺底未闻及干、湿性啰音。心率 62 次/分，节律整齐，各瓣膜听诊区未闻及病理性杂音，双下肢无水肿。患者病情缓解，继续予巩固治疗，择期可出院，1 个月后可行 PCI 二期治疗。

3. 出院医嘱 ①低盐低脂饮食；②定期门诊随访；③继续服药：阿司匹林肠溶片 100mg，口服，一日 1 次；培哚普利片 2mg，口服，一日 1 次；富马酸比索洛尔片 5mg，口服，一日 1 次；硫酸氢氯吡格雷片 75mg，口服，一日 1 次；阿托伐他汀钙片 20mg，口服，一日 1 次；盐酸曲美他嗪片 20mg，口服，一日 3 次。

【出院诊断】 冠心病，急性下壁、正后壁心肌梗死，冠脉支架植入术后。

治疗方案分析及药学监护

【治疗方案分析】

患者为一名老年女性患者，冠心病，急性下壁、正后壁心肌梗死诊断明确。根据《急性心肌梗死诊断和治疗指南》（2010 年），急性心肌梗死的处理分为初始处理和再灌注治疗。

初始处理包括：吸氧和心电图、血压和血氧饱和度（SPO$_2$）监测，及时发现和处理心律失常、血流动力学异常和低氧血症，根据病情卧床休息 1～3 日，给予有效镇痛剂，急性患者需禁食至胸痛消失，然后给予流质、半流质饮食，逐步过渡到普通饮食。必要时使用缓泻剂（如开塞露），以防止用力排便，导致心律失常或心力衰竭，甚或心脏破裂。

再灌注治疗包括如下几种。

1. 溶栓治疗 具有快速、简便、经济、易操作的特点，特别当因各种原因导致就诊至血管开通时间延长致获益降低时，静脉溶栓仍然是较好的选择。新型溶栓药物的研发提高了血管开通率和安全性。应积极推进规范的溶栓治疗，以提高再灌注治疗成功率。STEMI 发生后，血管开通时间越早，则挽救的心肌越多。在发病 3h 内行溶栓治疗，梗死相关血管的开通率增高，病死率明显降低，其临床疗效与直接 PCI 相当。发病 3～12h 内行溶栓治疗，其疗效不如直接 PCI，但仍能获益。发病 12～24h 内，如果仍有持续或间断的缺血症状和持续 ST 段抬高，溶栓治疗仍然有效。

2. PCI 治疗 ①如果能及时进行（就诊-球囊扩张时间＜90min），对症状发病 12h 内的 ST 段抬高型心肌梗死（ST segment elevation myocardial infarction，STEMI）（包括正后壁心肌梗死）或伴有新出现或可能新出现左束支传导阻滞的患者应行直接 PCI。②年龄＜75 岁，在发病 36h 内出现休克，病变适合血管重建，并能在休克发生 18h 内完成者，应行直接 PCI，除非因为患者拒绝、有禁忌证和（或）不适合行有创治疗。③症状发作＜12h，伴有严重心功能不全和（或）肺水肿的患者应行直接 PCI。④常规支架置入。溶栓后紧急 PCI：接受溶栓治疗的患者具备以下任何一项，推荐其接受冠状动脉造影及 PCI 治疗。a. 年龄＜75 岁、发病 36h 内的心原性休克、适合接受再血管化治疗。b. 发病 12h 内严重心力衰竭和（或）肺水肿。c.有血流动力学障碍的严重心律失常。早期溶栓成功或未溶栓患者（>24h）PCI：在对此类患者详细临床评估后，有适应证者可行择期 PCI。

3. 抗栓和抗凝治疗　冠状动脉内斑块破裂诱发局部血栓形成，是导致 STEMI 的主要原因。在急性血栓形成中血小板活化起着十分重要的作用，抗血小板治疗已成为急性 STEMI 常规治疗，溶栓前即应使用，常用的药物是阿司匹林、氯吡格雷、替格瑞洛等。此外，凝血酶是使纤维蛋白原转变为纤维蛋白最终形成血栓的关键环节，因此抑制凝血酶至关重要，抗凝选用的药物主要是肝素制剂，包括普通肝素、低分子肝素、磺达肝癸钠，以及直接凝血酶抑制剂阿加曲班。主张所有 STEMI 患者急性期均进行抗凝治疗，对于冠心病，急性下壁、正后壁心肌梗死，应给予抗血小板、抗凝治疗。

4. β受体阻滞剂　通过降低交感神经张力、减慢心率，降低体循环血压和减弱心肌收缩力，以减少心肌耗氧量和改善缺血区的氧供需失衡，缩小心肌梗死面积，减少复发性心肌缺血、再梗死、心室颤动及其他恶性心律失常，对降低急性期病死率有肯定的疗效。无该药禁忌证时，应于发病后 24h 内常规口服应用。建议口服美托洛尔 25～50mg/次，1 次/（6～8h），若患者耐受良好，可转换为相应剂量的长效制剂。以下情况需暂缓使用 β受体阻滞剂①心力衰竭体征；②低心排血量的依据；③心源性休克高危因素（年龄>70 岁、收缩压<120mmHg、心率<60 次/分或窦性心率>110 次/分及 STEMI 发作较久者）；④其他β受体阻滞剂相对禁忌证（严重心动过缓 PR 间期>0.24s、Ⅱ度或Ⅲ度 AvB、活动性哮喘或反应性气道疾病）。对于最初 24h 内有 β受体阻滞剂使用禁忌证的 STEMI 患者，应在重新评价后尽量使用；伴有中、重度左心衰竭的患者应该使用 β受体阻滞剂进行二级预防治疗，应该从小剂量开始并谨慎地进行剂量调整；STEMI 合并持续性心房颤动、心房扑动并出现心绞痛，但血流动力学稳定时，可使用 β受体阻滞剂，STEMI 合并顽固性多形性室性心动过速（室速），同时伴交感兴奋电风暴表现，可选择静脉使用 β受体阻滞剂治疗。在较紧急的情况下，如前壁心肌梗死伴剧烈胸痛和（或）高血压者，若无心力衰竭体征、无低心排血量的依据、无心源性休克高危因素，亦无其他 β受体阻滞剂相对禁忌证，可静脉注射 β受体阻滞剂，美托洛尔静脉注射剂量为 5mg/次，必要时可再给予 1～2 次，继以口服维持。由于 β受体阻滞剂能给心肌梗死患者带来生存率改善的益处，因此，应在出院前再次进行二级预防的评估。STEMI 时，β受体阻滞剂使用应在上述推荐建议的原则指导下，结合患者的临床情况采取个体化方案。

5. 血管紧张素转换酶抑制剂（ACEI）和血管紧张素Ⅱ受体阻滞剂（ARB）　ACEI 主要通过影响心肌重构、减轻心室过度扩张而减少充盈性心力衰竭的发生，降低病死率。对于合并左心室射血分数（left ventricular ejection fraction，LVEF）≤0.4 或肺淤血，以及高血压、糖尿病和慢性肾病的 STEMI 患者，只要无使用此药禁忌证，应该尽早应用。发病 24h 后，如无禁忌证，所有 STEMI 患者均应给予 ACEI 长期治疗。如果患者不能耐受 ACEI，但存在心力衰竭表现，或者 LVEF 小于等于 0.40，可考虑给予 ARB。如果患者不能耐受 ACEI，但存在高血压可考虑给予 ARB。在 STEMI 最初 24h 内，对前壁心肌梗死，如无低血压（收缩压<100mmHg）或明确使用此类药物的禁忌证，应尽早口服 ACEI，对非前壁心肌梗死、低危患者（LVEF 正常，心血管危险因素控制良好，已经接受血运重建治疗）、无低血压（收缩压<100mmHg）和使用此药禁忌证者，应用 ACEI 也可能获益。STEMI 早期使用 ACEI 能降低病死率（尤其是前 6 周的病死率降低最显著），高危患者应用 ACEI 临床获益明显，前壁心肌梗死伴有左心室功能不全的患者获益最大。在无禁忌证

的情况下，溶栓治疗后血压稳定即可开始使用 ACEI，但剂量和时限应视病情而定。一般说，心肌梗死早期 ACEI 应从低剂量开始，逐渐加量。如果心肌梗死（特别是前壁心肌梗死）合并左心功能不全时，则 ACEI 治疗期应延长。临床试验证据表明，ACEI 应是 STEMI 患者抑制肾素-血管紧张素-醛固酮系统（renin-angiotensin aldosterone system，RAAS）活性的首选用药。对不能耐受 ACEI、同时存在心功能不全患者，用 ARB 替代。STEMI 患者不推荐常规联合应用 ACEI 和 ARB；对能耐受 ACEI 的患者，不推荐常规用 ARB 替代 ACEI。ACEI 的禁忌证包括：STEMI 急性期动脉收缩压<90mmHg、临床表现严重肾衰竭（血肌酐>265μmol/L）、双侧肾动脉狭窄、移植肾或孤立肾伴肾功能不全、对 ACEI 制剂过敏或导致严重咳嗽者及妊娠、哺乳妇女等。

6. 他汀类药物　除调脂作用外，他汀类药物还具有抗炎、改善内皮功能、抑制血小板聚集的多效性，因此，所有无禁忌证的 STEMI 患者入院后应尽早开始他汀类药物治疗，且无需考虑胆固醇水平。他汀类治疗的益处不仅见于胆固醇升高患者，也见于胆固醇正常的冠心病患者。所有心肌梗死后患者都应该使用他汀类药物将低密度脂蛋白胆固醇水平控制在 2.6mmol/L（100mg/dl）以下。现有的资料证实，心肌梗死后及早开始强化他汀类药物治疗可以改善临床预后。

　　该患者入院后予急诊 PCI 术，术后给予强化冠心病二级预防，药物选择合理，用法用量适当，疗程适当，治疗方案合理。

【药学监护】

1. 加强用药安全性监护

（1）监护抗血小板药物可能引起的出血风险。阿司匹林和氯吡格雷主要的不良反应是恶心、呕吐、上腹部不适和增加出血的风险。用药期间注意皮肤有无瘀斑、紫癜，是否出现黑便、柏油样便；氢氯吡格雷片饭前或饭后服用均可。

（2）监护 ACEI 可能引起的干咳和肾毒性。ACEI 可引起非特异性气道超反应性、呼吸困难、支气管痉挛、持续性干咳、水肿。其中咳嗽多发生于夜间，或于夜间或平卧时加重，尤其是妇女或非吸烟者。严重者以 ARB 类药物替代治疗。另外应用 ACEI 和 ARB 者可出现快速、大幅度的血压下降或急性肾衰竭。因此，ACEI 在重度肾功能损害者中的使用应引起高度关注。国外文献和我国《ACEI 在肾病中正确应用的专家建议》中表明：用药初始 2 个月血肌酐可轻度上升（升幅<30%）不需停药，但如升幅>30%～50%，提示肾缺血，应停用 ACEI 或减量。双侧肾狭窄者禁用 ACEI 和 ARB。

（3）监护他汀类药物可能引起的肝功能损害和横纹肌溶解。他汀类药物应长期服用，具有降低血脂、稳定斑块、预防血栓形成的作用，由于促进胆固醇合成的酶在晚上活性最强，所以晚上服用效果好。监测肝功能，若肝酶超过正常 3 倍应予以停药，患者诉肌酸、肌痛或无力，应监测肌酸激酶，若有异常及时告知医师。

2. 加强用药疗效监护　查房时询问患者胸闷、胸痛等临床症状是否好转，复查心电图、心肌酶等，评价患者血管再通情况，同时复查肝肾功能、凝血、血常规等，评价患者用药指征、是否存在用药禁忌证等。

用 药 指 导

1. 用药交代　阿司匹林肠溶片：每日 1 次，每次 100mg，本品应长期服用，若没有胃溃疡等疾病，建议早餐前服用。本品是肠衣片剂型，必须整片吞服，不可碾碎或嚼烂，否则破坏药物的持续作用，并会增加对胃黏膜的刺激。本品主要的不良反应是恶心、呕吐、上腹部不适和增加出血的风险，注意身上有无出血点，皮肤有无瘀斑、紫癜，是否出现黑便、柏油样便，若有应停药并及时就诊。

氯吡格雷片：，一日 1 次，一次 75mg，饭前或饭后服用均可。本品通过抑制血小板聚集，预防血栓形成，推荐剂量为每日 75mg，与或不与食物同服。对于老年患者和肾病患者不需调整剂量。主要不良反应是出血；胃肠反应：如腹痛，消化不良，胃炎和便秘；皮疹和其他皮肤病及中枢和周围神经系统反应，如头痛、眩晕、头昏和感觉异常等。使用过程中应注意身上有无出血点，皮肤有无瘀斑、紫癜，是否出现黑便、柏油样便，若有应及时就诊。

培哚普利片：每日 1 次，每次 2mg，最好在晨起后早餐前服用，具有降压和抑制心肌重构的作用，服药期间注意有无咳嗽，如果能耐受建议坚持服用，若剧烈干咳不能耐受应及时就诊。

阿托伐他汀片：一日 1 次，每次 20mg，晚上睡前服用。本品应长期服用，具有降低血脂、稳定斑块、预防血栓形成的作用，本品可在一日中任何时候给药，可在进食或空腹时服用。3 月后复查肝功；注意有无肌肉酸痛等症有异常情况，若有应停药并及时就诊。

富马酸比索洛尔片：一日 1 次，一次 5mg，最好在晨起后早餐前服用，具有减慢心率、减少心肌耗氧和降压的作用，服药期间注意监测心率，可在晨起后自测 1min 心跳次数，小于 55 次时应在医生指导下减少给药剂量，大于 70 次时应在医生指导下增加给药剂量；不可突然停药，如需停药应在医生指导下缓慢减量；

曲美他嗪片：每日 3 次，每次 20mg，三餐时服用。本品能够保护心肌细胞在缺血缺氧情况下的能量代谢，从而保护心肌细胞。

2. 注意饮食 选择低盐、低脂、低热量、高纤维素饮食，忌烟酒及刺激性食物，避免饱餐，保持大便通畅。

3. 合理安排活动 胸痛发作频繁时，需卧床休息，尽量减少体力活动；稳定期可适当参加体力劳动和体育锻炼，以提高活动耐力。绝对不要搬抬过重的物品，因为搬抬重物时必须弯腰屏气，易诱发心肌梗死。

4. 注意避免各种诱发因素 如过度劳累、情绪激动、寒冷刺激、饱餐、用力排便等。不宜在饱餐或饥饿时洗澡，水温不要过冷或过热，时间不宜过长，浴室门不要上锁，以防发生意外。

5. 定期复查 积极治疗伴发的高血压、高血脂、糖尿病。若出现心绞痛加剧、含服硝酸甘油无效，或出现特殊不适，如心悸、气促、水肿等，或服药期间发现疗效不理想和出现异常者应立即就诊。

思 考 题

1. 冠心病二级预防的内容是什么？
2. 急性心肌梗死的初始治疗及再灌注治疗的内容是什么？
3. 抗血小板治疗的风险及注意事项包括哪些内容？
4. 冠心病患者的患者教育内容是什么？

第 3 节 心 力 衰 竭

心力衰竭简称心衰（heart failure，HF），是由于任何心脏结构或功能异常导致心室充盈和（或）射血功能受损的一组临床综合征，临床上主要表现为呼吸困难和乏力（活动耐量受限），以及液体潴留（肺淤血和外周水肿）。心衰为各种心脏疾病的严重和终末阶段，发病率高，是当今最严重的心血管病之一。

病 例 介 绍

患者，女，68 岁

主诉：反复胸闷、气促 2 年，再发伴恶心、呕吐 4 日。

现病史：患者近 2 年来多于劳累、活动及爬 2 楼后出现胸闷、气促症状，休息后可缓解，无平卧受限、夜间阵发性呼吸困难，无活动时胸痛、湿汗，无慢性咳嗽、咳痰，无自幼青紫喜蹲踞，无烦躁、易怒、易饥，无关节游走性疼痛。曾多次至我院心内科住院，予完善检查后（具体不详）诊断为"扩心病"，住院期间予"利尿剂"（具体不详）治疗后好转出院，院外规律服用"雷米普利片、美托洛尔片、呋塞米片、螺内酯片"治疗。4 日前患者受凉后感上述胸闷、气促症状再发，日常活动下发作，静息状态下无发作，伴有恶心、呕吐，呕吐物为胃内容物，无咖啡渣样物，自服"利尿剂"治疗无好转，为求系统诊治收住心内科。病程中患者精神、饮食、睡眠欠佳，大便正常，小便量少，体重未监测。

既往史：既往曾在我院诊断"扩心病"，院外规律服用"雷米普利片、美托洛尔片、呋塞米片、螺内酯片"。否认"高血压、糖尿病"病史，否认"结核、伤寒、肝炎"等传染病史，否认外伤史，于 2012 年 9 月曾行"冠脉造影术"，术中未见明显异常，否认输血史，预防接种史不详。

家族史：否认遗传病史。

个人史：生于四川，长期居住在当地。

过敏史：否认药物、食物过敏史。

【体格检查】　血压（BP）140/100mmHg，一般情况欠佳，神清合作，口唇、肢端稍发绀，颈软，颈静脉稍充盈，双肺呼吸音粗，双肺底可闻及少许湿性啰音，心界向左扩大，心率 86 次/分，节律整齐，心尖区可闻及 3/6 级收缩期杂音，腹部平软，上压痛，无反跳痛，肝脾触诊不满意，肝颈静脉回流征阳性，双下肢无明显水肿。

【入院诊断】　扩张型心肌病，心脏扩大，心功能Ⅲ级。

治 疗 经 过

1. 诊疗计划

（1）完善血细胞分析、肾功能、电解质、心肌标志物、血气分析等相关检查；下一步完善心脏彩超、ABP、Holter、胸片等检查。

（2）予吸氧、心电监护及纠正心功能不全等治疗。

初始治疗方案：雷米普利片 5mg，口服，一日 1 次；美托洛尔缓释片 23.75mg，口服，一日 1 次；螺内酯片 20mg，口服，一日 1 次；呋塞米片 20mg，口服，一日 1 次；地高辛片 0.25mg，口服，一日 1 次；多巴胺注射液+5%葡萄糖注射液 20mg+250ml，静脉滴注，一日 1 次；注射用呋塞米+0.9%氯化钠注射液 20mg+250ml，静脉滴注，一日 1 次；10%氯化钾注射液+胰岛素+5%葡萄糖注射液 7ml+2U+250ml，静脉滴注，立即；盐酸甲氧氯普胺注射液 10mg，肌内注射，立即。

2. 治疗经过

2013-2-11（入院第 1 日），患者老年女性，因"反复胸闷、气促 2 年，再发伴恶心、呕吐 4 日"入院，入院诊断为：扩张型心肌病、心脏扩大、心功能Ⅲ级。根据扩心病、心衰的治疗原则，给予以下治疗药物。①雷米普利能够抑制组织内血管紧张素Ⅱ的合成，逆转心脏重构。②美托洛尔能够控制心室率，降低心肌耗氧量。③螺内酯能够对抗醛固酮的作用，减轻交感-内分泌系统激活所致的不良影响。④呋塞米有利尿、减轻心脏负荷的作用。⑤地高辛有正性肌力、负性频率作用，能够提高心肌收缩力，改善症状。⑥同时给予多巴胺、利尿剂、调节电解质平衡等改善心功能治疗，给予甲氧氯普胺止吐对症治疗。

2013-2-12（入院第 2 日），患者诉胸闷、气促明显好转，无恶心、呕吐，行肾功能检查示低钠，给适当利尿、强心改善心功能，纠正低钠血症治疗。予停用甲氧氯普胺针，在极化液中加入 10%氯化钠注射液，其余用药不变。治疗方案修正为：雷米普利片 5mg，口服，一日 1 次；美托洛尔缓释片 23.75mg，口服，一日 1 次；螺内酯片 20mg，口服，一日 1 次；呋塞米片，20mg，口服，一日 1 次；地高辛片 0.25mg 口服，一日 1 次；多巴胺注射液+5%葡萄糖注射液 20mg+250ml，静脉滴注，一日 1 次；注射用呋塞米+0.9%氯化钠注射液 20mg+250ml，静脉滴注，一日 1 次；10%氯化钾注射液+胰岛素+10%氯化钠注射液+5%葡萄糖注射液 7ml+2U+10ml+250ml，静脉滴注，立即。

2013-2-13（入院第 3 日），患者诉胸闷、气促明显好转，无恶心、呕吐，复查肾功示低钠低镁，考虑有低镁血症，继续给适当利尿、强心改善心功能，纠正低钠低镁血症治疗，予 25%硫酸镁注射液静脉滴注。治疗方案修正为：雷米普利片 5mg，口服，一日 1 次；美托洛尔缓释片 23.75mg，口服，一日 1 次；螺内酯片 20mg，口服，一日 1 次；呋塞米片 20mg，口服，一日 1 次；地高辛片 0.25mg，口服，一日 1 次；多巴胺注射液+5%葡萄糖注射液 20mg+250ml,静脉滴注,一日 1 次;注射用呋塞米+0.9%氯化钠注射液 20mg+250ml，静脉滴注，一日 1 次；10%氯化钾注射液+R.I+10%氯化钠+25%硫酸镁注射液+5%葡萄糖注射液 7ml+2U+10ml+5ml+250ml，静脉滴注，立即。

2013-2-14（入院第 4 日），患者诉胸闷、气促较前好转，无胸痛、呼吸困难，无恶心、呕吐等症状，但饮食差，全身无力，继续给适当利尿、强心改善心功能，治疗方案同昨日。

2013-2-16（入院第 6 日），患者胸闷、气促较前好转，无胸痛、呼吸困难，无恶心、呕吐等症状，病情缓解，安排今日出院。

出院诊断：扩张型心肌病，心脏扩大，心功能Ⅲ级。

3. 出院医嘱 ①定期复查。②不适随诊。③继续服药：雷米普利片 5mg，口服，一日 1 次；美托洛尔缓释片 23.75mg，口服，一日 1 次；螺内酯片 20mg，口服，一日 1 次；呋塞米片 20mg，口服，一日 1 次；地高辛片 0.125mg，口服，一日 1 次。

治疗方案分析及药学监护

【治疗方案分析】

慢性心衰的治疗自 20 世纪 90 年代以来已经有了重大转变，从旨在改善短期血流动力学状态转变为长期的修复性策略，以改变衰竭心脏的生物学性质；从采用强心、利尿、扩血管药物转变为使用神经内分泌抑制剂，并积极应用非药物的器械治疗。心衰的治疗目标不仅是改善症状、提高生活质量，更重要的是针对心肌重构的机制，防止和延缓心肌重构的发展，从而降低心衰的病死率和住院率。治疗措施包括一般治疗和药物治疗。

一般治疗措施如下。

1. 纠正诱发因素 各种感染（尤其上呼吸道和肺部感染）、肺梗死、心律失常（尤其伴快速心室率的心房颤动）、电解质紊乱和酸碱失衡、贫血、肾功能损害、盐过量摄入、过度静脉补液及应用损害心肌或心功能的药物等均可引起心衰恶化，应及时处理或纠正。

2. 监测体重　每日测定体重以早期发现液体潴留非常重要。如在 3 日内体重突然增加 2kg 以上，应考虑患者已有钠、水潴留（隐性水肿），需要利尿或加大利尿剂的剂量。

3. 调整生活方式

（1）限钠：对控制美国纽约心脏病协会 NYHA Ⅲ～Ⅳ级心衰患者的充血症状和体征有帮助。心衰急性发作伴有容量负荷过重的患者，要限制钠摄入<2g/d。一般不主张严格限制钠摄入和将限钠扩大到轻度或稳定期心衰患者，因其对肾功能和神经体液机制具有不利影响，并可能与慢性代偿性心衰患者预后较差相关。关于每日摄钠量及钠的摄入是否应随心衰严重程度等做适当变动，尚不确定。

（2）限水：严重低钠血症（血钠<130mmol/L）患者液体摄入量应<2L/d。严重心衰患者液量限制在 1.5～2.0L/d 有助于减轻症状和充血。轻中度症状患者常规限制液体并无益处。

（3）营养和饮食：宜低脂饮食，戒烟，肥胖患者应减轻体质量。严重心衰伴明显消瘦（心脏恶病质）者，应给予营养支持。

（4）休息和适度运动：失代偿期需卧床休息，多做被动运动以预防深部静脉血栓形成。临床情况改善后在不引起症状的情况下，鼓励体力活动，以防止肌肉"去适应状态"（废用型萎缩）。NYHA Ⅱ～Ⅲ级患者可在康复专业人员指导下进行运动训练，能改善症状、提高生活质量。

4. 心理和精神治疗　抑郁、焦虑和孤独在心衰恶化中发挥重要作用，也是心衰患者死亡的重要预后因素。综合性情感干预包括心理疏导可改善心功能，必要时酌情应用抗焦虑或抗抑郁药物。

5. 氧气治疗　可用于急性心衰，对慢性心衰并无指征。无肺水肿的心衰患者，给氧可导致血流动力学恶化，但对心衰伴睡眠呼吸障碍者，无创通气加低流量给氧可改善睡眠时的低氧血症。

【药学监护】

1. 加强用药安全性监护

（1）监护肾功能。选用 ARB 可降低肾小球内压力，延缓肾功能减退。但应用 ACEI 或 ARB 者可出现快速、大幅度的血压下降或急性肾衰竭。因此，ACEI 在重度肾功损害者中的使用应引起高度关注。国外文献和我国《ACEI 在肾病中正确应用的专家建议》中表明：用药初始 2 个月血肌酐可轻度上升（升幅<30%）不需停药，但如升幅>30%～50%，提示肾缺血，应停用 ACEI 或减量。但双侧肾狭窄者禁用 ACEI 和 ARB。

（2）血钾：血钾若偏低可诱发心律失常，雷米普利抑制醛固酮分泌，可使血钾浓度升高，因此需检测血钾变化。此外，螺内酯是受体拮抗剂，长期服用可能导致血钾升高，也应定期监测血钾水平，如发现血钾升高超过正常值，应及时停药，待恢复正常后再恢复使用。

（3）血压：雷米普利使用初期可引起低血压，多数无症状，患者同时服用了美托洛尔缓释片，因此需检测血压变化。如收缩压低于 90mmHg，或舒张压低于 60mmHg，应及时告知医师。

（4）心率：美托洛尔和地高辛均能减慢患者心率，降低心肌耗氧，但若心率反复低于55 次/分，应与医师及时联系。

（5）地高辛相关监护：地高辛中毒常表现为恶心、呕吐，视觉变化和心律失常，一旦出现症状应及时停药，并针对发生的不良反应及时治疗。避免地高辛中毒的有效方法是监测地高辛血药浓度，一般在用药 5~7 日监测地高辛谷浓度。

2. 加强抗心衰药物的有效性监护　应注意监测任何心衰可能出现的症状。首先，体重增加可能是心衰加重的最早症状，因此应每日监测体重，如果发现短期内体重增加过多，应利尿或加强利尿。其次，出现任何可能提示病情加重的症状，如气短、乏力、夜间阵发呼吸困难、咳嗽加重、咯粉红色泡沫痰、嗜睡、出汗等，应立即就诊。

用 药 指 导

1. 利尿剂　通过抑制肾小管特定部位钠或氯的重吸收，消除心衰时的水钠潴留。在利尿剂开始治疗后数日内就可降低颈静脉压，减轻肺淤血、腹水、外周水肿和体重，并改善心功能和运动耐量。对于有液体潴留的心衰患者，利尿剂是唯一能充分控制和有效消除液体潴留的药物，是心衰标准治疗中必不可少的组成部分，但单用利尿剂治疗并不能维持长期的病情稳定。合理使用利尿剂是治疗心衰取得成功的关键因素之一，如利尿剂用量不足造成液体潴留，会降低对 ACEI 的反应，增加使用 β 受体阻滞剂的风险。另外，不恰当的大剂量使用利尿剂则会导致血容量不足，增加发生低血压、肾功能不全和电解质紊乱的风险。总之，恰当使用利尿剂是各种有效治疗心衰措施的基础。

（1）适应证：有液体潴留证据的所有心衰患者均应给予利尿剂。应用方法：从小剂量开始，逐渐增加剂量直至尿量增加，以体质量每日减轻 0.5~1.0 kg 为宜。一旦症状缓解、病情控制，即以最小有效剂量长期维持，并根据液体潴留的情况随时调整剂量。每日体质量的变化是最可靠的监测利尿剂效果和调整利尿剂剂量的指标。

（2）药物制剂的选择：常用的利尿剂有袢利尿剂和噻嗪类利尿剂。首选袢利尿剂如呋塞米或托拉塞米，特别适用于有明显液体潴留或伴有肾功能受损的患者。呋塞米的剂量与效应呈线性关系，剂量不受限制，但临床上也不推荐很大剂量。噻嗪类仅适用于有轻度液体潴留、伴有高血压而肾功能正常的心衰患者。氢氯噻嗪 100mg/d 已达最大效应（剂量-效应曲线已达平台期），再增量也无效。

（3）不良反应：电解质丢失较常见，如低钾血症、低镁血症、低钠血症。低钠血症时应注意区别缺钠性低钠血症和稀释性低钠血症，后者按利尿剂抵抗处理。利尿剂的使用可激活内源性神经内分泌系统，特别 RAAS 和交感神经系统，故应与 ACEI 或血管紧张素受体拮抗剂（ARB）及 β 受体阻滞剂联用。出现低血压和肾功能恶化，应区分是利尿剂不良反应，还是心衰恶化或低血容量的表现。

2. ACEI　是被证实能降低心衰患者病死率的第一类药物，也是循证医学证据积累最多的药物，是公认的治疗心衰的基石和首选药物。

（1）适应证：所有 LVEF 下降的心衰患者必须且终身使用，除非有禁忌证或不能耐受。阶段 A 为心衰高发危险人群，应考虑用 ACEI 预防心衰。

（2）禁忌证：曾发生致命性不良反应如喉头水肿，严重肾衰竭和妊娠妇女禁用。以下情况慎用：双侧肾动脉狭窄，血肌酐>265.2μmol/L（3mg/dl），血钾>5.5mmol/L，伴症状性低血压（收缩压<90mmHg），左心室流出道梗阻（如主动脉瓣狭窄，肥厚型梗阻型心肌

病）等。

（3）应用方法：从小剂量开始，逐渐递增，直至达到目标剂量，一般每隔 1～2 周剂量倍增 1 次。滴定剂量及过程需个体化。调整到合适剂量应终生维持使用，避免突然撤药。应监测血压、血钾和肾功能，如果肌酐增高＞ 30%，应减量，如仍继续升高，应停用。

（4）不良反应：常见有两类，第一类与血管紧张素Ⅱ抑制有关的，如低血压、肾功能恶化、高血钾；第二类与缓激肽积聚有关的，如咳嗽和血管性水肿。

3. β 受体阻滞剂　由于长期持续性交感神经系统的过度激活和刺激，慢性心衰患者的心肌 $β_1$ 受体下调和功能受损，β 受体阻滞剂治疗可恢复 $β_1$ 受体的正常功能，使之上调。研究表明，长期应用（＞3 个月时）可改善心功能，提高 LVEF；治疗 4～12 个月，还能降低心室肌重量和容量、改善心室形状，提示心肌重构延缓或逆转。这是由于 β 受体阻滞剂发挥了改善内源性心肌功能的"生物学效应"。

（1）适应证：结构性心脏病，伴 LVEF 下降的无症状心衰患者，无论有无 MI，均可应用。有症状或曾经有症状的 NYHA Ⅱ～Ⅲ级、LVEF 下降、病情稳定的慢性心衰患者必须终生应用，除非有禁忌证或不能耐受。NYHA Ⅳa 级心衰患者在严密监护和专科医师指导下也可应用。伴Ⅱ度及以上房室传导阻滞、活动性哮喘和反应性呼吸道疾病患者禁用。

（2）应用方法：推荐用琥珀酸美托洛尔、比索洛尔或卡维地洛，均能改善患者预后。LVEF 下降的心衰患者一经诊断，症状较轻或得到改善后应尽快使用 β 受体阻滞剂，除非症状反复或进展。绝大多数临床研究均采用美托洛尔缓释片（琥珀酸美托洛尔），比酒石酸美托洛尔证据更充分，但部分患者治疗开始时可用酒石酸美托洛尔过渡。

β 受体阻滞剂治疗心衰要达到目标剂量或最大可耐受剂量。目标剂量是在既往临床试验中采用，并证实有效的剂量。起始剂量宜小，一般为目标剂量的 1/8，每隔 2～4 周剂量递增 1 次，滴定的剂量及过程需根据血压、心率等情况个体化。这样的用药方法是由 β 受体阻滞剂治疗心衰发挥独特的生物学效应所决定的。这种生物学效应往往需持续用药 2～3 个月才逐渐产生，而初始用药主要产生的药理作用是抑制心肌收缩力，可能诱发和加重心衰，为避免这种不良影响，起始剂量须小，递加剂量须慢。静息心率是评估心脏 β 受体有效阻滞的指标之一，通常心率降至 55～60 次/分的剂量为 β 受体阻滞剂应用的目标剂量或最大可耐受剂量。

（3）不良反应：应用早期如出现某些不严重的不良反应一般不需停药，可延迟增加剂量直至不良反应消失。起始治疗时如引起液体潴留，应加大利尿剂用量，直至恢复治疗前体重，再继续加量。低血压：一般出现于首剂或加量的 24～48h 内，通常无症状，可自动消失。首先考虑停用可影响血压的药物如血管扩张剂，减少利尿剂剂量，也可考虑暂时将 ACEI 减量。如低血压伴有低灌注的症状，则应将 β 受体阻滞剂减量或停用，并重新评定患者的临床情况。液体潴留和心衰恶化：用药期间如心衰有轻或中度加重，应加大利尿剂用量。如病情恶化，且与 β 受体阻滞剂应用或加量相关，宜暂时减量或退回至前一个剂量。如病情恶化与 β 受体阻滞剂应用无关，则无需停用，应积极控制使心衰加重的诱因，并加强各种治疗措施。心动过缓和房室传导阻滞：如心率低于 55 次/分，或伴有眩晕等症状，或出现Ⅱ度或Ⅲ度房室传导阻滞，应减量甚至停药。

4. 醛固酮受体拮抗剂　醛固酮对心肌重构，特别是对心肌细胞外基质促进纤维增生的不良影响独立和叠加于 Ang Ⅱ的作用。衰竭心脏心室醛固酮生成及活化增加，且与心衰严重程度成正比。长期应用 ACEI 或 ARB 时，起初醛固酮降低，随后即出现"逃逸现象"。

因此，加用醛固酮受体拮抗剂，可抑制醛固酮的有害作用，对心衰患者有益。此类药还可能与 β 受体阻滞剂一样，可降低心衰患者心脏性猝死率。

（1）适应证：LVEF≤35 %，NYHA Ⅱ～Ⅳ级的患者；已使用 ACEI（或 ARB）和 β 受体阻滞剂治疗，仍持续有症状的患者；AMI 后、LVEF≤40%，有心衰症状或既往有糖尿病史者。

（2）应用方法：从小剂量起始，逐渐加量，尤其螺内酯不推荐用大剂量。依普利酮，初始剂量 12.5mg，1 次/日，目标剂量 25～50mg，1 次/日；螺内酯，初始剂量 10～20mg，1 次/日，目标剂量 20mg，1 次/日。

（3）注意事项：血钾＞5.0mmol/L，肾功能受损者[肌酐＞221μmol/L（2.5mg/dl），或 eGFR＜30ml/min]不宜应用。使用后定期监测血钾和肾功能，如血钾＞5.5mmol/L，应减量或停用。避免使用非甾体类抗炎药物和环氧化酶-2 抑制剂，尤其是老年人。螺内醋可引起男性乳房增生症，为可逆性，停药后消失。依普利酮不良反应少见。

5. 地高辛　洋地黄类药物通过抑制衰竭心肌细胞膜 Na^+/K^+-ATP 酶，使细胞内 Na^+ 水平升高，促进 Na^+-Ca^{2+} 交换，提高细胞内 Ca^{2+} 水平，发挥正性肌力作用。目前认为其有益作用可能是通过降低神经内分泌系统活性，发挥治疗心衰的作用。一些早期临床试验结果显示，轻、中度心衰患者均能从地高辛治疗中获益，停用地高辛可导致血流动力学和临床症状恶化。但地高辛对心衰患者总病死率的影响为中性。心衰伴快速心室率的心房颤动患者，地高辛可减慢心室率。

（1）适应证：适用于慢性 HF-REF 已应用利尿剂、ACEI（或 ARB）、β 受体阻滞剂和醛固酮受体拮抗剂，LVEF≤45 %，仍持续有症状的患者，伴有快速心室率的心房颤动患者尤为适合。已应用地高辛者不宜轻易停用。心功能 NYHA Ⅰ 级患者不宜应用地高辛。

（2）应用方法：用维持量 0.125～0.25mg/d，老年或肾功能受损者剂量减半。控制心房颤动的快速心室率，剂量可增加至 0.375～0.50mg/d。应严格监测地高辛中毒等不良反应及血液药物浓度，目标血药谷浓度为 0.5～2.0ng/ml。

6. 药物联合应用分析

（1）ACEI 和 β 受体阻滞剂的联用：两药合用称之为"黄金搭档"，可产生相加或协同的有益效应，使死亡危险性进一步下降。CIBIS Ⅲ研究提示，先用 β 受体阻滞剂组较之先用 ACEI 组，临床结局并无差异，还可降低早期心脏性猝死发生率。因此，两药孰先孰后并不重要，关键是尽早合用，才能发挥最大的益处。β 受体阻滞剂治疗前，不应使用较大剂量的 ACEI。在一种药低剂量基础上，加用另一种药，比单纯加量获益更多。两药合用后可交替和逐步递加剂量，分别达到各自的目标剂量或最大耐受剂量。为避免低血压，β 受体阻滞剂与 ACEI 可在一日中不同时间段服用。

（2）ACEI 与醛固酮受体拮抗剂联用：临床研究证实，两者联合进一步降低慢性心衰患者的病死率，又较为安全，但要严密监测血钾水平，通常与排钾利尿剂合用以避免发生高钾血症。在上述 ACEI 和 β 受体阻滞剂黄金搭档基础上加用醛固酮受体拮抗剂，三药合用可称之为"金三角"，是慢性 HF-REF 的基本治疗方案。

该患者在联合应用 ACEI+β 受体阻滞剂+醛固酮受体拮抗剂的基础上，综合采取利尿、强心、扩血管及对症支持治疗措施，选药合理、用法用量适当、疗程适当，治疗措施有效，疗效满意。

出院指导

（1）交代患者积极治疗原发病，注意避免心衰的诱发因素，如感染（尤其是呼吸道感染）、过度劳累、情绪激动、钠盐过度摄入、饱餐、便秘等。育龄妇女应避孕。

（2）宜低盐低脂饮食，忌饱餐和刺激性食物，多食新鲜蔬菜水果；保持大便畅通，养成定时排便的习惯；戒烟戒酒。

（3）保持生活规律，注意劳逸结合。从事轻体力工作，避免重体力劳动以免诱发心衰。建议患者可进行散步、打太极拳等运动。适当运动有利于提高心脏功能储备，提高活动耐力，改善心理状态和生活质量。

（4）交代患者不要随意增减或撤换药物，以免因不恰当的停药而诱发心衰。服用地高辛者要详细交代患者及家属识别不良反应，掌握自测脉搏的方法，必要时监测地高辛血药浓度。

（5）嘱患者定期门诊随访，出现胸闷、气促、夜间阵发性呼吸困难等情况及时来院就诊。

思 考 题

1. 慢性心衰药物治疗方案的包括哪几个方面？
2. 慢性心衰治疗药学监护的内容包括哪些？
3. 心衰患者的教育内容包括哪几部分？

第4节 心 律 失 常

心律失常是由于窦房结激动异常或激动产生于窦房结以外，激动的传导缓慢、阻滞或经异常通道传导，即心脏活动的起源和（或）传导障碍导致心脏搏动的频率和（或）节律异常。心律失常是心血管疾病中重要的一组疾病。它可单独发病亦可与心血管病伴发。可突然发作而致猝死，亦可持续累及心脏而致其衰竭。

病 例 介 绍

患者，女，17岁

主诉：胸闷、心悸5年，再发半日。

现病史：患者5年前无明显诱因感胸闷、心悸，呈心搏过快感，症状持续不缓解，发作时伴头昏、乏力，无出湿汗，无黑矇、晕厥，无胸痛、无放射痛，无气促、无平卧受限、夜间阵发性呼吸困难，无多食、易饥、消瘦、手抖，至当地县医院就诊，诊断"心肌炎、室性期前收缩"，予治疗（具体不详）后好转出院。出院后服用"参松养心胶囊、美托洛尔片"治疗约半年后，上述症状未再发作，自行停药。今日军训站军姿时突感胸闷、心悸再发，无黑矇、晕厥，无胸痛、湿汗，无气促、呼吸困难，急呼120送至我院，行心电图示：窦性心律、室早二联律，以"心肌炎、心律失常"收心内科。患者起病以来精神、饮食、睡眠尚可，体重未监测。

既往史：否认"高血压、糖尿病"病史，否认"结核、伤寒、肝炎"等传染病病史，否认外伤史，否认手术史，否认输血史。预防接种史不详。

家族史：否认遗传病史。

个人史：出生在云南，长期生活在当地，无外地居住史。

过敏史：否认食物、药物过敏史。

【体格检查】　体温　36.5℃；脉搏　116 次/分；呼吸　18 次/分；血压（BP）110/80mmHg。一般情况可，消瘦，发育迟缓，神志清楚，查体合作，对答切题，口唇、肢端无发绀，颈静脉稍充盈，双肺呼吸音轻，未闻及干湿性啰音，心界稍左扩大，心率 116 次/分，节律下整齐，期前收缩二联律，各瓣膜听诊区未闻及病理性杂音，腹部平软，无压痛，反跳痛，肝脾未触及肿大，双下肢无水肿。生理反射存在，病理反射未引出。门诊心电图示：窦性心律，心率 97 次/分，频发室性期前收缩，部分形成二联律。

【入院诊断】　心肌炎，室早二联律

治 疗 经 过

1. 诊疗计划

（1）进一步完善肝肾功、动态心电图、心脏彩超等相关检查。

（2）给予控制心室率，抗心律失常，维持电解质平衡等对症治疗。

2. 治疗方案　曲美他嗪片 20mg，口服，一日 3 次；美托洛尔缓释片 47.5mg，口服，一日 1 次；2% 利多卡因 +10% 氯化钾 +25% 硫酸镁 + 胰岛素 +5% 葡萄糖注射液 5ml+15ml+10ml+4U+500ml，静脉滴注，立即。

3. 治疗经过

（1）入院后立即给予美托洛尔 + 利多卡因抗心律失常，并补充钾、镁离子，维持电解质平衡。

（2）次日患者诉胸闷、心悸较入院时减轻，无心跳过快感，无黑矇、晕厥，无胸痛、湿汗，无气促、呼吸困难，查体：血压（BP）108/88mmHg，心率 116 次/分，节律不整齐，期前收缩二联律，心肌标志物正常。患者症状减轻，考虑诊断为：频发室性期前收缩，二联律。继续予改善心肌代谢、抗心律失常、对症治疗。

治疗方案为：曲美他嗪片 20mg，口服，一日 3 次；琥珀酸美托洛尔缓释片 47.5mg，口服，一日 1 次；2% 利多卡因注射液 2.5ml，静脉注射，立即；10% 氯化钾 +2% 利多卡因 + 胰岛素 +5% 葡萄糖注射液 7.5ml+15ml+2U+250ml，静脉滴注，立即。

（3）第 3 日患者诉胸闷、心悸较昨日无明显减轻，无心跳过快感，无黑矇、晕厥，无胸痛、湿汗，无气促、呼吸困难，查体：血压（BP）110/95mmHg，心率 112 次/分，节律不整齐，期前收缩二联律。患者症状较入院时改善，继续予改善心肌代谢、抗心律失常、对症治疗。

治疗方案为：曲美他嗪片 20mg，口服，一日 3 次；美托洛尔缓释片 47.5mg，口服，一日 1 次；10% 氯化钾 +25% 硫酸镁 +2% 利多卡因 + 胰岛素 +5% 葡萄糖注射液 7.5ml+5ml+15ml+2U+250ml，静脉滴注，立即。

（4）第 4 日患者诉胸闷、心悸较昨日减轻，偶有心搏过快感，无黑矇、晕厥，无胸痛、湿汗，无气促、呼吸困难，查体：血压（BP）115/90mmHg，心率 116 次/分，节律不整齐，期前收缩二联律。患者症状较入院时改善，继续予改善心肌代谢、抗心律失常、对症治疗。各项检查未见明显异常，心电监护示期前收缩减少，加用"普罗帕酮"抗心律失常治疗。并建议患者家属可进一步行心内电生理检查和射频消融术，家属表示考虑后答复。

治疗方案为：曲美他嗪片 20mg，口服，一日 3 次；美托洛尔缓释片 47.5mg，口服，一日 1 次；普罗帕酮片 50mg，口服，一日 1 次；10% 氯化钾 +25% 硫酸镁 +2% 利多卡因+胰岛素+5%葡萄糖注射液 7.5ml+5ml+15ml+2U+250ml，静脉滴注，立即；10%氯化钾+2%利多卡因+胰岛素+5%葡萄糖注射液 7.5ml+15ml+2U+250ml，静脉滴注，立即。

（5）第5日患者患者诉胸闷、心悸较入院时明显减轻，偶有心搏过快感，持续几秒钟到数分钟不等，无黑朦、晕厥，无胸痛、湿汗，无气促、呼吸困难，查体：血压（BP）118/68mmHg，心率72次/分，节律不整齐，偶可闻及期前收缩，10~15次/分。24h动态心电图示：窦性心律、室性期前收缩、非持续性多形性室性心动过速、室性期前收缩18348次。患者家属因经济原因，暂不考虑行心内电生理检查+射频消融术治疗。患者症状较入院时明显改善，继续予"普罗帕酮"抗心律失常，改善心肌代谢、对症治疗。

治疗方案为：曲美他嗪片20mg，口服，一日3次；美托洛尔缓释片47.5mg，口服，一日1次；普罗帕酮片50mg，口服，一日1次；10%氯化钾+25%硫酸镁+2%利多卡因+胰岛素+5%葡萄糖注射液 7.5ml+5ml+15ml+2U+250ml，静脉滴注，立即。

（6）第8日患者诉胸闷、心悸较前明显减轻，偶有心搏过快感，无黑朦、晕厥，无胸痛、湿汗，无气促、呼吸困难，查体：血压（BP）108/68mmHg，心率86次/分，节律不整齐。甲状腺功回报无明显异常，可排除"甲状腺功能亢进所致心律失常"，心脏彩超无结构异常，未发现其他心脏病史，考虑为"功能性室性期前收缩"，继续予药物抗心律失常治疗，治疗方案同昨日。

（7）第9日患者诉胸闷、心悸较前明显减轻，偶有心搏过快感，无黑朦、晕厥，无胸痛、湿汗，无气促、呼吸困难，查体：血压（BP）110/70mmHg，心率80次/分，节律不整齐。患者病情稳定，好转出院。

4. 出院医嘱　①注意休息；②避免劳累；③定期随访；④有条件可进一步行心内电生理检查+射频消融术；⑤继续服药：曲美他嗪片20mg，口服，一日3次；美托洛尔缓释片47.5mg，口服，一日1次，晨服；普罗帕酮片50mg，口服，一日1次，晨服。

【出院诊断】　频发室性期前收缩。

治疗方案分析及药学监护

【治疗方案分析】

心律失常的发生和发展受许多因素影响。心律失常的处理不能仅着眼于心律失常本身，还需考虑基础疾病及纠正诱发因素。通过纠正或控制心律失常，达到稳定血流动力学状态、改善症状的目的。心律失常紧急处理需遵循以下总体原则。

1. 识别和纠正血流动力学障碍　心律失常急性期应根据血流动力学状态来决定处理原则。血流动力学状态不稳定包括进行性低血压、休克、急性心力衰竭、进行性缺血性胸痛、晕厥、意识障碍等。在血流动力学不稳定时不应苛求完美的诊断流程，而应追求抢救治疗的效率。严重血流动力学障碍者，需立即纠正心律失常。对快速心律失常应采用电复律，见效快又安全。电复律不能纠正或纠正后复发，需兼用药物。心动过缓者需使用提高心率的药物或置入临时起搏治疗。血流动力学相对稳定者，根据临床症状，心律失常性质，选用适当治疗策略，必要时可观察。所选药物以安全为主，即使不起效，也不要加重病情或使病情复杂化。

2. 基础疾病和诱因的纠正与处理　基础疾病和心功能状态与心律失常，尤其是室性心律失常的发生关系密切。心脏的基础状态不同，心律失常的处理策略也有所不同。心律失常病因明确者，在紧急纠正心律失常的同时应兼顾基础疾病治疗，如由急性冠状动脉综合征引起者需重建冠状动脉血运,心衰者尽快改善心功能,药物过量或低血钾引起者要尽快消除诱因。有关基础疾病的急性处理,应根据相应指南进行。基础疾病和心律失常可互为因果,紧急救治中孰先孰后,取决于何者为当时的主要矛盾。心律失常病因不明者或无明显基础疾病者,也应改善患者的整体状况,消除患者紧张情绪。应用抗心律失常药物要注意安全性,警惕促心律失常作用的发生。

3. 衡量获益与风险 对危及生命的心律失常应采取积极措施加以控制,追求抗心律失常治疗的有效性,挽救生命;对非威胁生命的心律失常,需要更多考虑治疗措施的安全性,过度治疗反而可导致新的风险。在心律失常紧急处理时经常遇到治疗矛盾,应首先顾及对患者危害较大的方面,而对危害较小的方面处理需谨慎,甚至可观察,采取不使病情复杂化的治疗。如室上性心动过速发作但既往有缓慢性心律失常,既要终止心动过速,又要防止心脏停搏,可选食管心房调搏。

4. 治疗与预防兼顾 心律失常易复发,在纠正后应采取预防措施,尽力减少复发。根本措施是加强基础疾病的治疗,控制诱发因素。要结合患者的病情确定是否采用抗心律失常药物治疗。恶性室性心律失常终止后一般都要使用药物预防发作。在紧急处理后应对心律失常远期治疗有所考虑,某些患者可能需应用口服抗心律失常药物,如有适应证,建议射频消融或起搏治疗。

5. 对心律失常本身的处理

(1)询问简要病史,包括是否有心脏病史,心律失常是初发还是复发,家族内是否有相似病例,过去服药史,最近用药,此次发病是否接受过治疗。由此可大致了解心律失常可能的原因。

(2)血流动力学允许的情况下快速完成心电图记录,了解心率快慢,心律是否规整,QRS 波时限宽窄,QRS 波群形态是单形还是多形,Q—T 间期是否延长,P、QRS 波是否相关。以此可大致确定心律失常的种类。

(3)终止心律失常:若心律失常本身造成严重的血流动力学障碍,终止心律失常是首要任务。有些心律失常可造成患者不可耐受的症状,也需采取终止措施,如室上性心动过速、症状明显的心房颤动等。

(4)改善症状:有些心律失常不容易立刻终止,但快速心室率会使血流动力学状态恶化或伴有明显症状,如伴有快速心室率的心房颤动、心房扑动。减慢心室率可稳定病情,缓解症状。

6. 急性期抗心律失常药物应用原则 根据基础疾病、心功能状态、心律失常性质选择抗心律失常药物。应用一种静脉抗心律失常药物后疗效不满意,应先审查用药是否规范、剂量是否足够。一般不建议短期内换用或合用另外一种静脉抗心律失常药物,宜考虑采用非药物的方法如电复律或食管调搏等。序贯或联合应用静脉抗心律失常药物易致药物不良反应及促心律失常作用,仅在室性心动过速/心室颤动风暴状态或其他顽固性心律失常处理时才考虑。

【药学监护】

1. 加强用药安全性监护

(1)利多卡因的不良反应:总的发生率约为 6.3%,多数不良反应与剂量有关。

1)神经:视神经炎、头昏、眩晕、恶心、呕吐、倦怠、语言不清、感觉异常及肌肉颤抖、惊厥、神志不清及呼吸抑制，需减药或停药。惊厥时可静脉注射地西泮、短效巴比妥制剂或短效肌肉松弛剂。

2）心血管：大剂量可产生严重窦性心动过缓、心脏停搏、心室颤动、严重房室传导阻滞及心肌收缩力减低，需及时停药，必要时用阿托品、异丙肾上腺素或起搏器治疗；血压下降时给予吸氧、纠正酸中毒及升压药；保持气道通畅等及其他复苏措施；心房扑动患者用时可能使心室率增快。

3）过敏反应：有皮疹及水肿等表现应停药，高血药浓度下可引起心血管抑制和呼吸停止。这些不良反应的产生与误入血管内有完全关系。皮肤过敏试验对预测过敏反应价值有限。

4）脊髓注射或外用利多卡因均可能导致致命的支气管痉挛。成人可能出现呼吸窘迫综合征，但较罕见。

5）有报告发生室上性心动过速、扭转性心律失常或低血压者。

（2）普罗帕酮的不良反应：有口干、唇舌麻木、头痛、眩晕、眼闪光、嗜睡、恶心、呕吐、便秘等，在减量或停药后消失。其心血管系统最常见的是诱发或加重室性心律失常、房室或束支传导阻滞、诱发或加重充血性心衰、心绞痛发作增多。普罗帕酮还可引起肝脏转氨酶升高，停药后2~4周恢复正常。

2. 用药宜个体化 有些患者的心律失常集中在白天发作，有些则集中在夜间，大部分患者昼夜均有。对于仅在白天发作的患者，常常与交感张力增高有关，因此首选中效的 β 受体阻滞剂（如美托洛尔），晨起服用一次即可，避免选用长效的药物。而对于仅夜间发作的患者应进行睡眠呼吸监测，以除外睡眠呼吸障碍导致的继发性心律失常，应用持续正压通气（CPAP）等治疗后心律失常会明显改善，如必须用抗心律失常药物，则可晚餐后或睡前服用一次抗心律失常药物即可。考虑到患者服药的方便性和顺应性，减少药物对胃肠道的刺激，即便每日需要 Q6h 的药物，也可选取三餐后及睡前服药即可。

由于抗心律失常药物有致心律失常作用，因此必须严格把握适应证及其不良反应，正确应用。首先应确定是否有必要使用抗心律失常药物，避免不合理使用。尽量选用疗效高而不良反应小的药物。用抗心律失常药物前，应留意纠正心肌缺血和心脏泵功能衰竭，纠正电解质紊乱，尤其是低钾血症。药物应从小剂量开始，无效时再逐渐增量，尽量减少联合用药。联合应用抗心律失常药物和其他药物时，应留意相互的不良作用及配伍禁忌。静脉应用抗心律失常药物时，应进行心电监护。长期用药，有条件者应监测血药浓度。一旦出现心律失常加重或新发心律失常，应立即停用致心律失常药物。

总之，心律失常的药物治疗，重点在于熟练把握每种抗心律失常药物的作用机制、疗效、不良反应和治疗原则，根据患者的情况个体化使用。随着研究进展，各种新型抗心律失常药物被开发研制，其临床应用价值仍需验证，用好经典的抗心律失常药仍需临床医生掌握。只要对患者进行认真评估、危险分层，个性化给药，加强监测，采取必要的防护措施，抗心律失常药物治疗还是安全有效的。

用 药 指 导

（1）用药交代如下所示。

曲美他嗪片：商品名万爽力，每日3次，每次1片，三餐时服用。本品能够保护心肌细胞在缺血缺氧情况下的能量代谢，从而保护心肌细胞。

美托洛尔缓释片：商品名为倍他乐克，一日 1 次，每次半片，最好在晨起后早餐前服用，具有减慢心率、减少心肌耗氧和降压的作用，服药期间注意监测心率，小于 55 次/分时应在医生指导下减少给药剂量；不可突然停药，如需停药应在医生指导下缓慢减量。

普罗帕酮片：每日 1 次，每次 1 片，最好在早餐时与饮料或食物同时吞眼，不能嚼碎。用于治疗快速心律失常，如室上性心动过速，不良反应较少，主要者为口干，舌唇麻木，可能是由于其局部麻醉作用所致。此外，早期的不良反应还有头痛，头晕、闪耀，其后可出现胃肠道障碍如恶心、呕吐、便秘等，用药期间如出现心率过慢（小于 55 次/分）或血压过低（低于 90/60mmHg），应及时就诊。

（2）向患者及家属讲解心律失常的常见病因、诱因及防治知识。

（3）积极治疗基础疾病，避免诱因。

（4）宜低盐低脂饮食、多食新鲜蔬菜水果，忌饱餐和刺激性食物。

（5）保持生活规律，注意劳逸结合。心律失常的患者，如果不伴严重疾病，可以照常工作；伴有严重器质性疾病或发生严重心律失常的患者，应卧床休息，防止意外发生。

（6）嘱患者多食纤维素丰富的食物，保持大便通畅，心动过缓患者避免排便时屏气，以免兴奋迷走神经而加重心动过缓。

（7）遵医嘱继续服用抗心律失常药物，说明坚持治疗的重要性，不可自行减量或擅自换药，教会患者观察药物疗效和不良反应，嘱咐患者出现异常情况及时就诊。

（8）交代患者和家属测量脉搏的方法，交代家属应注意的事项和发生紧急情况时的处理措施，如发生阿-斯综合征时捶击心前区的方法等。

思　考　题

1. 抗心律失常药物的分类及应用。
2. 心律失常紧急处理的原则。
3. 心律失常患者的日常生活注意事项。

参　考　文　献

吴兆苏，霍勇，王文，等. 2013. 中国高血压患者教育指南[J]，中华高血压杂志，6（3）：787-810.

《心律失常紧急处理专家共识》专家工作组. 2013. 心律失常紧急处理专家共识. 中华心血管病杂志，41（5）：363-376

中华医学会心血管病学分会，中华心血管病杂志编辑委员会. 2010. 急性 ST 段抬高型心肌梗死诊断和治疗指南. 中华心血管病杂志，38（8）：675-690.

中华医学会心血管病学分会，中华心血管病杂志编辑委员会. 2014. 中国心力衰竭诊断和治疗指南. 中华心血管病杂志，42（2）：98-122.

第4章 呼吸系统疾病的药物治疗

1. 掌握肺部感染、支气管哮喘、慢性阻塞性肺疾病急性期常用的治疗药物及药学监护要点。
2. 掌握糖皮质激素和β_2受体激动剂在治疗支气管哮喘、慢性阻塞性肺疾病中的应用。
3. 熟悉社区获得性肺炎和医院获得性肺炎的病原学流行情况。
4. 了解支气管哮喘、慢性阻塞性肺疾病的病因和发病机制。

第1节 肺 部 感 染

肺炎指包括终末气道、肺泡腔及肺间质在内的肺实质炎症，病因以感染最为常见，还可由理化、免疫及药物引起。其中肺炎较典型，具有代表性。临床药师在治疗过程中应重点关注药物的选择、用法用量、不良反应监测和患者教育等方面。

病 例 介 绍

患者，男，45岁。

主诉：咳嗽、咳痰伴发热5日余。

现病史：患者于5日前受凉后出现咳嗽、咳痰，痰为黄色脓痰，量多，时伴痰中带血丝。伴发热，体温为37.5～38.9℃，热型不规律，自服退烧药后可降至正常。伴盗汗、乏力。无寒战、胸闷、心悸、咯血、呼吸困难，无头痛、全身肌肉酸痛和皮疹，无恶心、呕吐、腹痛、腹泻，无尿频、尿急、尿痛。起病后患者自服"感冒消炎片"治疗，发热、咳嗽症状缓解不明显。为求进一步诊治，至呼吸科门诊就诊，经行胸部CT示：左下肺炎性改变，诊断为"左下肺炎"收入院，给予静脉滴注"氟氯西林"治疗后，患者仍发热，咳嗽。为进一步诊治收住于呼吸内科，起病以来患者精神、饮食、睡眠好，二便正常，体重下降2kg。

既往史：既往体健，否认"高血压、糖尿病、心脏病史"；否认"肝炎、结核、伤寒"等传染病史；否认输血史；否认手术外伤史；预防接种史不详。

家族史：21岁结婚，育有一子一女，配偶及子女均体健康。否认家族性遗传病史。生活环境良好，工作环境一般，余无特殊。

个人史：无特殊。

【体格检查】 体温 37.8℃，呼吸 20 次/分，脉搏 84 次/分，血压（BP）110/70mmHg。一般情况尚可，精神好，全身皮肤黏膜无黄染、发绀，未见皮疹、出血点，全身浅表淋巴结未触及，咽稍充血，扁桃体不大，颈静脉无怒张，左下肺呼吸音减弱，可闻及湿啰音，心界不大，心率 84 次/分，律齐，腹平软，无压痛及反跳痛，肝脾未及，余未见阳性体征。

【辅助检查】 ①血常规：白细胞（WBC）11×10^9/L，中性粒细胞百分比 78.4%，血小板（PLT）　212×10⁹/L，红细胞（RBC）　3.91×10¹²/L。②胸片：a. 左肺下叶中外带内圆形块影，上缘毛躁，性质待查，左侧肺门影浓密；b. 心外形不大，左隔稍上抬，左侧侧肋胸膜肥厚。③胸部 CT 示：左下肺炎性改变。

【入院诊断】　左下肺炎。

治 疗 经 过

初始治疗方案见表 4-1。

表 4-1　肺部感染治疗方案

药物	剂量	溶媒	途径	频次
氨溴素针	90mg	0.9%氯化钠注射液 100ml	静脉滴注	qd
注射用阿莫西林克拉维酸钾	2.4g	0.9%氯化钠注射液 250ml	静脉滴注	q12h
维生素 C 注射液	2g		静脉滴注	qd
维生素 B6 注射液	200mg	0.9%氯化钠注射液 250ml		

入院第 3 日：患者仍诉咳嗽、咳痰，痰为黄浓痰，量多。仍有低热，体温为 37.5～37.8℃，无呼吸困难、心悸、咯血、胸痛、头痛。一般情况可，将阿莫西林克拉维酸钾调整为左氧氟沙星，静脉滴注，0.4g，qd。

入院第 5 日：患者仍诉咳嗽、咳痰，痰为浓痰，量较前减少。已无发热，亦无呼吸困难、心悸、咯血、胸痛、头痛，无低热、盗汗。停用：维生素 C、维生素 B₆ 针。

入院第 7 日：全身皮肤黏膜无黄染、发绀，未见皮疹、出血点，全身浅表淋巴结未触及，咽稍充血，扁桃体不大，颈静脉无怒张，左肺呼吸音减弱，可闻及少许湿啰音。继续给予抗感染及止咳、化痰对症治疗。

入院第 9 日：目前诊断明确，治疗有效，继续给予"左氧氟沙星针"抗感染及止咳、化痰对症治疗，待抗感染治疗达到疗程复查胸部 CT 观察感染控制及炎症吸收情况。入院第 11 日：复查胸部 CT 示，左下肺炎症较前吸收明显。入院第 12 日：患者病情好转，炎症吸收良好，予带药出院。出院医嘱：左氧氟沙星片 0.1g×20 片，4 片，qd；氨溴索片 30mg×21 片，1 片，q8h。

治疗方案分析及药学监护

【治疗方案分析】

1. 抗菌药物　患者为中年男性，既往体健，患者起病时自服"感冒消炎片"，发热、咳嗽症状缓解不明显，在门诊又给予"氟氯西林"静脉滴注症状缓解不明显。根据 2013 年社区获得性肺炎诊治指南中指出青壮年、无基础疾病患者，常见病原体：肺炎链球菌、肺炎支原体、肺炎衣原体、流感嗜血杆菌等。抗菌药物选择：大环内酯类、青霉素、复方磺胺甲噁唑、多西环素、第一代头孢菌素、氟喹诺酮类。入院后予"阿莫西林克拉维酸钾" 2.4g，静脉滴注，q12h。阿莫西林为半合成广谱青霉素，属氨基青霉素类，但其不耐酶。克拉维酸钾为细菌产生的天然β-内酰胺类抗生素，具有与青霉素类似的β-内酰胺结构，抗菌作用弱，但有强效广谱抑酶作用。该药对肺炎链球菌、化脓性链球菌、草绿色链球菌、金黄色葡萄球菌等革兰阳性菌，大肠埃希菌、克雷白菌属、沙门菌属等革兰阴性菌有较好的抗菌活性，对某些产β-内酰胺酶的肠杆菌属、流感嗜血杆菌、卡他莫拉菌也有较好的抗菌活性。因此，予该患者选择此药是合理的。但经治疗 3 日后疗效欠佳，予换用左氧氟沙星治疗。左氧氟沙星对多数肠杆菌科细菌等革兰阴性菌有较强的抗菌活性。对金黄色葡萄球菌、肺炎链球菌、化脓性链球菌等革兰阳性菌及肺炎支原体、肺炎衣原体也有抗菌作用，更换左氧氟沙星可覆盖肺炎支原体、肺炎衣原体和鹦鹉热衣原体等非典型病原菌，调整抗感染治疗方案后患者发热咳嗽症状得到有效控制，该病例中选择换用左氧氟沙星属合理。

2. 排痰药 该患者有咳嗽、咳痰，痰为黄色浓痰，量多，时伴痰中带血丝，因此给予祛痰药盐酸氨溴索 90mg，静脉滴注，qd，以利于祛痰。

3. 其他药物 患者已反复发热 5 日，给予补液处理，并给予维生素 C、维生素 B₆营养支持治疗。

【药学监护】

1. 疗效监护 患者入院时有咳嗽、咳痰（黄色黏稠痰），咽充血，双肺呼吸音粗，双中下肺可闻及湿啰音。注意观察患者咳嗽、咳痰及等症状是否缓解，密切注意双肺听诊呼吸音及 CT 变化，根据病情变化及时调整药物。

2. 不良反应监测 阿莫西林克拉维酸钾主要的不良反应为胃肠道反应，可见恶心、呕吐、消化不良、腹泻、口炎、胃炎、结肠炎等。其次为过敏反应，多见皮疹、荨麻疹、瘙痒等，故使用前应做皮试。偶见血清氨基转移酶、胆红素升高表现的肝损伤及尿素氮（BUN）升高的肾功能损伤，血细胞异常，在用药期间应该定期复查肝肾功、血常规。长期大剂量使用可导致菌群失调，出现由念珠菌或者耐药菌引起的二重感染。

左氧氟沙星的不良反应有消化系统的食欲减退、恶心、呕吐、腹部不适、腹胀、腹泻等，也可见黄疸、肝功能异常。骨骼肌肉系统可有横纹肌溶解症，跟腱炎或跟腱断裂。用药期间可能出现血糖增高或降低，应定期监测血糖变化。皮肤可出现皮疹、瘙痒、偶有红斑，避免长时间暴露于阳光下，患者输注过程中注意避光。

用 药 指 导

（1）左氧氟沙星片：该药是抗菌药，用于成人上呼吸道和下呼吸道感染的治疗。每日 1 次，每次 0.4g，服用不受饮食的影响。常见不良反应为恶心、腹泻、眩晕、头痛、腹痛、呕吐，光敏性皮炎，并且避免长时间的暴露于阳光下。

（2）氨溴索片：该药主要是促进排痰，改善呼吸状况，建议饭后吞服，每日 3 次，每次 1 片。

（3）尽量在每日的同一时间内服药，未经医生同意不可自行减量、增量或停药。如果忘记服用一次，应记起时立即使用，若在服下一剂药前 4h 内记起，则不要再用，应重新按平常的规律用药，千万不要一次使用双倍的剂量。药物最好在室温 10～30℃保存，避光、防潮。

（4）出院后应注意休息、保暖、避免感染、加强锻炼、提高机体免疫力，并且按时服药，不适随诊。

思 考 题

1. 社区获得性肺炎的诊断依据是什么？

2. 评价初始抗感染方案的合理性。

3. 抗感染药物的调整是否合理?

第 2 节　支气管哮喘

支气管哮喘是由多种细胞和细胞组分参与的气道慢性炎症性疾病，这种慢性炎症与气道高反应性相关，通常出现广泛而多变的可逆性气流受限，导致反复发作的喘息、气促、胸闷和（或）咳嗽等症状，多在夜间和（或）清晨发作、加剧，多数患者可自行缓解或经治疗缓解。

病 例 介 绍

患者，男，48 岁。

主诉：反复发作呼吸困难、喘息 1 年，再发加重半月余。

现病史：患者于 1 年前因劳累受凉后突然出现呼吸困难、胸闷、喘息，呼吸困难、喘息以呼气时明显，伴咳嗽、咳痰，咳嗽呈阵发性，以夜间和清晨为甚，痰为少量白色黏痰。当接触冷空气或闻及刺激性气体时上述症状可反复发作，每次发作经抗感染、平喘治疗后上述症状可明显缓解。半月前患者再次出现咳嗽、呼吸困难、喘息，为阵发性干咳，无痰。至呼吸科门诊就诊，给予胸部 CT 提示"右肺上叶前段及下叶后基地段见钙化灶"，并予抗炎、止咳化痰、平喘治疗后，患者症状较前缓解，为进一步诊治，收住入院。病程中无盗汗、发热、胸痛、咯血、心悸、意识丧失、昏迷，无鼻塞、流脓涕、咽部异物感，无反酸、嗳气、打嗝、消化不良等症状。自起病以来精神、饮食、睡眠可，二便正常，体重无明显变化。

既往史：既往吸烟 20 年，每日 15 支，喝酒 30 年，每日 2 两（1 两=50g）。否认"高血压、糖尿病、心脏病史"；否认"肝炎、结核、伤寒"等传染病史；否认输血史；否认手术外伤史；预防接种史不详。

家族史：20 岁结婚，育有一子，配偶及儿子均体健康。否认家族性遗传病史。生活环境良好，工作环境一般，无传染病接触史，无化学药品接触史，无放射线接触史，无特殊病毒感染史，其他情况无特殊。

个人史：无特殊。

过敏史：自诉对"青霉素、头孢菌素、磺胺类药物"过敏。

【体格检查】　体温 36℃，呼吸 21 次/分，脉搏 90 次/分，血压（BP）：100/70mmHg。神清，查体合作，一般情况可，精神差，口唇及全身黏膜（吸氧下）无发绀，无呼吸急促，无鼻翼扇动，无三凹征，肺叩诊过清音，双肺呼吸音低，双下肺底闻及湿啰音，双肺可闻及哮鸣音。心界无扩大，心音有力、律齐、无杂音，腹平软，颈静脉无显露，肝颈静脉回流征（-），肝脾肋下未触及，双下肢不肿，余未见阳性体征。

【辅助检查】　①血气分析：pH 7.459、氧分压（PO_2）49mmHg、二氧化碳分压（PCO_2）33.6mmHg。②胸部 CT 右肺上叶前段及下叶后基地段见钙化灶。③血常规：白细胞 $11.02×10^9$/L，中性粒细胞百分比 73.2%。

【入院诊断】　①支气管哮喘急性发作期（中-重度）；②Ⅰ型呼吸衰竭。

治 疗 经 过

初始治疗方案见表 4-2。

表 4-2　支气管哮喘治疗方案

药物	剂量	溶媒	途径	频次
氨溴索注射液	90mg	0.9%氯化钠注射液 100ml	静脉滴注	qd
注射用左氧氟沙星	0.4g	5%葡萄糖注射液 250ml	静脉滴注	qd
红花黄色素注射液	0.1g	0.9%氯化钠注射液 250ml	静脉滴注	qd
注射用泮托拉唑	40mg	0.9%氯化钠注射液 20ml	静脉注射	qd
多索茶碱注射液	200mg	0.9%氯化钠注射液 100ml	静脉滴注	qd
注射用甲泼尼龙	40mg			qd
氯雷他定片	10mg	—	口服	qd
孟鲁司特钠片	10mg	—	口服	qd
布地奈德雾化液	2mg	0.9%氯化钠注射液 6ml	雾化吸入	bid
沙丁胺醇雾化液	0.6ml			
沙美特罗替卡松粉	50/250µg	—	吸入	bid

入院第 2 日：患者诉咳嗽、喘息较前减轻，诉咽痛。无胸痛、胸闷、心悸、咯血等。查看患者胸部 CT，患者胸部 CT 上有支气管扩张，诊断"支气管扩张"。治疗方案修改，加用：复方氯己定含漱液，漱口，20ml，tid；氯化钾缓释片，口服，1g，tid。

入院第 3 日：实验室检查 12 月 1 日血生化回报：[K⁺] 4.04mmol/L，尿酸 425µmol/L。治疗方案修改：停用甲泼尼龙针、泮托拉唑针、氯化钾缓释片。换用：泼尼松片，口服，20mg，qd，雷贝拉唑胶囊，口服，10mg，bid。

入院第 6 日：复查血常规回报：白细胞 12.77×10^9/L，红细胞 5.58×10^{12}/L，血红蛋白 167g/L，血小板 446×10^9/L。治疗方案修改：将泼尼松片调整为 10mg，qd，右美沙芬愈创甘油醚口服液，口服，10ml，tid。

入院第 9 日：患者病情明显好转，予今日出院，一月后复查血常规、腹部 B 超。出院医嘱：氨溴索片 30mg×21 片，1 片，tid；多索茶碱片，0.2g×20 片，2 片，bid；沙美特罗替卡松粉，50/250µg×60 吸，1 吸，bid；孟鲁司特片，10mg×7 片，1 片，qn。

治疗方案分析及药学监护

【治疗方案分析】

1. 激素与 β₂ 受体激动剂治疗　根据 2013 年支气管哮喘防治指南中指出糖皮质激素是最有效的控制气道炎症的药物。给药途径包括吸入、口服和静脉应用等。吸入局部抗炎作用强，通过吸气过程给药，药物直接作用于呼吸道，所需剂量较小，为首选途径。通过消化道和呼吸道进入血液药物的大部分被肝脏灭活，因此全身性不良反应较少。对于严重急性哮喘发作时，应经静脉及时给予琥珀酸氢化可的松（400～1000mg/d）或甲泼尼龙（80～160mg/d）。无激素依赖倾向者，可在短期（3～5 日）内停药；有激素依赖倾向者应延长给药时间，控制哮喘症状后改为口服给药，并逐步减少激素用量。

β₂ 受体激动剂通过对气道平滑肌和肥大细胞等细胞膜表面的 β₂ 受体的作用，舒张气道平滑肌、减少肥大细胞和嗜碱粒细胞脱颗粒和介质的释放、降低微血管的通透性、增加气道上皮纤毛的摆动等，缓解哮喘症状。联合吸入激素和 β₂受体激动剂治疗哮喘，这两者具有协同的抗炎和平喘作用，可获得相当于（或优于）应用加倍剂量吸入激素时的疗效，并可增加患者的依从性、减少较大剂量吸入激素引起的不良反应，尤其适合于中至重度持续哮喘患者的长期治疗。该患者入院时有呼吸困难、喘息，故给予静脉滴注甲泼尼龙，布地奈德、沙丁胺醇雾化吸入，沙丁胺醇作用时间短，同时又给予长效的沙美特罗替卡松粉吸入剂加强治疗。但是药师认为重复的使用激素及 β₂受体激动剂吸入剂可能会提高不良反应发生概率，应在急性发作期给予全身静脉使用糖皮质激素迅速控制患者症状，待病情好转后更换为吸入用药物，避免出现不良反应。

2. 白三烯调节剂　孟鲁司特钠为白三烯调节剂。白三烯调节剂是除吸入激素外，唯一可单独应用的长效控制药，可作为轻度哮喘的替代治疗药物和中重度哮喘的联合治疗用药。通过对气道平滑肌和其他细胞表面白三烯受体的拮抗抑制肥大细胞和嗜酸粒细胞释放出的半胱氨酰白三烯的致喘和致炎作用，产生轻度支气管舒张和减轻变应原、运动和二氧化硫（SO_2）诱发的支气管痉挛等作用，并具有一定程度的抗炎作用。

3. 茶碱　该患者有喘息，因此给予平喘药茶碱，其具有舒张支气管平滑肌作用，并具有强心、利尿、扩张冠状动脉、兴奋呼吸中枢和呼吸肌等作用。

4. 抗菌药物的使用　根据 2013 年支气管哮喘诊治指南，大多数哮喘急性发作并非由细菌感染引起，应严格控制抗菌药物的使用，除非有细菌感染的证据，或属于重度或危重哮喘急性发作。患者的白细胞升高也可能是由于长期使用糖皮质激素引起的血细胞异常，应再次复查及进行病原学检查明确是否的确有感染的存在。患者入院时查血常规，白细胞及中性粒细胞均高于正常值，故考虑存在感染的指征。另外患者既往对"青霉素、头孢菌素、磺胺类药物"过敏，故给予"左氧氟沙星，0.4g，qd"治疗。

【药学监护】

1. 疗效监护　患者入院时有明显的咳嗽、喘息症状，血常规白细胞、中性粒细胞均高于正常值，提示存在感染指征。给予药物治疗后，应注意监测患者的咳嗽、咳痰、喘息等症状是否有所好转，监测血常规及肝、肾功能的变化。

2. 不良反应监护　吸入激素在治疗中及时发现药物的不良反应并给予相应的处理是非常必要的。①需经常询问患者有无口腔干燥、味觉消失、黏膜灼痛，观察口腔黏膜有无充血糜烂，舌背乳突是否呈团块萎缩，嘱患者每次用药后要及时漱口，而且是仰头式的漱口，漱口时不要做吞咽的动作，将漱口水吐出（减少口腔和咽喉的药物沉积，减低声音嘶哑和口咽念珠菌感染等局部不良反应的发生率）。平时多饮水，进食高维生素、低刺激性、易消化的食物，保持口腔卫生。如出现口腔糜烂，可先消毒纱布患处清洗后，再予制霉菌素患处涂擦，防治口腔念珠菌感染，必要时请示医师行进一步处理。②注意患者声音的变化，嘱患者减少说话时间并请示医师调整用药，鼓励多饮水。

β₂受体激动剂应按需间歇使用，不宜长期、单一使用，也不宜过量应用，否则可引起心悸、骨骼肌震颤、低血钾、心律不齐等不良反应。

孟鲁司特的一般耐受性良好，不良反应较轻微，通常不需中止治疗。偶见与用药有关的腹痛和头痛。

使用茶碱类药物的个体差异较大，可能引起恶心、呕吐、上腹疼痛、头痛、失眠、易怒、心动过速、期前收缩、呼吸急促、高血糖、蛋白尿，如出现上述症状应暂停使用。

口服补钾会有胃肠道刺激症状如恶心、呕吐、咽部不适等，但可避免静脉给药对血管造成刺激所产生的不适，还应定期复查电解质，避免血钾过高引起的不良反应。

右美沙芬愈创甘油醚口服液服用期间可见头晕、头痛、嗜睡、易激动、嗳气、食欲缺乏、便秘、恶心、皮肤过敏等，停药后上述反应可自行消失。

用 药 指 导

（1）氨溴索片：该药主要是促进排痰，改善呼吸状况，建议饭后吞服，每日 3 次，每次 1 片。

（2）多索茶碱片：口服，通常成人每次 0.2～0.4g，每日 2 次，饭前或饭后 3h 服用。

（3）沙美特罗替卡松粉：该药吸入剂含有 $β_2$ 受体激动剂沙美特罗和吸入型糖皮质激素丙酸氟替卡松，用于治疗可逆性阻塞性气道疾，对哮喘患者改善预后，控制全身炎症，改善呼吸道、舒张支气管作用良好，应长期吸入，要注意的是每次使用后要漱口。正确使用沙美特罗替卡松粉吸入剂的方法主要如下所述。第一步：打开。欲打开准纳器用一手握住外壳，另一手的大拇指放在拇指柄上。向外推动拇指直至完全打开。第二步：推开。握住准纳器使得吸嘴对着自己。向外推滑动杆，直至发出咔哒声，表明准纳器已做好吸药的准备。每次当滑动杆向后滑动时，使一个剂量药物备好以供吸入。在剂量指示窗口有相应显示。不要随意拨动滑动杆以免造成药物的浪费。第三步：吸入。在准备吸入药物前，仔细阅读使用指南；握住准纳器并使之远离嘴。在保证平稳呼吸的前提下，尽量呼气。切记，不要将气呼入准纳器中；将吸嘴放入口中。由准纳器深深地平稳地吸入药物。切勿从鼻吸入；将准纳器从口中拿出；继续屏气约 10s，在没有不适的情况下尽量屏住呼吸；缓慢恢复呼气。第四步：关闭。将拇指放在拇指柄上，尽量快地向后拉。当关上准纳器时，发出咔哒声表明关闭。滑动杆自动返回原有位置，并复位。准纳器又可用于下一吸药物的使用。如果需要吸入 2 吸药物，必须关上准纳器后，重复步骤 1～4。

（4）孟鲁司特：口服一日 1 次，一次 1 片，建议在晚上睡前服用，本品可与食物同服或另服，在服用本品期间可能会出现皮疹、瘙痒、结节性红斑、嗜睡、眩晕、恶心、呕吐等不良反应情况，若有不适应停药随诊。

（5）尽量在每日的同一时间内服药，未经医生同意不可自行减量、增量或停药。如果忘记服用一次，应记起时立即使用，若在服下一剂药前 4h 内记起，则不要再用，应重新按平常的规律用药，千万不要一次使用双倍的剂量。药物最好在室温 10～30℃保存，避光、防潮。

（6）出院后应注意休息、保暖、避免感染、加强锻炼、提高机体免疫力，并且按时服药，不适随诊。

思 考 题

1. 支气管哮喘的诊断标准有哪些？
2. 结合患者情况评价支气管舒张剂使用的合理性。
3. 对患者进行吸入制剂的用药教育。

第 3 节　慢性阻塞性肺疾病

慢性阻塞性肺疾病（COPD）是呼吸科常见的疾病，为慢性阻塞性气道炎症性疾病，是基因和环境因素相互作用的结果。临床实践中，COPD 患者十分常见，需加深对 COPD 急性期治疗及稳定期的控制加强认识。

病 例 介 绍

患者，男，62 岁。

主诉：因反复咳嗽、咳痰、喘息 2 年余，再发加重 3 周入院。

现病史：患者于 2 年前因劳累受凉后出现咳嗽、咳痰伴有喘息，上述症状常于冬春季好发，每年发作持续约 3 个月。发作时咳嗽呈阵发性，尤以早上为甚，痰为白色泡沫痰。经自服抗生素（具体不详）后痰量明显减少，且咳嗽明显缓解。此后天气变化或劳累过度时上述症状反复发作，近 2 月出现渐进性呼吸困难，走平路即喘。3 周前上述症状再发，在外院曾予"头孢米诺 4g 每日一次、氨溴索针 120mg 每日一次、甲泼尼龙针 80mg 每日一次静脉滴注"治疗，症状好转不明显。为求进一步明确诊治，遂到呼吸科门诊就诊，门诊以"慢性支气管炎急性发作"收住，病程中无盗汗、发热、胸痛、咯血、夜间阵发性呼吸困难等症状，精神、饮食、睡眠差，二便正常，体重无明显变化。

既往史：患者既往吸烟史 40 余年，已戒烟一年。

家族史：无特殊。

个人史：无特殊。

过敏史：入院后头孢哌酮-他唑巴坦皮试呈阳性，余无特殊。

【体格检查】　体温 36.5℃，呼吸 20 次/分，脉搏 100 次/分，血压（BP）133/98mmHg。一般情况欠佳，精神差，口唇发绀，颈静脉无怒张，肺气肿征（+），双肺呼吸音弱，双肺未闻及啰音，未闻及哮鸣音。心界向左扩大，双下肢无水肿，余未见阳性体征。

【辅助检查】　①血气分析：pH 7.44、氧分压（PO_2）46mmHg、二氧化碳分压（PCO_2）37.3mmHg、碳酸氢根（HCO_3^-）25.7mmol/L。②血常规：白细胞（WBC）$15.39×10^9$/L，N（%）90.6%。③X 线胸片：双肺纹理增粗。胸部 CT：肺气肿、慢性支气管炎伴感染。

【入院诊断】　①慢性阻塞性肺疾病急性加重（AECOPD）；②I 型呼吸衰竭。

治 疗 经 过

初始治疗方案见表 4-3。

表 4-3　慢性阻塞性肺疾病治疗方案

药物	剂量	溶媒	途径	频次
氨溴索针	90mg	0.9%氯化钠注射液 100ml	静脉滴注	qd
多索茶碱针	0.2g	0.9%氯化钠注射液 100ml	静脉滴注	qd
甲泼尼龙针	40mg			
泮托拉唑	40mg	0.9%氯化钠注射液 20ml	静脉注射	bid
左氧氟沙星针	0.4g	0.9%氯化钠注射液 250ml	静脉滴注	qd
吸入用布地奈德	1mg	0.9%氯化钠注射液 3ml	雾化吸入	bid
沙丁胺醇雾化液	0.6ml			

入院第 2 日：患者喘息有所好转，咳黄色黏痰，痰量较前减少。肺功能：吸入支气管舒张剂后，第一秒用力呼气容积（FEV1）/用力肺活量（FVC）为 42%，FEV1%占预计值 24.4%，分级为慢性阻塞性肺疾病（COPD）Ⅳ级（极重度）。加用沙美特罗替卡松粉吸入剂 50/500μg 吸入，1 吸/次，q12h。

入院第 3 日：患者诉仍有咳嗽、咳痰，但较前有所好转，痰为白色泡沫痰，量少，无粉红色泡沫痰。仍有活动后气促，无明显胸闷、胸痛，余未诉特殊不适，维持原有治疗方案。

入院第 5 日：患者咳嗽、咳痰、喘息较前明显好转。血常规：白细胞（WBC）9.72×10^9/L，N（%）88.20%。血气分析：酸碱度（pH）7.382，氧气分压（PO$_2$）79.6mmHg，二氧化碳分压（PCO$_2$）56.1mmHg。肾功能提示血钾 2.8mmol/L，空腹血糖 6.72mmol/L，餐后 2h 血糖 8.55 mmol/L，略高于正常，考虑与使用激素有关。患者症状明显好转，予调整治疗方案如下加用氯化钾缓释片，口服，2g，tid；换用多索茶碱针为多索茶碱片，口服，0.2g，bid；甲泼尼龙针为泼尼松片，口服，20mg，qm。

入院第 7 日：患者偶有咳嗽、咳少量白痰，偶闻及呼气相哮鸣音。考虑患者喘憋好转，将激素减量为口服泼尼松 10mg，qd，停用左氧氟沙星注射液。

入院第 10 日：患者病情好转出院。出院医嘱：孟鲁司特片 10mg，口服，qn；氨溴索片 30mg，口服，tid；多索茶碱片 0.2g，口服，q12h；沙美特罗替卡松粉吸入剂 50/500μg 吸入，1 吸/次，bid。

治疗方案分析及药学监护

【治疗方案分析】

1. 抗菌药物 患者入院时有咳嗽、咳痰、喘息症状，慢性阻塞性肺疾病（COPD）急性加重期多由细菌感染引起，故抗菌药物治疗在 AECOPD 治疗中具有重要地位。通常慢性阻塞性肺疾病（COPD）患者急性加重时，主要致病菌多为肺炎链球菌、流感嗜血杆菌及卡他莫拉菌。抗菌药物常选青霉素+β内酰胺酶抑制剂，大环内酯类、第一代或第二代头孢菌素、多西环素、左氧氟沙星等。该患者在院外已使用头孢霉素类抗菌药物治疗，入院后头孢哌酮-他唑巴坦皮试呈阳性，故给予左氧氟沙星针 0.4g，静脉滴注，qd。左氧氟沙星为喹诺酮类药物，其通过作用于细菌 DNA 旋转酶的 A 亚单位，抑制细菌 DNA 合成及复制而杀菌，对葡萄球菌、肺炎链球菌、化脓性和溶血性链球菌、大肠埃希菌、厌氧菌等革兰阳性菌和革兰阴性菌致病菌表现出强抗菌活性。患者入院时有咳嗽、咳痰、喘息等症状，故使用左氧氟沙星经验性的治疗，AECOPD 抗菌药物推荐治疗疗程为 5～7 日，患者症状及血常规较前好转，7 日后停用左氧氟沙星，抗菌药物选用恰当，疗程合理。

2. 支气管舒张药物 此类药物共有 3 类：β$_2$ 受体激动剂、抗 M 胆碱药物、茶碱类药物。2014 年慢性阻塞性肺疾病（COPD）诊治指南中提到短效β$_2$ 受体激动剂比较适合用于慢性阻塞性肺疾病（COPD）急性加重期的治疗。对于较为严重的慢性阻塞性肺疾病（COPD）加重者，可考虑静脉滴注茶碱类药物。还给予患者选择性短效β$_2$ 受体激动剂雾化吸入，雾化吸入后形成直径 2～4μm 的气溶胶颗粒，可达下呼吸道，药物迅速弥散，直接作用于支气管平滑肌，使平滑肌舒张，产生强大的支气管扩张作用，有效缓解哮喘症状，同时还可以促进纤毛摆动，增加纤毛清除功能，降低血管通透性，抑制过敏介质释放。但β$_2$ 受体激动剂无抗炎作用，在治疗中加入布地奈德联合雾化吸入，可起到很好的抗炎作用。选用多索茶碱对呼吸系统选择作用强，可有效舒张支气管平滑肌，与肺外系统的腺苷受体亲和力低，与氨茶碱相比不良反应小。

3. 糖皮质激素　2014 年慢性阻塞性肺疾病（COPD）诊治指南中指出 COPD 加重期住院患者宜在应用支气管舒张剂基础上，口服或静脉滴注糖皮质激素，激素的剂量要权衡疗效及安全性，建议口服泼尼松 30～40mg/d，连续 7～10 日后逐渐减量停药。也可以静脉给予甲泼尼龙 40mg，每日 1 次，3～5 日后改为口服。延长给药时间不能增加疗效，反而会使不良反应增加。该患者给予甲泼尼龙针 40mg，静脉滴注，qd。静脉用药 5 日后改为口服，全身使用共 10 日。同时给予沙美特罗替卡松粉吸入剂，此药含有β_2受体激动剂沙美特罗和吸入型糖皮质激素丙酸氟替卡松，以联合用药形式（支气管扩张剂和吸入皮质激素），抑制气道的炎症反应，减少腺体的分泌，降低气道高反应性，对受损的气道有修复作用，用于病情缓解后及稳定期的治疗。

4. 排痰药　慢性阻塞性肺疾病（COPD）气道内可产生大量黏液分泌物，可促使继发感染，并影响气道通畅，应用祛痰药有利于气道引流通畅，改善通气。氨溴索为溴己新在体内的代谢物，具有黏痰排出及溶解分泌物的特性，它能促进呼吸道内黏稠分泌物的排出及减少黏液的滞留，因而显著促进排痰，改善呼吸状况。近年来对该药的药理作用有进一步研究发现，大剂量的氨溴索（20mg/kg）还有促进表面活性物质合成、抗氧化损伤和抗炎症反应等多方面的作用，对患者加强痰液的排出，有利于控制感染，但大剂量氨溴索用于临床还需要更好、更全面的药物临床试验支持，且同时不能忽略其用药安全性。

【药学监护】

1. 对使用糖皮质激素的药学监护　针对患者使用糖皮质激素，为预防消化道出血，给予质子泵抑制剂泮托拉唑针 40mg，静脉注射，bid。患者入院后第 3 日监测血糖稍高，考虑既往无糖尿病病史，此次血糖升高与全身使用糖皮质激素有关。糖皮质激素是作用较强的升糖激素之一，对血糖的影响与其起效及作用高峰相关。多次使用大剂量糖皮质激素会对患者糖耐量造成影响，成为糖尿病的高危人群，告知患者应定期监测血糖。患者入院时血压 168/78mmHg，而患者既往无高血压病史，血压升高一方面与疾病急性期有关；另一方面与使用糖皮质激素有关。继续监测血压，次日患者血压降至正常，考虑血压升高为疾病急性期所致。住院期间药师监测患者血压、血钙、血钾未见异常，并嘱患者出院后复查。

2. 抗菌药物的药学监护　左氧氟沙星的不良反应有消化系统的食欲减退、恶心、呕吐、腹部不适、腹胀、腹泻等，也可见黄疸、肝功能异常。骨骼肌肉系统可有横纹肌溶解症、跟腱炎或跟腱断裂。用药期间可能出现血糖增高或降低，通常发生于使用口服降糖药或胰岛素的糖尿病患者。该患者同时在使用糖皮质激素更容易发生血糖的异常，应注意监测血糖。还可出现皮疹、瘙痒、偶有红斑，患者入院时头孢哌酮-他唑巴坦皮试为阳性，虽两药无交叉过敏，但患者可能属于高敏体质，更应注意是否有过敏反应，同时嘱患者用药期间避免长时间暴露于阳光下。

3. 其他药物药学监护　茶碱类药物不良反应个体差异较大，可能引起恶心、呕吐、上腹疼痛、头痛、失眠、易怒、心动过速、期前收缩、呼吸急促、高血糖、蛋白尿，如出现中毒症状应暂停使用。服药期间应注意监测患者的心率变化，有条件可以进行血药浓度监测。

用 药 指 导

（1）孟鲁司特钠片：每日1次，每次1片，睡前服用。

（2）盐酸氨溴索片：每日3次，每次1片，该药主要是促进排痰，改善呼吸状况，建议饭后吞服，出院后可继续服用，若无咳痰症状可停止使用。

（3）多索茶碱片：每日2次，每次1片。饭前或饭后3h服用，服药期间不要同时饮用含咖啡因的饮料或食品。

（4）沙美特罗替卡松粉：每日2次，每次1吸。该药吸入剂含β_2受体激动剂沙美特罗和吸入型糖皮质激素丙酸氟替卡松，用于治疗可逆性阻塞性气道疾，对慢性阻塞性肺疾病（COPD）中度及以上患者改善预后，控制全身炎症，改善呼吸道、舒张支气管作用良好，应长期吸入，注意每次使用后要漱口。

（5）尽量在每日的同一时间内服药，未经医生同意不可自行减量、增量或停药。如果忘记服用一次，应记起时立即使用，若在服下一剂药前4h内记起，则不要再用，应重新按平常的规律用药，千万不要一次使用双倍的计量。药物最好在室温10~30℃保存，避光、防潮。

（6）出院后应加强氧疗，注意休息、保暖、避免感染、加强锻炼、提高机体免疫力，并且按时服药，不适随诊。

思 考 题

1. 慢性阻塞性肺疾病的诊断标准及分级标准是什么？
2. 结合患者对抗感染药物的合理性进行评价。
3. 对患者进行出院后的健康教育。

参 考 文 献

国家药典委员会. 2010. 中华人民共和国药典2010年版二部[M]. 北京：中国医药科技出版社，附录551.

辛晓峰. 2011. 支气管哮喘合并慢性阻塞性肺疾病的研究进展[J]. 中华结核和呼吸杂志，34（2）：137.

中华医学会呼吸病学分会. 2013. 慢性阻塞性肺疾病诊治指南.（2013年修订版）中华结核和呼吸杂志，4：255-266.

中华医学会呼吸病学分会. 2013. 社区获得性肺炎诊断和治疗指南[J]，中国实用乡村医生杂志，20（2）：11-15.

中华医学会呼吸病学分会. 2013. 中国支气管哮喘防治指南. 中华结核和呼吸杂志，5：331-335.

第5章　消化系统疾病的药物治疗

1. 掌握胃食管反流病、消化性溃疡、急性胰腺炎、肝硬化的治疗原则、常用的治疗药物及药学监护要点。

2. 掌握临床常用各类抑酸药物的特点及在消化系统酸相关性疾病中的应用。

3. 掌握根除幽门螺杆菌的适应证、药物治疗方案及用药监护要点。

4. 熟悉肝功能 Child-Pugh 分级标准，熟悉肝硬化常见并发症及治疗。

5. 了解 BISAP、Ranson's、APACHE Ⅱ 和 CTSI 评分系统在急性胰腺炎评估中运用。

第1节　胃食管反流病

胃食管反流病（gastroesophageal reflux disease，GERD）是指胃十二指肠内容物反流入食管而引起的不适症状和（或）并发症的一种疾病。反流物包括胃酸、胃蛋白酶及来自十二指肠的胆汁和胰液等。其中胃酸反流为引起症状和并发症的主要因素。胃食管反流病是临床常见的一种慢性疾病，可显著影响患者的生活质量，以其发病率高、复发率高的特点而被重视。

胃食管反流病临床表现多样，轻重不一，根据部位可以分为食管症状与食管外症状，食管症状中以胃灼热感和反流为最常见典型症状，而不典型症状如胸痛胸闷甚至刺痛感，可放射到胸部、后背，经常与心绞痛难以鉴别。类似患者可以采用质子泵抑制剂（PPI）试验进行诊断性治疗，服用抑酸剂后如症状改善明显，则考虑诊断为酸相关胃食管反流病（GERD）。食管外症状主要包括咳嗽、咽喉症状、哮喘和牙蚀症等。治疗胃食管反流病的目的是缓解症状、愈合食管炎、预防复发和防止并发症，提高生活质量，其治疗可分为非药物治疗和药物治疗。非药物治疗首先可以改变生活方式与饮食习惯来缓解症状及减少发作；其次，内镜和手术治疗适用于较严重的其他治疗途径无法缓解的患者。目前胃食管反流病的治疗药物主要包括抑酸药、促动力药、黏膜保护剂等。

病 例 介 绍

患者，女，78岁，身高155cm，体重59kg。

主诉：上腹部不适半年余，胸痛烧心加重1周。

现病史：患者诉于半年前无明显诱因下感上腹部不适，无胸闷胸痛，呈规律发作，一日发作两次，晨起4：00～5：00及下午4：00～5：00发作，每次发作持续时间约2h，进食稍有改善，一直未予特殊治疗。近一周来频繁出现胸痛及烧心症状，夜间明显。为行进一步治疗入院。在心内科完善相关检查并对症处理后症状无明显改善，考虑胃食管反流病可能，转入消化科治疗。患者病程中精神、饮食、睡眠欠佳，大便正常，小便约1000ml/d。

既往史：1年前诊断高血压、冠状动脉粥样硬化性心脏病，平时服用厄贝沙坦片150mg qd，单硝酸异山梨酯缓释片60mg qd，阿托伐他汀钙片10mg qd。

家族史：父母已故，其余无特殊。

个人史：生于云南，否认长期外地居住史，否认疫区居留史，否认特殊化学品及放射线接触史。

过敏史：否认食物药物过敏史。

【体格检查】 血压（BP）148/90mmHg。神清，精神可，颈软，颈静脉无充盈，全身皮肤黏膜无黄染及出血点，浅表淋巴结未及肿大。头颅大小正常，瞳孔等大等圆，对光反射灵敏，甲状腺无肿大。双肺呼吸音稍粗，双下肺可闻及少许湿性啰音；心率：79 次/分，律齐，心尖部可闻及 2/6SM。腹软，肝脾肋下未及，剑突下压痛（±），无反跳痛。双下肢不肿。

【辅助检查】 2015.04.20 心脏彩超示：室间隔增厚，主动脉瓣钙化，左心室顺应性下降。2015.04.23 上消化道钡餐示：未见明显器质性病变，会厌功能紊乱。

【入院诊断】 ①胸痛待查；②原发性高血压 2 级；③冠状动脉粥样硬化性心脏病。

治 疗 经 过

患者入院后经心内科对症诊治，上腹部不适症状未缓解，考虑胃食管反流病，收住消化科，给予奥美拉唑抑酸治疗，第 2 日症状改善明显，考虑胃食管反流病可能性大，患者自诉既往夜间胸闷胸痛等上腹部症状较为明显，给予加用铝碳酸镁睡前一次，患者治疗第 3 日，诉症状好转明显，但夜间存在口苦口干，焦虑难以入睡，考虑精神症状与睡眠质量对胃食管反流病的影响，给予加用唑吡坦夜间服用，患者治疗第 5 日，自诉症状全面缓解，根据心内科意见，患者治疗冠心病药物单硝酸异山梨酯、阿托伐他汀钙继续服用，注意监测患者血压等体征变化，患者治疗第 7 日，一般情况可，给予办理出院。出院带药：奥美拉唑钠肠溶片 20mg qd；铝碳酸镁片 1g bid；唑吡坦片 10mg qn（表 5-1）。

表 5-1 患者入院期间治疗药物

药物	剂量	途径	频次
奥美拉唑钠肠溶片	20mg	口服	bid
铝碳酸镁片	1g	口服	bid
唑吡坦片	10mg	口服	qn
厄贝沙坦片	150mg	口服	qd
单硝酸异山梨酯缓释片	60mg	口服	qd
阿托伐他汀钙片	10mg	口服	qn

【出院诊断】 ①反流性食管炎；②原发性高血压 2 级；③冠状动脉粥样硬化性心脏病。

治疗方案分析及药学监护

【治疗方案分析】

1. 抑酸治疗 抑酸是治疗胃食管反流病（GERD）最主要的措施，酸碱度（pH）升高减少了酸对食管黏膜的刺激，可减轻或消除症状，有利于受损组织愈合。且抑制酸分泌可减少胃内容物量，从而减少反流量。目前临床常用的抑酸药包括 H_2 受体拮抗剂与质子泵抑制剂（PPI）两类药物。H_2 受体拮抗剂可高度选择性地与组胺 H_2 受体结合，竞争性地拮

抗组胺与 H_2 受体结合后引起的胃酸分泌，产生抑酸作用。对空腹及夜间胃酸分泌抑制明显，但对于餐后酸分泌抑制作用较弱，并有快速耐药反应，因此仅适用于轻症的治疗。质子泵抑制剂（PPI）可抑制壁细胞泌酸的最后环节，持久的抑制胃酸分泌，抑酸强度远高于 H_2 受体拮抗剂，是胃食管反流病（GERD）的首选药物。质子泵抑制剂（PPI）在食管炎愈合率、愈合速度和反流症状缓解率方面均优于 H_2 受体拮抗剂。70%～80%的反流性食管炎患者和 60%的非糜烂性反流病患者经过 8 周质子泵抑制剂（PPI）治疗后可获得完全缓解。对于单剂量质子泵抑制剂（PPI）治疗未完全缓解的患者，可改用双倍剂量，或尝试换用另一种质子泵抑制剂（PPI），均可改善症状。在使用双倍剂量质子泵抑制剂（PPI）时，应分两次分别在早餐前和晚餐前服用，与单次给药相比能够更好地控制胃内酸碱度（pH）。国内共识意见将双倍剂量质子泵抑制剂（PPI）治疗 8～12 周后烧心和（或）反流症状无明显改善的胃食管反流病（GERD）定义为于难治性胃食管反流病（GERD），对于质子泵抑制剂（PPI）治疗失败的患者可在权衡利弊后行外科手术治疗。本例患者胸痛烧心症状在服用质子泵抑制剂（PPI）后改善明显，抑酸治疗有效。

2. 黏膜保护剂　铝碳酸镁片经咀嚼后进入食管和胃部，与胃酸直接作用，并可选择性吸附胆汁酸，同时在黏膜表明形成一层牢固的保护膜，增强食管和胃黏膜屏障的作用，同时铝碳酸镁为一类弱碱药物，口服能在短时间内中和胃酸。该患者夜间及下午有两次症状发作，分别于下午症状发作前及睡前口服一次以减轻刺激症状。

3. 睡眠障碍治疗　胃食管反流病（GERD）患者往往存在一些肠道外表现如咳嗽、咽炎、焦虑失眠等。当针对胃食管反流病（GERD）进行治疗后，这些症状一般会得到缓解，但部分患者的焦虑失眠等症状可能会持续下去，而且焦虑失眠本身也会加重胃食管反流的症状，因此，在治疗胃食管反流病（GERD）的同时，对于具有焦虑失眠等精神症状患者可以临时加用镇静催眠药进行对症治疗，症状缓解后可停用。

4. 维持治疗　即使是完全治愈的患者仍然有很大比例在治疗后的 6～12 个月复发。因此，对于停药后症状反复发生或食管炎反复出现的患者维持治疗是必要的。根据指南推荐，维持治疗有三种方案：①原始剂量维持或剂量减半维持；②间歇治疗，根据质子泵抑制剂（PPI）药动学隔日给药；③按需治疗，由患者自行调控，当症状出现时服药，症状控制后停药。维持治疗期间需关注长期服用质子泵抑制剂（PPI）制剂可能产生的不良反应。

【药学监护】

1. 疗效监护

（1）观察患者用药期间胸痛烧心症状、饮食睡眠改善情况。

（2）该患者既往有冠心病史服用硝酸酯类药物，这些药物均可以导致食管下括约肌（LES）压力的下降，可能会加重某些患者的反流症状。患者目前为控制冠心病服用单硝酸异山梨酯缓释片，若患者经治疗后症状控制不佳，需考虑更换其他冠心病治疗药物。

2. 不良反应监护

（1）奥美拉唑胃肠道反应较为多见，可表现为腹泻、恶心、呕吐、便秘及腹胀，一般较轻微，若患者难以耐受则应予以停药，更换其他抑酸药物；对奥美拉唑及其他苯并咪唑类化合物过敏者在服用该药后可引起皮疹、瘙痒等过敏症状，还可表现为血管性神经水肿。患者在用药初期应注意观察是否出现上述症状。

（2）铝碳酸镁偶见便秘，口干和食欲缺乏，一般较轻。

（3）对唑吡坦过敏者可发生过敏性休克及血管性水肿等严重不良反应，患者既往未服用过该药，故首次服药时需严密监护，用药期间注意监护胃肠道及神经系统常见不良反应。

用 药 指 导

（1）患者出院后需继续服用奥美拉唑钠肠溶片 20mg qd 维持缓解，交代患者每日清晨空腹服药一次，应整片吞服，不可咀嚼或压碎，如吞咽困难可将药片溶解于水中服用。长期服用质子泵抑制剂（PPI）可影响维生素 C、维生素 B_{12}、非血红素铁、钙、镁的吸收，可通过调整饮食结构补充维生素和微量元素。

（2）告知患者除药物治疗外还需注意调节生活及饮食，夜间反流可抬高床头 15～30cm，睡前 3h 不再进食，戒除烟酒，避免使用降低食管下括约肌（LES）压力的食物和药物（巧克力、高脂肪、咖啡、硝酸甘油、钙拮抗剂、茶碱及多巴胺）。

思 考 题

1. 胃食管反流病治疗措施包括哪些？
2. 比较临床常用质子泵抑制剂作用强度、代谢方式、不良反应的区别。
3. 长期服用质子泵抑制剂有哪些潜在风险？
4. 对于伴随"夜间酸突破"的胃食管反流病患者可采取何种治疗措施？

第 2 节　消化性溃疡

消化性溃疡（peptic ulcer）是主要发生在胃和十二指肠球部的慢性疾病，由于溃疡的形成与胃酸及胃蛋白酶的消化作用有关，故称为消化性溃疡。消化性溃疡的病因较为复杂，目前认为，幽门螺杆菌（Hp）感染、胃酸分泌过多和服用非甾体抗炎药（NSAIDs）是导致消化性溃疡的主要病因。其他消化性溃疡发生有关的因素还包括遗传、精神、饮食、吸烟等。由于一种或多种因素的作用使胃、十二指肠局部黏膜损害因素和黏膜保护因素之间失去平衡，继而发生溃疡。消化性溃疡是一个慢性过程，发作具有反复性，其缓解期与发作期交替，上腹痛是消化性溃疡的主要症状，其疼痛性质、部位、疼痛时间、持续时间等依溃疡部位的不同而有其特殊性。如不进行治疗，可伴发消化道出血、穿孔、幽门梗阻、癌变等严重并发症。消化性溃疡一般采取综合性治疗措施，以缓解临床症状、促进溃疡愈合、防止溃疡复发、减少并发症为治疗目的。

病 例 介 绍

患者，男，44 岁，体重 65kg。

主诉：反复腹痛 2 月余，黑便 4 日。

现病史：患者 2 月前无明显诱因下反复出现上腹部疼痛，呈隐隐作痛，多于饭后出现，自行服用"中药"（具体不详）治疗后缓解，5 日前饭后出现上腹疼痛，呈隐隐作痛，未在意，当时无恶心、呕吐，无嗳气，反酸，无黑便，4 日前解两次黑便，呈糊状，量多，出现心慌胸闷，出冷汗，为求诊治到我院消化科就诊，门诊查血常规示血红蛋白 84g/L，考虑上消化道出血收住入院。患者病程中神志清楚，精神较差，近 2 日大便未解，小便正常，睡眠饮食差，近期体重减轻 5kg。

既往史：身体状况一般，1 年前发现脑梗死，伴左侧肢体肌力减退。口服阿司匹林 100mg

qd 抗血小板凝聚，服用 2 个月后停药。近一周因腹胀不适服用伊托必利 50mg tid。

家族史：否认家族遗传病史。

个人史：生于云南，否认长期外地居住史，否认疫区居留史，否认特殊化学品及放射线接触史。

过敏史：否认食物药物过敏史。

【体格检查】 体温 36.8℃，脉搏 106 次/分，血压（BP）108/66mmHg，呼吸 22 次/分。神清，精神可，轻度贫血貌，步入病房，对答切题，查体合作，伸舌左偏，全身皮肤黏膜无黄染及出血点，全身浅表淋巴结未及肿大，双肺呼吸音清，未及干湿性啰音，心率快，108 次/分，心尖区可闻及二级收缩期杂音，腹软，稍膨隆，肝脾肋下未及，腹无压痛、反跳痛，移动性浊音（−），双下肢无水肿。左上肢肌力 4 级，左下肢肌力 3 级，左侧巴氏征（＋），右侧上下肢肌力正常，右侧巴氏征（−）。

【辅助检查】 血常规：血红蛋白 84g/L；

【入院诊断】 ①上消化道出血；②脑梗死后遗症。

治 疗 经 过

患者入院后完善相关检查，结合患者病史、临床表现及胃镜检查，诊断为十二指肠球部溃疡伴出血（幽门螺杆菌 Hp 阳性），慢性浅表性胃炎（活动期）伴糜烂。给予奥美拉唑钠静脉滴注及补液支持治疗后患者大便转黄，无腹痛等不适主诉，生命体征平稳，将静脉滴注奥美拉唑钠转为口服埃索美拉唑镁肠溶片序贯治疗。出院前给予埃索美拉唑+阿莫西林+克拉霉+胶体果胶铋四联疗法进行幽门螺杆菌（Hp）根除，期间未出现不适。出院后继续口服药物根除幽门螺杆菌（Hp）治疗（表 5-2）。

表 5-2 患者入院期间治疗药物

药物	剂量	途径	溶媒	频次	备注
注射用奥美拉唑钠	40mg	静脉滴注	0.9%NS 100ml	bid	
乳酸林格注射液	500ml	静脉滴注	—	qd	
10%氯化钾注射液	15ml	静脉滴注	5%GS 500ml	qd	
磷酸铝凝胶	20g	口服	—	tid	
埃索美拉唑镁肠溶片	20mg	口服		bid	序贯治疗
胶体果胶铋胶囊	0.2g	口服		bid	
克拉霉素片	0.5g	口服		bid	
阿莫西林胶囊	1g	口服		bid	

【出院诊断】 ①十二指肠球部溃疡伴出血（Hp 阳性）；②慢性浅表性胃炎（活动期伴糜烂）；③脑梗死后遗症。

治疗方案分析及药学监护

【治疗方案分析】

1. 抑酸 是缓解消化性溃疡病症状、愈合溃疡的主要措施。胃内酸度降低与溃疡愈合有直接关系，如果使胃内酸碱度（pH）升高≥3，每日维持 18～20h，则溃疡一般可在 4 周内愈合。抑制胃酸的药物主要包括 H_2 受体拮抗剂和质子泵抑制剂，质子泵抑制剂（PPI）

为首选药。质子泵抑制剂（PPI）作用于壁细胞胃酸分泌终末步骤中的关键酶 H^+-K^+ATP 酶，使其不可逆失活，与 H_2 受体拮抗剂相比抑酸作用更强更持久。患者既往有持续服用阿司匹林用药史，为消化性溃疡的致病因素，且近期出现腹痛、黑便、贫血等临床表现，因而有应用质子泵抑制剂（PPI）的指征。采用奥美拉唑 40mg ivgtt bid，可使胃内酸碱度（pH）迅速上升 6.0 以上并全天维持，为血小板聚集及血浆凝血功能所诱导的止血作用提供合适的酸碱度（pH）环境，降低溃疡出血风险，促进溃疡面愈合。病情稳定后患者无口服给药禁忌，将奥美拉唑钠静脉滴注转为埃索美拉唑镁肠溶片口服继续治疗，直到溃疡完全愈合。

2. 抗酸保护黏膜　采用磷酸铝凝胶中和缓冲胃酸，使胃内酸碱度（pH）升高，从而缓解胃酸过多的症状。同时凝胶剂的磷酸铝能在溃疡表面形成胶体保护性薄膜，能隔离并保护损伤组织不受胃酸的进一步侵蚀。

3. 补液、营养支持　患者消化道出血后会引起血容量不足和营养不良，入院后又禁水禁食，故需补充能量、体液、电解质、维生素等支持。待病情稳定后予无渣流食并逐渐过渡到半流质软食。对于消化性溃疡一般出血不提倡严格禁食。

4. 根除幽门螺杆菌（Hp）　Hp 是定值于胃黏膜上皮表面的一种微需氧革兰阴性菌，感染 Hp 后，机体难以自身清除，往往造成终生感染。Hp 通过其独特的螺旋形带鞭毛的形态结构，以及产生的适应性酶和蛋白，可以在胃腔酸性环境定值和生存，定值后可产生多种毒素和有毒性作用的酶破坏胃、十二指肠黏膜屏障，它的存在还使机体产生炎症和免疫反应，进一步损伤黏膜屏障，最终导致一系列疾病的形成。Hp 感染是消化性溃疡的主要原因，特别在十二指肠溃疡患者中感染率为 90% 以上。根除 Hp 治疗，不但可促进溃疡愈合，而且可显著降低消化性溃疡的复发率。《第四次全国幽门螺杆菌感染处理共识报告》幽门螺杆菌根除治疗适应证中，强烈推荐消化性溃疡、胃 MALT 淋巴瘤人群根除 Hp。该患者胃镜提示十二指肠球部多发性溃疡，因此需要进行根除治疗。由于 Hp 的耐药性逐年增强，国内较为推荐的治疗方法是以铋剂为基础的四联疗法，质子泵抑制剂（PPI）+铋剂+2 种抗菌药物（通常为克拉霉素+阿莫西林），可以提高 Hp 的根除率，避免继发耐药，所以推荐此为一线治疗方案。质子泵抑制剂（PPI）本身有一定抑制 Hp 的作用，在根除 Hp 的治疗方案中主要与抗菌药物合用，以产生协同作用，提高清除率，其作用机制如下所示。①提高胃内酸碱度（pH），增强抗菌药物的抗菌活性；②胃内酸碱度（pH）提高后可影响 Hp 的定植。阿莫西林为 β-内酰胺类抗菌药物，是杀菌性抗生素，在酸性环境中较稳定，但抗菌活性明显降低，当胃内酸碱度（pH）升至 7.0 时杀菌活性明显增强，Hp 对阿莫西林的耐药比较少见。克拉霉素为大环内酯类抗菌药物，在胃酸中较稳定，但抗菌活性也会降低，根除治疗方案中加入克拉霉素者可使根除率提高 10% 以上。目前 Hp 对克拉霉素的原发性耐药约 10%，继发耐药约 40%。铋剂在保护胃黏膜的同时有明显抑制 Hp 的作用，且不受胃内酸碱度（pH）的影响，不产生耐药性，不抑制正常肠道菌群，与抗菌药物联用可提高抗 Hp 感染的疗效。

【药学监护】

1. 疗效监护　治疗期间观察患者腹痛、黑便情况，关注血电解质变化，贫血纠正情况。

2. 不良反应监护

（1）质子泵抑制剂（PPI）短期使用耐受性良好，用药期间注意监护过敏反应、胃肠道及神经系统等不良反应。

（2）阿莫西林可导致过敏反应，用药前仔细询问患者，有无青霉素、头孢菌素过敏史。首次服药后注意观察。

（3）服用克拉霉素期间可出现胃肠不适及味觉异常，应餐后服用，用药期间注意监测肝功能变化。

（4）服用胶体果胶铋胶囊可使大便发黑干扰诊断，用药期间应结合血常规、血压指标及患者临床表现进行监护，区分黑便是再出血还是药物原因所致。

用 药 指 导

（1）抗幽门螺杆菌（Hp）治疗的疗程一般为 7～14 日，目前国内多推荐 10 日。患者住院期间已进行 3 日的治疗，故出院后应继续口服埃索美拉唑镁肠溶片+阿莫西林胶囊+克拉霉素片+胶体果胶铋胶囊治疗一周。其中埃索美拉唑镁肠溶片在根除幽门螺杆菌（Hp）治疗结束后仍需服用 2 周，以促进溃疡的快速愈合及预防复发。

（2）告知患者埃索美拉唑镁肠溶片、胶体果胶铋胶囊应于早晚餐前整片吞服，且埃索美拉唑镁肠溶片应在服用胶体果胶铋前半小时或服用后 1h 服用。阿莫西林胶囊、克拉霉素片则应于早晚餐后服用。

（3）服用胶体果胶铋后粪便可呈无光泽的黑褐色，但无其他不适，当属正常反应，停药后 1～2 日内粪便色泽转为正常。若出现不成形黑便及头晕心慌的表现，及时就医。

（4）饮酒可加重克拉霉素肝脏损害作用，服药期间避免饮酒。

（5）用药期间，如有忘服，应尽快补服。如果已接近下一次服用时间，则不要再服用漏服剂量，下次只需继续按正常规律服药。不能随意停药、换药，以免根除治疗失败。

（6）停药后一个月到医院复查 ^{13}C 呼气试验了解幽门螺杆菌（Hp）根除情况。

思 考 题

1. 急性非静脉曲张性上消化道出血的病因有哪些？

2. 对于急性大量出血者应如何进行液体复苏？

3. 某患者 16 周岁，既往对青霉素过敏，胃溃疡伴幽门螺杆菌（Hp）（+），应如何选择抗幽门螺杆菌治疗方案？

第 3 节　急性胰腺炎

急性胰腺炎（acute pancreatitis，AP）是指多种病因引起的胰酶激活，继以胰腺局部炎症反应为主要特征，病情较重者可发生全身炎症反应综合征（systemic inflammatory response syndrome，SIRS），并可伴有器官功能障碍的疾病。按照病理分型可分为间质水肿型胰腺炎和坏死性胰腺炎；按严重程度可分为轻症急性胰腺炎（mild acute pancreatitis，MAP）、中重症急性胰腺炎（moderately severe acute pancreatitis，MSAP）及重症急性胰腺炎（severe acute pancreatitis，SAP）。AP 的治疗可分为一般治疗和药物治疗，一般治疗包括禁食、胃肠减压；药物治疗包括解痉、镇痛、抑制胰酶活性及分泌治疗等。

病 例 介 绍

患者，女，45 岁，体重 61kg。

主诉：腹痛，呕吐一周。

现病史：患者一周前进食面条及鸡蛋后腹痛难忍伴有呕吐，呕吐物开始为胃内容物，量较多，之后呕出胆汁样液体，腹痛呈持续性且阵发性加剧且伴有呼吸不畅。后进入当地卫生所进行"抗感染治疗"，具体用药不详。但患者腹痛一直无缓解，感觉呼吸困难，且腹胀明显，现为求进一步诊治转入我院消化科。病程中患者一般情况较差，有发热，无咳嗽咳痰，无腹泻呕吐，不能进食，二便正常，体重较前有所下降，饮食睡眠不佳。

既往史：既往体健，否认"高血压、糖尿病、心脏病史"；否认"肝炎、结核、伤寒"等传染病史；否认输血史；否认手术外伤史；预防接种史不详。

家族史：否认家族遗传病史。

个人史：生于云南，否认长期外地居住史，否认疫区居留史，否认吸烟及饮酒史，否认特殊化学品及放射线接触史。

过敏史：否认食物及药物过敏史。

【入院查体】　神志较差，精神不佳，呼吸深快，锁骨上淋巴结未及肿大，全身皮肤巩膜未见明显黄染。心肺听诊阴性，呼吸音较粗。全腹膨隆，上腹部有压痛无明显反跳痛，肝脾肋下未及，未见肠型和胃肠蠕动波，Murphy征阴性，移动性浊音阴性，双下肢不水肿。

【辅助检查】　血清淀粉酶 882U/L；血清脂肪酶 181U/L。血常规：白细胞（WBC）22.4×10^9/L，中性粒细胞百分比 90%。血糖 6.37mmol/L，血钙 1.56mmol/L，血钾 3.35mmol/L，血钠 135.7mmol/L。肝功能：TBIL 26.58μmol/L，DBIL 16.33U/L，IDBL 10.25U/L，ALT 161U/L，AST 49U/L。C-反应蛋白（CRP）250.82mg/L。CT检查提示胰腺充血水肿。

【入院诊断】　急性胰腺炎；胆囊结石（可能）

治 疗 经 过

急性胰腺炎的内科药物治疗目的是：①减少胰腺分泌、抑制胰酶活性，以尽量减少胰酶的自身消化作用，并使胰腺得到充分的休息；②镇静和止痛；③预防和治疗细菌感染。治疗目标是：腹痛消失，腹部压痛反跳痛基本消失，血常规、血淀粉酶恢复正常，影像学提示胰腺轮廓基本清晰。患者住院期间主要治疗药物如表5-3所示。

表5-3　患者主要治疗药物

药物	剂量	途径	溶媒	频次
生长抑素注射液	3mg	静脉微量泵	0.9%氯化钠注射液47ml	4ml/h
注射用乌司他丁	20万U	静脉滴注	5%葡萄糖注射液250 ml	qd
注射用奥美拉唑钠	40mg	静脉滴注	0.9%氯化钠注射液100ml	qd
盐酸左氧氟沙星注射液	0.4g	静脉滴注	5%葡萄糖注射液500ml	qd
甲硝唑氯化钠注射液	0.5g	静脉滴注	—	q8h
注射用美罗培南	0.5g	静脉滴注	0.9%氯化钠注射液100ml	q8h
10%氯化钾注射液	15ml	静脉滴注	5%葡萄糖注射液500ml	qd

续表

药物	剂量	途径	溶媒	频次
10%葡萄糖酸钙注射液	20ml	静脉滴注	5%葡萄糖注射液 100ml	qd
复方氨基酸注射液（18AA-V）	250ml	静脉滴注	—	qd
注射用水溶性维生素	1000 mg	静脉滴注	5%葡萄糖注射液 500 ml	qd
埃索美拉唑镁肠溶片	20mg	空肠营养管注入	—	qd
口服口服酪酸梭菌活菌散剂	1g	空肠营养管注入	—	tid

入院治疗第 3 日，患者发热 38.6℃，腹胀明显，呼吸较困难，不吸氧情况下血氧饱和度低于 90%，精神状态不佳。腹部 CT 提示胰腺水肿渗出明显，复查血常规白细胞（WBC）18.9×10⁹/L，中性粒细胞百分比 88%，C-反应蛋白（CRP）176mg/L，血小板比积（PCT）97ng/ml。抗感染方案调整为美罗培南 0.5g ivgtt q8h。

入院治疗第 5 日，患者生命体征平稳，腹胀较前缓解，无发热，灌肠后有排气排便。使用空肠营养管接受肠内营养，有奥美拉唑钠静脉转口服指征。根据病情将奥美拉唑钠转为埃索美拉唑肠溶片 20mg qd 用水溶解后空肠营养管注入序贯治疗。

入院治疗第 7 日，患者诉腹胀好转，但经空肠营养管注入液体后，有轻微腹痛，停止注入后可自行好转。治疗上停用生长抑素泵，改为奥曲肽 0.1mg ih q8h。

入院治疗第 9 日，患者病情平稳，经美罗培南抗感染治疗目前体温恢复正常已 3 日，复查血常规、C-反应蛋白（CRP）、血小板比积（PCT）较前明显下降，予停用美罗培南；患者复查血淀粉酶及脂肪酶恢复正常，予停用奥曲肽。同时加用口服酪酸梭菌活菌散剂 1g bid 空肠营养管注入调节肠道菌群。

入院第 12 日，患者无明显腹胀腹痛，一般情况可，拔除空肠营养管，嘱患者少量多次无脂流质饮食。

入院治疗第 14 日，患者复查血常规、电解质均恢复正常，复查腹部 CT 未见胰腺假性囊肿及脓肿形成，病情恢复可，患者及其家属要求出院，嘱继续口服埃索美拉唑镁肠溶片 20mg qd，口服酪酸梭菌活菌散剂 1g bid，2 周后门诊随访。

【出院诊断】 ①急性胰腺炎；②胆囊结石；③脂肪肝。

治疗方案分析及药学监护

【治疗方案分析】

1. 抑制胰腺分泌 使用生长抑素持续泵入，通过减少胰腺的内、外分泌及胃、小肠和胆囊的分泌，降低酶的活性，减轻已激活胰酶的损害等作用，保护胰腺细胞。亦可松弛 Oddi 括约肌，使胰腺引流通畅，有利于胰腺病变的恢复。患者病情稳定后改为奥曲肽皮下注射，奥曲肽为生长抑素的同系物，具有耐蛋白酶水解的特点，半衰期为 1～2h，故较生长抑素作用更强更持久，皮下注射给药方便，可提高患者病情稳定后维持治疗的依从性。

2. 抑制胰酶活性 使用乌司他丁（UTI）抑制胰酶活性，UTI 具有抑制胰蛋白酶作用，作为一种广谱的酶抑制剂，对胰蛋白酶、弹性蛋白酶等多种蛋白水解酶及透明质酸酶、淀粉酶、脂肪酶等糖类和磷脂酶类 A_2（PLA_2）等脂类水解酶均有抑制其活性作用；其另一特性是 UTI 降解形成的低分子产物仍对酶有高效抑制作用，且抑制能力强。UTI 尚可通过抑制炎性介质和细胞因子，特别是肿瘤坏死因子的释放，调节血管内皮细胞功能，改善胰腺微循环及减轻组织损伤。

3. 抑制胃酸 使用奥美拉唑静脉滴注，通过抑制壁细胞泌酸环节 H^+/K^+-ATP 酶活性，使 H^+ 不能由壁细胞转运到胞外至胃腔内形成胃酸，减少胃酸对胃黏膜的刺激，预防应激性溃疡的发生，并且通过抑制胃酸分泌间接抑制胰腺的分泌。患者静脉给药治疗 5 日后胃肠功能改善，转为埃索美拉唑镁肠溶片口服序贯治疗。埃索美拉唑是奥美拉唑的（S）-异构体，其代谢过程具有立体选择性，较奥美拉唑的生物利用度更高，药动学一致性较强，抑酸作用优于奥美拉唑，且药物相互作用较奥美拉唑少，安全性高。

4. 抗感染 胰腺感染的致病菌主要为革兰阴性菌和厌氧菌等肠道常驻菌。抗菌药物的应用应遵循：抗菌谱为革兰阴性菌和厌氧菌为主、脂溶性强、可有效通过血-胰屏障等原则。在 2013 年中国急性胰腺炎诊治指南中推荐抗菌药物的应用应遵循降阶梯策略，推荐使用碳青霉烯类；青霉素+β 内酰胺酶抑制剂；三代头孢菌素+抗厌氧菌或者喹诺酮类+抗厌氧菌药物，疗程为 7～14 日，特殊情况下可延长应用。当无法用细菌感染解释发热等表现时，应考虑真菌感染可能，可经验性应用抗真菌药，同时进行血液或体液真菌培养。患者入院时选用左氧氟沙星和甲硝唑，治疗 3 日后仍然持续发热，感染指标仍然较高，改用美罗培南治疗 7 日后感染基本控制。

5. 补液及纠正电解质紊乱 AP 患者发病初期由于炎症活动大量体液流入组织间隙，可导致循环衰竭。积极补液扩容，纠正电解质紊乱，及时补充微量元素和维生素对于预防 AP 患者出现系统循环及器官功能衰竭，改善预后具有重要支持作用。

【**药学监护**】

（1）AP 患者高血糖、低钙血症可以引起患者机体严重的病理生理改变，对病情的发展及其预后有重要的影响。该患者使用生长抑素可抑制胰岛素及胰高血糖素的分泌，会造成血糖波动，故需对患者血糖及电解质情况进行监护。

（2）左氧氟沙星与含钙、镁、铝离子药物惯续输注时易在输液管中产生絮状不溶物，该患者同时使用葡萄糖酸钙，两组输液应间隔输注。左氧氟沙星静脉滴注时观察患者有无恶心、呕吐、胃肠不适、过敏等不良反应。

（3）奥曲肽皮下注射可产生针刺、灼烧感等不适，可能维持 15min 以上，可采取注射前让药液达到室温，或减少溶剂提高药物浓度的方法减轻局部不适。

（4）奥美拉唑是一种弱碱性物，受酸碱度（pH）的影响，需用专属溶剂溶解后，用 0.9% 氯化钠注射液 100ml 作溶媒。溶解后需在 2h 内使用，静脉滴注时间大于 20min，如配置或输液过程中药液发生变色应停止使用。

用 药 指 导

（1）埃索美拉唑肠溶片每日早晚餐前服 1 片，短期使用 1 周后停用。

（2）口服酪酸梭菌活菌散剂为活菌制剂，服用时应使用 40℃以下的温水溶解，以防止药品中的活菌被灭活失效。

（3）注意休息，适量活动，保证充足的睡眠。

（4）忌烟酒，乙醇和香烟的有害物质能直接损伤胰腺，刺激胰液分泌。

（5）避免过食油腻、辛辣食物。进食油腻、辛辣食物时，胆汁分泌增加，损伤胰腺，从而引起胰腺组织坏死。

（6）不宜暴饮暴食。由于短时间内大量食物进入十二指肠，导致胰液、胆汁分泌增加而引流不畅，易引起急性胰腺炎。

（7）恢复正常饮食后少吃易产生腹胀的食物，如黄豆、蚕豆、豌豆、红薯等；宜吃易消化、清淡的食物，适当增加营养，补充优质蛋白和维生素。

（8）部分药物可诱发胰腺炎，如利尿药、雌激素、促皮质激素、四环素、红霉素、大剂量维生素 D 等，有胰腺炎病史的患者在服用上述药物期间因注意自我监测，如出现持续腹痛、呕吐等症状应立即停药并及时就医。

思 考 题

1. 试述急性胰腺炎发病初期血清淀粉酶和脂肪酶的变化趋势。
2. 胰腺炎镇痛是否能选择吗啡和阿托品？为什么？
3. 首次使用生长抑素时是否需要给予负荷剂量？为什么？

第 4 节　肝　硬　化

肝硬化（hepatic cirrhosis）是由一种或多种原因引起的、以肝组织弥漫性纤维化、假小叶和再生结节为组织学特征的进行性慢性肝病。早期无明显症状，后期因肝脏变形硬化、肝小叶结构和血液循环途径显著改变，临床以门静脉高压和肝功能减退为特征，常并发上消化道出血、肝性脑病、继发感染等。现有的治疗方法尚不能逆转已发生的肝硬化，对于代偿期患者，治疗旨在延缓肝功能失代偿、预防肝细胞肝癌；对于失代偿期患者，则以改善肝功能、治疗并发症、延缓或减少对肝移植需求为目标。

病 例 介 绍

患者，男，50 岁，体重 72kg。

主诉：腹胀，食欲减退，乏力 1 周。

现病史：患者发现乙型肝炎病毒（HBV）感染 5 年，未予以特殊治疗，之后多次因转氨酶升高，入住当地医院予以治疗后好转出院，患者 2 年前开始口服拉米夫定抗病毒治疗，之后多次复查乙肝病毒脱氧核糖核酸（HBV-DNA）拷贝数均 $<1.0×10^3$cps/ml. 患者 1 周前出现腹胀，食欲减退、乏力等症状。复查腹部彩超提示腹水；胃镜提示食管静脉重度曲张，复查血小板：血小板（PLT）$52×10^9$/L，为进一步诊治入住本院消化科。

既往史：发现"乙肝"5 年，服用拉米夫定片 100mg qd 抗病毒治疗 2 年。

家族史：否认家族遗传病史。

个人史：生于云南，否认长期外地居住史，否认疫区居留史，否认特殊化学品及放射线接触史，否认药物依赖。吸烟 15 年，每日 10 支，饮酒 20 余年，平均每周饮高度白酒 100g，3 年前因病戒酒。

过敏史：否认食物及药物过敏史。

【入院查体】　体温 36.8℃，呼吸 19 次/分，脉搏 70 次/分，血压（BP）：115/79mmHg。神清，精神一般，全身浅表淋巴结未及肿大，巩膜及皮肤黏膜无黄染，浅表淋巴结不大，颈软，双肺呼吸音清未闻及干湿性啰音，心率 70 次/分，律齐，腹略膨隆，脾触诊肋下 4cm，全腹未扪及包块及压痛，移动性浊音（＋），双下肢不肿，肾病综合征（NS）（－）。

【辅助检查】

（1）血常规：白细胞（WBC）1.75×10^9/L，红细胞（RBC）3.75×10^{12}/L，血小板（PLT）52×10^9/L。

（2）肝功能：ALT 41U/L，AST 129U/L.TBIL 22.1μmol/L，DBIL 7.9μmol/L，IDBL 14.2μmol/L。

（3）凝血功能：活化部分凝血酶时间（APTT）42s，凝血酶原时间（PT）15s，FIB 3.7g/L，TT 18s。

（4）乙肝病毒脱氧核糖核酸（HBV-DNA）定量：$<1.0\times10^3$cps/ml。

（5）腹部彩超：肝硬化图像，肝门静脉内径 1.6cm，胆囊壁毛糙，脾大，腹腔不规则液性暗区最大深度 4.2cm。

（6）胃镜：食管静脉重度曲张。

【入院诊断】 ①乙肝肝硬化（失代偿期）；②腹腔积液；③食管静脉曲张（重度）；④门静脉高压。

治 疗 经 过

该患者肝硬化失代偿期诊断明确，病因为乙肝后肝硬化，近 2 年来一直服用拉米夫定抗病毒治疗，乙肝病毒脱氧核糖核酸（HBV-DNA）病毒载量均控制在较低水平。近期复查胃镜提示食管静脉重度曲张，存在食管胃底静脉曲张破裂出血的风险。此次入院时患者凝血功能基本正常，白细胞（WBC）1.75×10^9/L，红细胞（RBC）3.75×10^{12}/L，血小板（PLT）52×10^9/L，存在三系减少；血钾 2.78mmol/L，低钾血症较严重。根据患者病情予抗病毒、药物预防上消化道出血、升白、利尿、补钾、保肝等治疗。药物患者住院期间主要治疗药物如表 5-4 所示。

表 5-4 患者主要治疗药物

药物	剂量	途径	溶媒	频次
拉米夫定片	100mg	口服	—	qd
普萘洛尔片	10mg（初始剂量）	口服	—	bid
利可君片	40g	口服	—	qd
呋塞米片	20mg（初始剂量）	口服	—	bid
螺内酯片	60mg（初始剂量）	口服	—	bid
氯化钾缓释片	1g	口服	—	qd
10%氯化钾注射液	15ml	静脉滴注	5%葡萄糖注射液 500ml	qn
注射用多烯磷脂酰胆碱	465mg	静脉滴注	10%葡萄糖注射液 250ml	qd

入院治疗第 3 日：患者乏力较前减轻，仍感腹胀，复查血钾 3.34mmol/L，停用静脉补钾。

入院治疗第 5 日：患者述腹胀明显，24h 尿量 600ml，调整利尿剂：螺内酯 100mg po qd，呋塞米 40mg po qd。入院治疗第 7 日：患者述乏力，腹胀较前明显减轻，一般情况明显好转，24h 尿量 1500ml，复查血常规：白细胞（WBC）4.52×10^9/L，红细胞（RBC）4.88×10^{12}/L，血小板（PLT）92×10^9/L。肝功能：ALT 38U/L，AST 107U/L，TBIL 24.4μmol/L，DBIL 8.9μmol/L，IDBL 15.5μmol/L。予以办理出院。

【出院诊断】 ①乙肝肝硬化（失代偿期）；②腹腔积液；③食管静脉曲张（重度）；④门静脉高压。

治疗方案分析及药学监护

【治疗方案分析】

目前没有能有效逆转肝硬化的药物治疗手段。肝硬化失代偿期药物治疗的原则是对症治疗，采取综合性的治疗措施改善肝功能，纠正代谢紊乱，降低门脉压和防治并发症。

1. 抗病毒 乙肝抗病毒药物主要有干扰素 α 和核苷类似物，干扰素对乙型肝炎病毒（HBV）感染引起的慢性肝炎抗病毒效果良好，但因其具有肝毒性，用于失代偿期肝硬化可能导致肝衰竭，且肝硬化失代偿期患者因脾功能亢进出现三系减少，而干扰素易致白细胞及粒细胞减少，加重病情，故肝硬化失代偿期患者应慎用干扰素。《慢性乙型肝炎防治指南 2010 版》建议对于此类患者，只要能检出乙肝病毒脱氧核糖核酸（HBV-DNA），不论 ALT 或 AST 是否升高，建议及时应用核苷类药物抗病毒治疗，以改善肝功能并延缓或减少肝移植的需求。该患者乙肝病史较长，一直服用拉米夫定，该药具有起效迅速、乙肝病毒脱氧核糖核酸（HBV-DNA）下降幅度大，阴转率高、毒副作用低，价格较便宜，适用人群广等优点。但随着用药时间的延长，乙肝患者发生病毒变异的比例增高，有研究显示在连续使用拉米夫定 3 年的人群中病毒耐药变异比率接近 50%，故需行乙肝病毒变异耐药检测，或定期复查乙肝病毒脱氧核糖核酸（HBV-DNA）拷贝数了解病毒耐药情况。如病毒对拉米夫定产生耐药，可联合使用阿德福韦酯，或换用耐药率更低的恩替卡韦治疗。

2. 药物预防上消化道出血 该患者既往未发生过上消化道出血，此次胃镜提示食管胃底静脉重度曲张，出血风险较高，应进行一级预防，积极降低门脉压力。目前药物预防较多的临床研究和国内肝硬化门静脉高压症消化道出血治疗共识推荐使用普萘洛尔预防食管曲张静脉出血，因为普萘洛尔为非选择性 β 受体阻滞剂，即可通过阻断 β_1 受体减慢心率，减少心排血量，减少肝动脉和门静脉血流，同时亦可通过阻断 β_2 受体使内脏血管收缩，减少内脏血流，共同作用使门脉压力降低。普萘洛尔使用时应从小剂量开始，根据心率调整剂量，直至静息心率下降至基础心率的 75%且不低于每分钟 55 次作为维持剂量。一旦用药，应长期持续服用，以免门脉高压反跳诱发出血。对于肝功能 Child-Pugh C 级患者，普萘洛尔可因减少肝动脉及门静脉血流而加重肝功能损害，此类患者应禁用该药。

3. 利尿脱水 利尿剂是治疗肝硬化腹水的主要药物，对于存在腹水的患者，在限制水、钠摄入的基础上，首选螺内酯进行利尿治疗，初始剂量为 100mg/d，也可与呋塞米联用，剂量为螺内酯 100mg：呋塞米 40mg 进行利尿脱水。呋塞米主要通过抑制肾小管髓袢厚壁段对氯化钠的主动吸收，降低肾小管浓缩能力，增加水、Na^+、Cl^-的排泄。螺内酯可以纠正肝硬化继发性醛固酮分泌增多，同时抑制呋塞米的排钾作用。利尿治疗速度不宜过快，以避免诱发肝性脑病。

4. 保肝治疗 多烯磷脂酰胆碱化学结构上与人体内源性磷脂一致，通过补充外源性磷脂成分能起到稳定肝细胞膜的作用，使受损的肝功能和酶活力恢复正常，调节肝脏的能量平衡，促进肝组织再生，将中性脂肪和胆固醇转化成容易代谢的形式，稳定胆汁。保肝治疗是肝硬化患者综合治疗的一部分，但此类药物在发挥保肝作用的同时也需要经过肝脏代谢，所以对于肝功能不全的患者，保肝药物种类不宜过多以免加重肝脏负担。

5. 升白对症处理 患者因长期脾功能亢进,白细胞及血小板减少,故予利可君片增强骨髓造血系统的功能,升高白细胞和血小板。

【药学监护】

1. 用药前监护 ①多烯磷脂酰胆碱注射液只能用不含电解质的葡萄糖注射液稀释,严禁用电解质溶液稀释。②普萘洛尔用药前应通过询问病史、进行相关检查了解患者是否存在禁忌证,包括窦性心动过缓、支气管哮喘、慢性阻塞性肺部疾病、心力衰竭、房室传导阻滞、胰岛素依赖性糖尿病、低血压。

2. 疗效监护 ①用药期间监测肝功能、血常规、血电解质等指标变化;观察患者腹胀、乏力纳差改善情况。②普萘洛尔从小剂量开始,逐渐增加至能耐受的最大剂量,服药期间每日定时测量心率,根据心率变化调整剂量。

3. 不良反应监护 ①利尿剂使用期间可出现肝性脑病、低血钾、低血压等危害发生,故患者治疗期间需监测其每日出入量、腹围、体重变化,注意检测血钾,必要时调整剂量。该患者腹水不伴随四肢水肿,利尿期间体重下降不宜超过 0.5kg/d。②使用多烯磷脂酰胆碱注射液期间注意观察是否出现皮疹和荨麻疹等皮肤过敏表现。③患者服用普萘洛尔期间注意观察是否出现头晕、意识不清、反应迟钝、心率过缓等表现。

用 药 指 导

(1)拉米夫定需按时长期服用,不能擅自停药以免病毒反跳,每 3 月复查一次乙肝病毒脱氧核糖核酸(HBV-DNA)及肝肾功能。长期应用拉米夫定后如乙型肝炎病毒(HBV)发生变异,病毒载量异常升高,应考虑改用恩替卡韦或联用阿德福韦酯。

(2)利尿剂应当每日早晨服用,白天尿量增加方便排泄,夜间药效消失利于睡眠。可在早餐后服用以减少胃肠道反应。

(3)普萘洛尔预防出血需长期服用,不可随意停药;用药期间可能出现眩晕、反应迟钝、头昏、心率过慢等不适,用药期注意自测静息状态下心率,心率若低于 55 次/分,应立即停药及时就医。

(4)饮食方面提倡以高热量、高蛋白质、高糖类、高维生素,限制高脂肪和易于消化饮食为宜。当肝功能显著减退并有肝性脑病先兆时,应对蛋白质摄入适当控制。做到定时、定量、少量多餐。提倡低盐饮食或忌盐饮食。食盐每日摄入量不超过 1~1.5g,饮水量在 2000ml 内,严重腹水时,食盐摄入量应控制在 500mg 以内,水摄入量在 1000ml 以内。应忌辛辣刺激之品和坚硬生冷食物,不宜进食过热食物以防并发出血。

思 考 题

1. 试述肝硬化的常见病因和并发症。
2. 肝硬化腹水患者利尿治疗期间如何进行药学监护?
3. 乙肝病毒的耐药机制及影响因素有哪些?如何进行耐药管理?

参 考 文 献

程德云、陈文彬. 2012. 临床药物治疗学[M]. 北京:人民卫生出版社,206-209.

葛均波、徐永健. 2013. 内科学[M].北京:人民卫生出版社,449-451.

中华内科杂志编委会,中华消化杂志编委会,中华消化内镜杂志编委会. 2009. 急性非静脉曲张性上消化道出血诊治指南[J]. 中华消化杂志,29(10):682-685.

中华消化杂志编委会. 2014. 消化性溃疡病诊断与治疗规范[J]. 中华消化杂志，34（02）：73-76.

中华医学会肝病学分会, 中华医学会感染病学分会. 2015. 慢性乙型肝炎防治指南（2015 更新版）[J]. 中华肝脏病杂志, 23（12）：888-905.

中华医学会外科学分会胰腺外科学组. 2015. 急性胰腺炎诊治指南[J]. 中华外科杂志，53（01）：50-53

中华医学会消化病学分会, 幽门螺杆菌学组, 全国幽门螺杆菌研究协作组. 2012. 第四次全国幽门螺杆菌感染处理共识报告[J]. 胃肠病学，17（10）：618-625.

中华医学会消化病学分会. 2008. 肝硬化门静脉高压食管胃静脉曲张出血的防治共识[J]. 中华肝脏病杂志，16（8）：564-570.

中华医学会消化病学分会. 2014. 2014 年中国胃食管反流病专家共识意见[J]. 中华消化杂志，34（10）：649-661.

中华医学会消化病学分会胰腺疾病学组. 2013. 中国急性胰腺炎诊治指南[J]. ChinJGastroenterol, 18（7）428-433.

Blum RA. Lansoprazole and omeprazole in the treatment of acid peptic disorders.Am J Health-Syst Pharm 1996, 53（12）: 1401-1415.

Howden C W，Castell D O，Cohen S，et al. 1995. The rational for continuous maintenance treatment of reflux esophagitis.Arch Intern Med，155：1465.

Johnson N J，Boyd E J，Mills J G，et al. 1989. Acute treatment of reflux oesophagitis: a multicenter trail to compare 150mg ranitidine BD with 300mg ranitidine QDS.AlimentpharmacolTher，3：259-266.

Katz P O，Gerson L B，Vela M F. 2013. Guidelines for the diagnosis and management of gastroesophageal reflux disease.Am J Gastroenterol，108（3）：308-328.

Laine L，Jensen D M. 2012. Management of Patients With Ulcer Bleeding[J]. Am J Gastroenterol，107（3）：345-360.

Runyon B A. 2012. Management of adult patients with ascites due tocirrhosis: update. Hepatology，39（6）：816-856. www.aasld.org/sites/default/files/guideline_documents/adultascitesenhanced.pdf

Sung J J，Chan F K，Chen M，et al. 2011. Asia-Pacific Working Group consensus on non-variceal upper gastrointestinal bleeding.Gut，60（9）：1170-1177.

第6章 血液系统疾病的药物治疗

1. 掌握白血病的化疗原则及常用的一线化疗方案、药学监护要点。
2. 熟悉白血病化疗的适应证、常见不良反应及处理。

白 血 病

白血病（leukemia）是一类造血干祖细胞的恶性克隆性疾病，由于白血病细胞自我更新增强、增殖失控、分化障碍、凋亡受阻，而停滞在细胞发育的不同阶段。白血病细胞在骨髓和其他造血组织中大量增生累积，使得正常造血受抑制并浸润其他器官和组织。

表 6-1 白血病分类表

分类依据		分类		
细胞的分化成熟程度和自然病程	白血病	急性白血病（acute leukemia, AL）	细胞分化停滞在较早阶段，多为原始细胞及早期幼稚细胞	病情发展迅速，自然病程近几个月
		慢性白血病（chronic leukemia, CL）	细胞分化停滞在较晚阶段，多为较成熟幼稚细胞和成熟细胞	病情发展缓慢，自然病程为数年
主要受累的细胞系列	白血病	急性白血病（acute leukemia, AL）	急性淋巴细胞白血病（acute lymphocytic leukemia, ALL）	
			急性髓系白血病（acute myelogenous leukemia, AML）	
		慢性白血病（chronic leukemia, CL）	慢性髓系白血病（chronic myelogenous leukemia, CML）	
			慢性淋巴细胞白血病（chronic lymphocytic leukemia, CLL）	
			少见类型的白血病（如毛细胞白血病、幼淋巴细胞白血病等）	

急性淋巴细胞白血病（acute lymphoblastic leukemia，ALL）是儿童期最常见的恶性肿瘤。在过去30年中，随着诊断、分型水平（表 6-1）的提高和治疗方案的改进，其治愈率有了很大的提高。

病 例 介 绍

患者：男，3岁4个月，体重 12.5kg，体表面积 $0.55m^2$。

主诉：反复阵发性咳嗽伴发热两个月入院。

现病史：患儿入院前两个月反复阵发性咳嗽，伴痰鸣，并出现发热，热峰不详，用退烧药后体温能降至正常，曾到当地医院住院治疗，诊断为"支气管肺炎"，经抗感染、对症治疗后（具体不详），症状基本缓解。血常规异常，白细胞 $2.6×10^9/L$，中性粒细胞百分比 2%，淋巴细胞 92%，血红蛋白 60g/L，血小板 163×10⁹/L。予输注红细胞悬液，未予其他治疗。门诊以"急性淋巴细胞白血病（ALL）"入院。患儿病后觉倦怠乏力，食欲可，尿量可，色黄清亮，大便如常。

既往史：既往体健，否认"高血压、糖尿病、心脏病史"；否认"肝炎、结核、伤寒"等传染病史；否认输血史；否认手术外伤史；预防接种史不详。

家族史：父母健在，其余无特殊。

个人史：生于云南，否认长期外地居住史，否认疫区居留史，否认特殊化学品及放射线接触史。

过敏史：否认食物、药物过敏史。

【体格检查】 体温 36.8℃，脉搏 85 次/分，呼吸 20 次/分，血压 90/60mmHg。发育正常，营养可，神清，无贫血貌，皮肤黏膜无皮疹或出血点，浅表淋巴结无肿大。心肺腹未发现异常，外生殖器无异常，神经系统检查无异常。

【辅助检查】 血常规：白细胞 2.6×10⁹/L，中性粒细胞百分比 2%，淋巴细胞 91%，血红蛋白 57g/L，血小板 164×10⁹/L。骨髓涂片：提示急性淋巴细胞白血病（ALL）。肝肾功能正常。

【入院诊断】 急性淋巴细胞白血病（ALL）

治 疗 经 过

患儿入院后完善相关检查，无明显化学治疗禁忌，按儿童急性淋巴细胞白血病（ALL）（标危）方案治疗，此次给予诱导缓解。第 8 日评估泼尼松反应，白细胞计数未升高，继续原方案治疗（表6-2）。

表 6-2　主要治疗药物

药物	剂量	途径	频次	用药时间
泼尼松片	60mg/（m²·d）	口服	tid	第1～7日
地塞米松（Dex）片	6 mg/（m²·d）	口服	tid	第8～28日，第29日时减量，并在9日内逐渐减停
注射用门冬酰胺酶	5000U/（m²·d）	静脉滴注	st	第8、11、14、17、20、23、26、29日
注射用长春新碱	1.5mg/（m²·d）	静脉注射	st	第8、15、22、29日
注射用柔红霉素（DNR）	30 mg/（m²·d）	静脉滴注	st	第8、15日
注射用甲氨蝶呤（MTx）	12mg	鞘内注射	st	第1、15、33日
碳酸氢钠片	0.25g	口服	tid	第1～33日

【出院诊断】 急性淋巴细胞白血病（ALL）。

治疗方案分析及药学监护

【治疗方案分析】

儿童 ALL 早期多表现为发热、倦怠、乏力；可有骨、关节疼痛；皮肤黏膜苍白；皮肤出血点、瘀斑、鼻衄也是常见症状；半数患儿有肝、脾、淋巴结肿大等浸润表现。该患儿表现为发热、倦怠、乏力，并伴有血常规改变（白细胞低，中性粒细胞比例低，淋巴细胞比例高，血红蛋白低）。

儿童 ALL 的化疗原则：按不同危险度分型治疗，采用早期强化疗、后期弱化疗、分阶段、长期规范治疗的方针。治疗程序依次是：诱导缓解治疗、早期强化治疗、巩固治疗、延迟强化治疗和维持治疗，总疗程 2.0～2.5 年。

化疗方案组成：ALL 治疗方案日趋成熟，治疗策略、原则大致相同，在此推荐中国儿童白血病协作组（CCLG）-ALL 2008 方案，见表（6-3）。

表 6-3　CCLG-ALL 2008 方案的构成

治疗方案	低度危险	中度危险	高度危险
诱导缓解治疗	VDLD（DNR×2）	VDLD（DNR×4）	VDLD（DNR×4）
早期强化治疗	CAM	CAM×2	CAM×2
巩固治疗	HD-MTX2g/m²×4	HD-MTX5g/m²×4	（HR-1′，HR-2′，HR-3′）×2 次
延迟强化治疗 I	VDLD+CAM	VDLD+CAM	VDLD+CAM
中间维持治疗	—	6-MP+MTX	—
延迟强化治疗 II	—	VDLD+CAM	—
维持治疗	6-MP+MTX/VD+鞘内注射	6-MP+MTX/VD+三联鞘内注射	6-MP+MTX/CA/VD+三联鞘内注射

注：CCLG. 中国儿童白血病协作组；ALL. 急性淋巴细胞白血病；VDLD 方案. 长春新碱-柔红霉素-左旋门冬酰胺酶-地塞米松；DNR. 柔红霉素；CAM. 环磷酰胺-阿糖胞苷-6-巯基嘌呤；HD-MTX. 大剂量甲氨蝶呤；HR-1′、2′、3′. BFM 协作组高危模块方案 1′、2′、3′；VDLD（延迟强化 I）. 长春新碱-多柔比星-左旋门冬酰胺酶-地塞米松；6-MP. 6-巯基嘌呤；MTX/VD. 甲氨蝶呤和（或）长春新碱-地塞米松；MTX/CA/VD. 甲氨蝶呤和（或）环磷酰胺-阿糖胞苷和（或）长春新碱-地塞米松；—为无方案

根据儿童 ALL 的临床危险度分型，初诊该患者危险度为低度危险（low risk，LR）组，采用 VDLD 方案和鞘内注射甲氨蝶呤（MTX）进行诱导缓解治疗。

1. 泼尼松试验　从足量的 25% 用起，根据临床反应逐渐加至足量，7 日内累积剂量＞210mg/m²，对于肿瘤负荷大的患者可减低起始剂量 0.2～0.5mg/（m²·d），以免发生肿瘤溶解综合征。第 8 日评估泼尼松反应，如在使用泼尼松过程中白细胞计数升高，表现泼尼松反应不良而被评估为高危患者，应转用 HR-ALL 方案。

2. 诱导缓解治疗　VDLD 方案：长春新碱（VCR）1.5mg/（m²·d），静脉注射，第 8、15、22、29 日；柔红霉素（DNR）30mg，/（m²·d），静脉滴注，LR：第 8、15 日，IR 和 HR：第 8、15、22、29 日；左旋门冬酰胺酶（L-ASP）5000U/（m²·d），肌内注射或静脉滴注，第 8、11、14、17、20、23、26、29 日；地塞米松（Dex）6～10mg/（m²·d），口服，第 8～28 日，第 29 日起每 2 日减半，1 周内减停。各地可以根据医疗水平及患儿具体状况选用泼尼松代替地塞米松。LR：鞘内注射甲氨蝶呤（MTX）第 1、15、33 日；IR 和 HR：鞘内注射甲氨蝶呤（MTX）第 1 日，三联鞘内注射第 15、33 日，具体剂量见表 6-4。

表 6-4　按年龄鞘内注射的药物剂量

年龄（岁）	环磷酰胺（mg）	阿糖胞苷（mg）	地塞米松（mg）
<1	6	18	2
1～2	8	24	2.5
2～3	10	30	3
≥3	12	36	4

3. 甲氨蝶呤（MTX）鞘内注射治疗　应在泼尼松实验治疗第 1 日内就进行（白细胞 WBC$>100\times10^9$/L 可延迟至第 2～3 日进行），尽量避免穿刺损伤性出血，操作前应注意血小板计数及出血情况。

4. 化疗方案的调整　在诱导缓解治疗的第 15、33 日行骨髓形态学检查，LR 患者第 15 日骨髓原始及幼稚淋巴细胞≥5%应转用 IRALL 方案；IR 患者第 15 日骨髓原始及幼稚淋巴细胞 t>25%应转用 HRALL 方案；第 33 日骨髓原始及幼稚淋巴细胞>5%者应转用 HRALL 方案。

【药学监护】

1. 肿瘤溶解综合征　肿瘤溶解综合征是肿瘤细胞快速溶解后，细胞内各种电解质离子、核酸和蛋白质及其代谢产物大量、突然释放入血，并超过机体的自身稳定机制所引起的代谢紊乱综合征，主要特征为高尿酸血症、高钾血症、高磷血症和低钙血症，严重的可致心律失常和急性肾衰竭。其常见于快速分裂的髓性增殖性病变和淋巴增殖性病变，最典型的就是高度恶性淋巴瘤和急性白血病（AL）。儿童急性淋巴细胞白血病（ALL）存在发生肿瘤细胞溶解综合征的高度风险。

（1）碱化尿液：水化与碱化尿液可增加肿瘤溶解的代谢产物尿酸的排泄，此患儿选用的药物是碳酸氢钠，碱化尿液过程中严密监测电解质及酸碱平衡状态，防止酸碱平衡紊乱。

（2）监测电解质：密切监测电解质，如钾离子、磷离子、钙离子等。高钾血症临床表现为全身无力、手足麻木、表情淡漠、面色苍白、四肢厥冷、肌肉酸痛、心跳慢弱、心律不齐等，如果患者出现此类表现，严格控制含钾的药物、食物、饮料等的摄入。钙剂可对抗钾离子的心肌抑制作用，对高钾抑制心肌者可用 10%葡萄糖酸钙或 5%氯化钙缓慢静脉注射。葡萄糖和胰岛素可促进糖原合成，或者复方氨基酸促进蛋白质合成均可以把钾带入细胞内；碱化液使细胞外液碱化，使钾转入细胞内而暂时缓解高血钾。化学治疗患者常有食欲不佳，如果输入大量胰岛素，极易出现低血糖，应密切监测患者是否出现心慌、出冷汗、面色苍白等症状。高磷血症可使尿中磷酸盐排出增多，引起磷酸盐性肾病和继发性低钙血症，应停止碱化尿液，禁食含磷高的食物。低钙的临床表现为恶心、呕吐、手足抽搐等，可予 10%葡萄糖酸钙注射液 20ml 加 10%葡萄糖注射液 100ml 缓慢静脉滴注。

2. 过敏反应　门冬酰胺酶作为一种外源性细菌蛋白质，具有高度免疫原性，可产生特异性抗体发生超敏反应。过敏反应的主要表现为突然发作的呼吸困难、关节肿痛、皮疹、皮肤瘙痒、面部水肿，严重者可发生呼吸窘迫、休克甚至死亡。凡首次使用或已用过门冬酰胺酶但已停药一周或一周以上的患者，在注射前须做皮试。皮试的药液可按下列方法制备：加 5ml 灭菌注射用水或氯化钠注射液入小瓶内摇动，使小瓶内 10 000U 的门冬酰胺酶溶解，抽取 0.1ml（每 1ml 含 2000U），注入另一含 9.9ml 稀释液的小瓶内，制成浓度约为 1ml 含 20U 的皮试药液。用 0.1ml 皮试液做皮试，至少观察 1h，如有红斑或风团即为皮试阳性反应。患者必须皮试阴性才能接受治疗。在用肌内注射给药的晚期儿童白血病，虽其轻度过敏反应的发生率较高，但有报告认为其严重过敏反应的发生率较静脉注射给药低。治疗期间需严密观察。一旦出现Ⅰ型变态反应，应立即使用糖皮质激素、异丙嗪，必要时立即使用肾上腺素，经过上述处理和一些对症治疗后，病情一般在数分钟内可得到缓解。

3. 凝血系统 门冬酰胺酶为取自大肠杆菌的酶制剂类抗肿瘤药物,能将血清中的门冬酰胺水解为门冬氨酸和氨,而门冬酰胺是细胞合成蛋白质及增殖生长所必需的氨基酸。正常细胞有自身合成门冬酰胺的功能,而肿瘤细胞则无此功能。当门冬酰胺急剧缺失时,肿瘤细胞因不能从血中获得足够门冬酰胺,亦不能自身合成,使其蛋白质合成受障碍,增殖受抑制,细胞大量破坏而不能生长、存活。另外,门冬酰胺酶亦能干扰细胞 DNA、RNA 的合成,为抑制该期细胞分裂的细胞周期特异性药。机体的某些代谢旺盛的器官如肝、胰等也会因此受到影响,导致各种毒副作用产生,甚至造成死亡。有 14 种凝血因子均是肝脏合成的蛋白质,故应用门冬酰胺酶可能会导致凝血因子减少而引起凝血功能障碍,甚至出血。应密切监测患儿凝血四项的变化。遇严重出血时,及时止血,注意防治弥散性血管内凝血,血小板极低($<20×10^9$/L)时,及时输注足量单采血小板悬液,以免发生致死性颅内出血。另外,初诊患儿如血小板低,为保证鞘内注射不出血也建议输注血小板。

4. 肝功能 在开始门冬酰胺酶治疗的 2 周内通常发生肝脏损害,可能出现多种肝功能异常,包括血清丙氨酸氨基转移酶(ALT)、门冬氨酸氨基转移酶(AST)、胆红素等升高、血清白蛋白(ALB)等降低,曾有经肝穿刺活检证实有脂肪肝病变的病例。治疗期间应注意监测肝功能。每个疗程前后必须检查肝肾功能,肝肾功能异常时,须及时积极治疗,以期尽早恢复。

5. 血糖 高血糖也是门冬酰胺酶的不良反应之一,大多为一过性改变。应监测患儿的血糖水平,并询问患儿有无出现口渴、多尿等症状。高血糖无法缓解时,建议使用短效胰岛素控制患儿血糖。

6. 胰腺炎 门冬酰胺酶最严重的不良反应之一就是胰腺炎,治疗期间应注意尿淀粉酶、血淀粉酶有无升高。这两种酶在胰腺炎早期不一定会升高,但所有患儿皆有消化道症状。因此可观察有无消化道症状出现。患者如感觉剧烈的上腹痛并伴有恶心、呕吐,应疑有急性胰腺炎,其中暴发型胰腺炎很危重,甚至可能致命。确诊为胰腺炎时要及时停药。

7. 神经系统毒性 长春新碱可导致神经系统毒性,为剂量限制性毒性,主要引起外周神经症状,如手指神经毒性等,与累积量有关。另外可引起足趾麻木、腱反射迟钝或消失,外周神经炎。偶见腹痛、便秘,麻痹性肠梗阻。运动神经、感觉神经和脑神经也可受到破坏,并产生相应症状。神经毒性常发生于 40 岁以上者,儿童的耐受性好于成人,恶性淋巴瘤患者出现神经毒性的倾向高于其他肿瘤患者。临床药师在患儿治疗时应确认其用量,避免超剂量使用时引发严重的不良反应,并且严密监视患儿在用药后是否有神经系统有关毒性的症状出现,轻、中度的神经病变时不必停药,但出现严重的末梢神经炎时应及时提醒医生停药,保障患儿安全。

8. 心脏毒性 柔红霉素可引起急性、亚急性、慢性和迟发性心脏毒性反应,可发生在用药期间、停药后数月甚至数十年。可引起心电图异常、心动过速、心律失常;严重者可有心力衰竭。总给药量超过 25mg/kg 时可致严重心肌损伤,静脉注射太快时也可出现心律失常。患者年龄越小,柔红霉素累积量越大,高剂量应用次数越多,心脏毒性发生率越高。柔红霉素对心脏的器质性损害一旦发生,通常就不可逆转。因此,早期并提前预防柔红霉素引起的心脏毒性十分重要。临床药师在此患儿使用柔红霉素的过程中,应监测心电图、超声心动图、心肌酶谱、肌钙蛋白、B 型利钠肽等。

9. 血常规 柔红霉素是诱导缓解方案中对骨髓抑制最严重的药物,一旦疗程未完成时出现白细胞水平低下，不能轻易终止，应该在积极支持治疗的同时，继续完成化疗。每个疗程化疗完成后，一旦血常规恢复（外周血白细胞计数＞12.0×10^9/L，中性粒细胞计数绝对值≥0.5×10^9/L，血小板≥50×10^9/L），肝肾功能无异常，须及时作下一阶段化疗，尽量缩短 2 个疗程之间的间隙时间（一般 2 周）。

10. 血管损害　柔红霉素静脉滴注时漏出血管外会导致局部组织坏死；长春新碱静脉反复注射可导致血栓性静脉炎，注射时漏至血管外可造成局部组织坏死。临床药师应提醒护理人员，注射时如果药液漏至血管外，应立即停止注射，并以氯化钠注射液稀释局部或以 1% 普鲁卡因注射液局部封闭，冷敷。

用 药 指 导

白血病患儿化疗期间骨髓抑制，白细胞较低时易合并感染。患儿晨起，三餐前后，睡前要用生理盐水漱口，预防口腔感染，勤换内衣裤，保持床单被褥清洁，病情重的患儿可用温水擦浴。患儿应戴口罩，并保持口罩清洁。减少探视人员，避免去人多的公众场合，使用的餐具每餐后需消毒，饭前便后洗手，保持皮肤肛门和外周等部位的清洁，避免擦伤，磕伤，每日用温水坐浴早晚各一次，大小便之后各加一次，预防肛周和皮肤感染。病房每日通风半小时以上，定期用紫外线消毒。

门冬酰胺酶会直接损害胰腺腺泡，导致胰酶逸出、激活、自身消化，可能引起急性胰腺炎。高蛋白、高脂饮食加重胰腺功能负担也是其诱因之一。应告知患儿及家属在用药期间及停药后的一段时间，应保持合理饮食，尽量少食多餐，饮食结构以低脂、优质蛋白质、高纤维素为主。同时，由于门冬酰胺酶能进一步抑制患儿的免疫功能，并增加所接种病毒的增殖能力、毒性及不良反应，因此临床药师应叮嘱患儿家属在使用门冬酰胺酶的 3 个月内不适合接种活病毒疫苗。

做好出血的预防尤为重要。对患儿及其家属进行健康宣教，让患儿不要剧烈运动、保持安静、绝对卧床、避免搬动。经常修剪指甲，不要挖耳、鼻，禁剔牙。

PICC 置管后应避免提举重物，敷贴一旦潮湿、卷边、渗血、渗液时应及时更换，一旦发现回血应及时告知护理人员冲管，更换肝素帽。患儿出院后应定时复查，做好自我防护。

思 考 题

1. 试述儿童急性淋巴细胞白血病（ALL）的化疗原则和治疗程序。
2. 如何对肿瘤溶解综合征患者进行药学监护？
3. VDLD 方案的常见不良反应有哪些？如何进行监测和防治？

参 考 文 献

儿童急性淋巴细胞性白血病诊疗研究协作组. 2013. 上海儿童医学中心急性淋巴细胞性白血病 2005 方案疗效多中心研究[J].中华儿科杂志，51（7）：495-503.

王卫平. 2013. 儿科学[M]. 北京：人民卫生出版社，376-384.

中华医学会儿科学分会血液学组，《中华儿科杂志》编辑委员会. 2014. 儿童急性淋巴细胞白血病诊疗建议（第四次修订）[J].中华儿科杂志，52（9）：641-644.

第7章 内分泌及代谢性疾病的药物治疗

> 1. 掌握糖尿病的诊断标准、治疗方法；糖尿病治疗的常用药物及其用法用量、不良反应、注意事项；各类胰岛素的作用特点、不良反应、注意事项；胰岛素注射器的使用方法。
>
> 2. 熟悉糖尿病患者的药学监护计划的制订；糖尿病患者的用药教育内容。
>
> 3. 了解糖尿病的发病机制。
>
> 4. 掌握甲状腺功能亢进的相关治疗药物及其用法用量、不良反应。
>
> 5. 了解甲状腺功能亢进的治疗方法。
>
> 6. 掌握痛风的诊疗指南、治疗原则、常用药物及其用法用量、不良反应、注意事项。

第1节 糖 尿 病

糖尿病是一组以高血糖为特征的代谢性疾病。高血糖则是由于胰岛素分泌缺陷或其生物作用受损，或两者兼有引起。糖尿病时长期存在的高血糖，可导致各种组织，特别是眼、肾、心脏、血管、神经的慢性损害、功能障碍。临床上主要根据病因学证据将糖尿病分4大类，即1型糖尿病、2型糖尿病、妊娠糖尿病和特殊类型糖尿病。

病 例 介 绍

患者，女，75岁。

主诉：烦渴多饮半年，加重1周。

现病史：患者近半年来无明显诱因出现烦渴、多饮，每日饮水量为2～3L，排尿量与饮水量大致相当，患者未予治疗。近一周来患者感上述症状加重，无饮食、体重异常，无四肢麻木，无畏寒、发热，无咽痛、流涕，无胸痛、心悸、双下肢水肿。患者因右眼视力减退半年前在外院行白内障手术时，测随机血糖19mmol/L，空腹血糖13.3mmol/L。因血糖明显高于正常，故特来我院内分泌科就诊，门诊以"2型糖尿病"收住内分泌科。患者自起病以来，精神、饮食、睡眠尚可，二便正常。

既往史：患者既往有"高血压"病史4年，血压最高达150/90mmHg，平素口服降压药控制血压。否认"结核、伤寒、肝炎"等传染病病史，否认外伤史，否认手术史，否认输血史。预防接种史不详。

家族史：否认遗传病史。

个人史：出生在云南，长期生活在当地，无外地居住史。

过敏史：否认药物过敏史，否认食物过敏史。

【体格检查】 体温 36.6℃ 脉搏 70次/分，呼吸 20次/分，血压（BP）138/78mmHg，一般可，神清，颜面、眼睑无水肿，突眼阴性，Stellwag征阴性，vov Gxaefe征阴性，Joffroy

征阴性，Mobius 征阴性。颈软，甲状腺无肿大，质软，无结节，无震颤，无血管杂音，心肺（－），腹软，无压痛，肝脾未及，双下肢不肿。

【辅助资料】　随机血糖 19mmol/L，空腹血糖 13.3mmol/L。

【入院诊断】　①2 型糖尿病？②原发性高血压 1 级。

治 疗 经 过

1. 诊疗计划

（1）完善血、尿常规，血生化，头颅 CT，胸片，心电图，完善尿微量白蛋白（ALB）、眼底检查、感觉阈值测定等检查以明确诊断及有无相关急慢性并发症。

（2）予降糖、改善循环，对症支持治疗。

初始治疗方案：盐酸二甲双胍片 500mg，口服，一日 2 次；阿卡波糖片 50mg，口服，一日 3 次；阿托伐他汀钙胶囊 20mg，口服，每晚 1 次。

2. 治疗经过

（1）患者入院后立即予二甲双胍＋阿卡波糖控制血糖，阿托伐他汀控制血脂，并完善相关检查。尽快完善胰岛素释放试验和糖耐量试验，评估胰岛功能。

（2）入院后第 3 日，生化检查示：血脂明显高于正常，考虑高三酰甘油血症、脂肪肝，嘱患者清淡饮食，予积极降脂治疗，定期复查；患者尿微量白蛋白（ALB）结果支持 2 型糖尿病微量蛋白尿诊断，提示肾脏已有早期轻度损害，嘱患者控制好血糖、血压，择期复查；患者糖三联结果明显高于正常，提示患者近期血糖明显升高，OGTT 结果支持 2 型糖尿病诊断，胰岛素释放试验提示胰岛储备功能尚可，存在胰岛素抵抗及胰岛素分泌高峰延迟现象，为积极控制血糖，建议患者使用胰岛素强化降糖治疗，但患者拒绝使用胰岛素，嘱患者加强运动饮食控制，强化药物治疗，治疗方案调整为：吡格列酮二甲双胍片 15/500mg，口服，一日 2 次；阿卡波糖片 100mg，口服，一日 3 次；格列美脲片 2mg，口服，一日 1 次；阿托伐他汀钙胶囊 20mg，口服，每晚 1 次。

（3）入院第 5 日，患者血糖控制不佳，同意行胰岛素治疗，加用甘精胰岛素注射液 10U 皮下注射每晚一次，监测血糖，调整治疗方案为：吡格列酮二甲双胍片 15/500mg，口服，一日 2 次；阿卡波糖片 100mg，口服，一日 3 次；阿托伐他汀钙胶囊 20mg，口服，每晚 1 次；甘精胰岛素注射液 20U，皮下注射，每晚 1 次。

（4）入院第 8 日，患者血糖控制不佳，调整治疗方案，监测血糖，治疗方案调整为：吡格列酮二甲双胍片 15/500mg，口服，一日 2 次；阿托伐他汀钙胶囊 20mg，口服，每晚 1 次；赖脯胰岛素注射液 6U，皮下注射，每日 3 次；甘精胰岛素注射液 10U，皮下注射，每晚 1 次。

（5）入院第 11 日，患者餐后血糖控制不佳，调整治疗方案，加用阿卡波糖，监测血糖，治疗方案调整为：吡格列酮二甲双胍片 15/500mg，口服，一日 2 次；阿卡波糖片 50mg，口服，一日 3 次；阿托伐他汀钙胶囊 20mg，口服，每晚 1 次；赖脯胰岛素注射液 6U，皮下注射，每日 3 次；甘精胰岛素注射液 10U，皮下注射，每晚 1 次。

（6）入院第 13 日，患者血压、血糖控制良好，病情稳定，给予出院，嘱患者继续坚持服药，每日监测血压、血糖，定期复查。

出院医嘱：糖尿病、低盐、低脂饮食；适量运动；控制体重在合理范围内。

3. 出院诊断　①2 型糖尿病；②原发性高血压 1 级。

4. 继续服药 吡格列酮二甲双胍片 15/500mg，口服，一日 2 次；阿卡波糖片 50mg，口服，一日 3 次；阿托伐他汀钙胶囊 20mg，口服，每晚 1 次；阿司匹林肠溶片 100mg，口服，一日 1 次；赖脯胰岛素注射液 6U，皮下注射，每日 3 次；甘精胰岛素注射液，10U，皮下注射，每晚 1 次。

治疗方案分析及药学监护

【治疗方案分析】

2 型糖尿病是一种进展性的疾病，随着病程的进展，血糖有逐渐升高的趋势，控制高血糖的治疗强度也应随之加强，常需要多种手段的联合治疗。生活方式干预是 2 型糖尿病的基础治疗措施，应贯穿于糖尿病治疗的始终。如果单纯生活方式不能使血糖控制达标，应开始药物治疗。

2 型糖尿病药物治疗的首选是二甲双胍。若无禁忌证，二甲双胍应一直保留在糖尿病的治疗方案中。不适合二甲双胍治疗者可选择 α-糖苷酶抑制剂或胰岛素促泌剂。如单独使用二甲双胍治疗而血糖仍未达标，则可加用胰岛素促泌剂、α-糖苷酶抑制剂、二肽基肽酶 Ⅳ（DPP-4）抑制剂或 TZDs（二线治疗）。不适合二甲双胍者可采用其他口服药物间的联合治疗。

两种口服药联合治疗而血糖仍不达标者，可加用胰岛素（Ins）治疗（每日 1 次基础胰岛素或每日 1～2 次预混胰岛素）或采用 3 种口服药联合治疗。胰高血糖素样肽 1（GLP-1）受体激动剂可用于三线治疗。如基础胰岛素或预混胰岛素与口服药联合治疗控制血糖仍不达标，则应将治疗方案调整为多次胰岛素治疗（基础胰岛素加餐时胰岛素或每日 3 次预混胰岛素类似物）。采用预混胰岛素治疗和多次胰岛素治疗时应停用胰岛素促分泌剂。

同时对患者进行个体化营养评估、营养诊断、制订相应的营养干预计划并在一定时期内实施及监测，通过调整营养素结构，有利于血糖控制，有助于维持理想体重并预防营养不良发生。在评估患者营养状况的情况下，设定合理的质量目标，控制总能量的摄入，合理、均衡分配各种营养素，达到患者的代谢控制目标，并尽可能满足个体饮食习惯。针对超重或肥胖者推荐适度减重，配合体育锻炼和行为改变，有助于维持减重效果。

通过综合治疗达到以下目标：

（1）维持合理体重：超重/肥胖患者减重的目标是 3～6 个月减轻体重的 5%～10%。消瘦者应通过合理的营养计划恢复并长期维持理想体重。

（2）提供均衡营养的膳食。

（3）达到并维持理想的血糖水平，降低糖化血红蛋白水平。

（4）减少心血管疾病的危险因素，包括控制血脂异常和高血压。

（5）减轻胰岛素抵抗，降低胰岛 B 细胞负荷。

该患者初始采用二甲双胍+阿卡波糖控制血糖，药物选择合理，用法用量适当，经治疗血糖不达标，调整治疗方案为胰岛素+二甲双胍+胰岛素增敏剂+阿卡波糖治疗，药物选择合理，用法用量适当，血糖达标，治疗效果满意。

【药学监护】

1. 降糖药物的不良反应及防治措施 降血糖药物的不良反应主要有低血糖、低血糖昏迷、低血糖休克、低血糖死亡、脑梗死、过敏反应、溶血性贫血、呕逆、纤维性肺泡炎、消化道反应、乳酸中毒等。

低血糖是一种比较常见的综合征，其病因常为应用降糖药胰岛素不当、胃肠术后、胰岛素瘤或为特发性。其症状可分为两组症群：一为交感神经和肾上腺兴奋，释放多量肾上腺素，患者感心慌、饥饿、皮肤苍白、多汗、血压轻度升高；二为脑功能障碍，表现为精神不集中，思维语言迟钝，重者可精神失常及运动障碍，甚至昏迷、抽搐、死亡。产生低血糖昏迷的原因认为主要有以下几点：一是患者体质虚或肝肾功能障碍；二是热量摄入不足或服药与进食不相配合；三是有的患者停止进食后，仍然继续口服降糖药；四是用药期间，医师在开出医嘱时，对患者的身体状况及所服用药物的敏感性估计不足；五是降糖药使用不合理，如优降糖与消渴丸并用、两种降糖药并用未减量、患者自行加大药量等等。

老年糖尿病患者的注意事项：老年人脏器功能减退，反应能力降低，一般无明显低血糖的症状如心慌、饥饿感、多汗等，从表情淡漠至昏睡、昏迷，可在短时间内发生，故应引起注意。一是用药与进食时间应相配合；二是用药应尽量选用半衰期短、蓄积少的口服降糖药，用药剂量应从小剂量开始，注意个体化，同时要密切观察患者的病情变化，并定期复查血糖；三是患者出现表情淡漠、凝视、乏力、皮肤湿冷，甚至嗜睡等征象时，应及时就医并检查血糖；四是一旦低血糖被确诊，最好维持输注 10%葡萄糖 3～5 日，定期复查血糖，并保持血糖 5.5mmol/L 以上。对由磺脲类药物所致的顽固性低血糖，可用长效生长抑素奥曲肽以阻断体内胰岛素的合成和分泌。昏迷时间在 5h 以上者，应及时给予肾上腺皮质激素，它有助于减少脑功能的损害。

2. 糖尿病患者的用药注意事项

（1）胰岛素（Ins）：患者伴有肝肾功能异常、甲状腺功能减退、肾上腺皮质功能不足，垂体功能低下，其他如腹泻、肠梗阻、呕吐及其他引起食物吸收延迟的因素等，Ins 需要量减少；患者伴有高热、甲状腺功能亢进、肢端肥大症、DM 酮症酸中毒、严重感染或外伤、重大手术等情况时，Ins 需要量增加。

（2）磺脲类（SU）：已明确诊断的 1 型 DM 患者，2 型 DM 患者伴有酮症酸中毒、昏迷、严重烧伤、感染、外伤和重大手术等应激情况，肝肾功能不全者，对磺胺药过敏者，白细胞减少的患者均禁用；体质虚弱、高热、肝或肾功能不正常、恶心和呕吐，老年人、有肾上腺皮质功能减退或垂体前叶功能减退症，尤其未经激素替代治疗者，发生严重低血糖的可能性增大者慎用。

（3）双胍类：2 型 DM 伴有酮症酸中毒、肝肾功能不全、心力衰竭、急性心肌梗死、严重感染和外伤、重大手术及临床有低血压和缺氧情况，DM 合并严重的慢性并发症（如DM 肾病、DM 眼底病变等），静脉肾盂造影或动脉造影前，酗酒者，严重心肺疾病患者，$VitB_{12}$、叶酸和铁缺乏者，全身情况较差的患者（如营养不良、脱水），孕妇、乳母禁用；老年患者（＞65 岁）慎用，因肾功能减退，用药量宜酌减。

（4）α-糖苷酶抑制剂：对本类药过敏者，18 岁以下的患者，妊娠期、哺乳期妇女，有明显消化和吸收障碍的慢性胃肠功能紊乱患者，可因肠胀气而恶化的疾患（如严重的疝、肠梗阻和肠溃疡），肾功能损害，血肌酐超过 2mg/dl 者禁用。

（5）非磺酰脲类促胰岛素分泌剂：有明显肝、肾功能损害者及孕妇、乳母、12 岁以下儿童禁用本类药品。

3. 降糖药物之间的相互作用　口服降糖药与 Ins、口服降糖药之间有协同降血糖作用，合用会增加发生低血糖的危险性，注意减量；罗格列酮与 SU 合用，不明显增加后者引起低血糖的频率；罗格列酮与二甲双胍合用，不增加后者胃肠道反应的发生率，不增加血浆乳酸浓度。

4. 饮食、吸烟、饮酒对降糖药物的影响

（1）饮食治疗是使用 SU 降糖药控制血糖的前提，不控制饮食，药物不可能取得良好效果。

（2）二甲双胍为酸性药物，应避免与碱性溶液及饮料同服。

（3）肥胖 DM 者应在医生指导下，限制每日摄入总热量及脂肪，进行体育活动减轻体重，否则用 SU 降糖药可增加体重，病情难以满意控制。餐前服药效果较好，如有胃肠道反应，进餐时服药可减少反应。

（4）乙醇能掩盖低血糖的症状，并延缓低血糖的发生。中等量至大量的乙醇可增强 Ins 引起的低血糖作用，可引起严重持续的低血糖，在空腹或肝糖原储备较少的情况下更易发生。SU 降糖药与乙醇同服可引起腹泻、恶心、呕吐、头昏，以及面部潮红，因此，治疗期间宜戒酒。乙醇可加剧双胍类降血糖药的不良反应，诱发乳酸酸中毒。

（5）含乙醇的中药和药酒，若长期服用，又同时服降血糖药物，会使患者出现严重的低血糖和不可逆性神经系统病变。

（6）吸烟可通过释放儿茶酚胺而拮抗 Ins 的降血糖作用，吸烟还能减少皮肤对 Ins 的吸收，因此，正在使用 Ins 的吸烟的 DM 患者突然戒烟时须适当减少 Ins 的用量。

5. 服药时间对降糖药的影响　饮食对口服降糖药的吸收、生物利用度和疗效都有不同程度的影响，因此，降糖药应注意在不同时间服用。

（1）餐前 15～30min：适于餐前口服的药物有氯磺丙脲、格列本脲、格列吡嗪、格列喹酮、格列齐特、格列美脲、喹磺环己脲（糖适平）、伏格列波糖、瑞格列奈。

（2）餐中：适于餐中服用的药物有阿卡波糖、米格列醇、曲格列酮。阿卡波糖应在就餐时随第 1～2 口饭吞服，可减少对胃肠道的刺激，增加患者的耐受性。曲格列酮与食物同时摄入时吸收较好，在消化后约 3h 血浆浓度达峰值。

（3）餐后 0.5～1.0h：二甲双胍带有酸性，可刺激胃肠道，故最好在餐后服用。

（4）任一时间服：食物对药物的吸收和代谢影响不大的药物如吡格列酮和帕格列酮，可在一日的任一时间服用。

出 院 指 导

（1）糖尿病饮食治疗是一项基本措施，这一基本措施并不因糖尿病的治疗方法而改变。只有药物与饮食相结合，才能更好地控制血糖，防止疾病发展。

1）控制总热量是糖尿病治疗的首要原则：根据患者的标准体重和劳动强度，制订其每日所需的总热量，总热量中的 50%～55%应来自糖类，主要由粮食来提供要多样化，以谷类、薯类为主，15%～20%的热量应由蛋白质提供，以植物性食品为主如豆制品。其余25%～30%的热量应由脂肪提供，包括烹调油，在多选用绿色蔬菜，粗细搭配。食盐要限量，每日不超过 6g。

2）早、中、晚三餐进食要定时定量；避免随意增减食量，正餐时防止血糖偏高不能吃太多，必要时可在正餐之间及睡前加餐，以富含糖类的点心为主，以减少因药物而导致低血糖的机会，特别是注射胰岛素的患者，合理分配三餐热量，一般早、中、晚三餐的热量分配依次为 1/5、2/5、3/5 或 1/3、1/3、1/3。

3）随身携带零食：防止注射胰岛素时出现低血糖现象，外出时随身携带饼干、糕点、木糖醇等代糖食品，在发生心慌、饥饿等低血糖反应时服用。

（2）指导患者适当的运动：以餐后 1h 血糖升高时进行，有利于降低血糖，不要空腹运动，以免发生低血糖，最适合的运动是持续而有规律的运动，如骑自行车、步行、慢跑、游泳、太极拳等有氧运动，以运动后不感到疲劳为宜。

（3）皮肤保健：洗澡不要过勤，避免使用刺激性的洗浴用品，以免刺激皮肤，引起皮肤瘙痒，抓伤皮肤，穿着宽松、号码合适的鞋，每日温水泡脚，水温 40℃上下，避免烫伤。

（4）用药指导：糖尿病患者出院后用药是否合理是关系到血糖稳定的关键，当血糖已经达到理想水平时须坚持原有药物治疗，在医生指导下寻找维持血糖水平恒定的药物剂量，不能轻易停药，否则可使病情反复或加重。同时注意用药方式、时间，如常用降糖药物应饭前 30min 服用，双胍类应餐中服用。注射胰岛素一般在餐前注射，根据血糖情况确定用量，时间准确，严格无菌操作，经常变换注射部位（注射部位可在上臂两侧、大腿两侧、腹部两侧）。注意胰岛素存放温度，未开封的要放在冰箱的冷藏箱里。温度不可低于 2℃高于 25℃，开封后应在室温下存放，最好不超过 25℃，最好在 4 周内用完。此外，每次使用前都应检查有效期，并观察药液是否有结晶或絮状物，一旦发现，应停用。不管是口服降糖药还是注射胰岛素，均应定期监测血糖，根据血糖情况，由医生调整药物剂量，同时禁止患者乱用土方、秘方以免影响治疗。

吡格列酮二甲双胍片：每日 2 次，每次 15/500mg，餐中或餐后服用。本药含有两种成分，不但能够提高肌体对胰岛素的敏感性，同时还能直接降低血糖和减轻体重。常见的不良反应有恶心、呕吐、腹泻、口中有金属味等。用药期间应定期检查空腹血糖、尿糖及尿酮体，定期测血肌酐、血乳酸浓度，如有异常应及时就诊；

阿卡波糖片：一日 3 次，每次 50mg，在就餐时和第一口饭嚼服。该药用于能够延缓肠道内葡萄糖的吸收，可以降低餐后血糖。用药期间可能发生腹胀、腹泻，如症状严重应及时就诊。另外还可能引起肝酶升高，所以用药期间应定期检查肝功能，发现异常及时就诊；阿托伐他汀钙胶囊：一日 1 次，每次 20mg，晚上睡前服用。本品应长期服用，具有降低血脂、稳定斑块、预防血栓形成的作用，由于促进胆固醇合成的酶在晚上活性最强，所以晚上服用效果好。3 月后复查肝功，是若有肝转氨酶超标应停药并及时就诊；平日注意有无肌肉酸痛等症状，如有异常情况，应停药并及时就诊；

阿司匹林肠溶片：每日 1 次，每次 100mg，本品应长期服用，可以抑制血小板的聚集，预防血栓形成，可在早餐前口服，可增加药物吸收，且一般不会造成胃肠的不良反应，倘若胃部不适，建议早餐后服用。本品是肠衣片剂型，必须整片吞服，不可碾碎或嚼烂，否则破坏药物的持续作用，并会增加对胃黏膜的刺激。本品主要的不良反应是恶心、呕吐、上腹部不适和增加出血的风险，日常应注意身上有无出血点，皮肤有无瘀斑、紫癜，是否出现黑便、柏油样便，若有应停药并及时就诊。

赖脯胰岛素注射液：每日 3 次，每次 6U，三餐前皮下注射，可以替代和补充人体自身分泌的胰岛素，降低血糖，比可溶性人胰岛素起效更快，作用持续时间更短。由于快速起效，所以一般须紧邻餐前注射。必要时，可在餐后立即给药。本品经皮下注射，部位可选择腹壁、大腿、上臂三角肌或臀部。应在同一注射区域内轮换注射点。腹壁皮下注射后，

10～20min 内起效。最大作用时间为注射后 1～3h，作用持续时间为 3～5h。本品应与礼来胰岛素注射系统和针头配合使用。注射前应使用医用棉签给橡皮膜消毒。每次注射必须使用一个新的针头，以防止注射污染。赖脯胰岛素注射液为无色透明溶液，如果本品储藏不当或被冷冻，即赖脯胰岛素注射液溶液出现混浊、变浓、略微带有颜色或者发现有固体颗粒，则不能使用。胰岛素注射液发生外漏时，亦不能再继续使用。注射后针头应在皮下停留至少 6s，以确保药液全部注射入体内。每次注射后必须卸下针头。否则，当温度变化时就会有药液从针头漏出。本品主要的不良反应是低血糖，用药期间应注意避免发生低血糖，并随身携带含糖饮料或点心，如突感饥饿、心慌、软弱、脉速、多汗，虚脱甚至昏迷等低血糖症状，立即监测血糖，迅速口服糖水或甜食，必要时静脉注射葡萄糖；

甘精胰岛素注射液：本品为无色澄液溶液，每日 1 次，每次 10U，晚上临睡前皮下注射，可以替代和补充人体自身分泌的胰岛素，降低血糖，具有长效作用，每日定时皮下注射 1 次即可。使用时先消毒注射部位的皮肤。注射部位一般应选择皮肤较松的部位，如腹壁、大腿外侧、上臂三角肌和臀肌区域，注射部位应轮换使用。用手指捏起注射部位的皮肤，将针头刺入，待推进器推到底后，在皮下停留数秒，保证注射正确的剂量，然后再拔出针头，用消毒棉球轻压注射部位数秒，但不要按摩注射部位，以免损伤皮下组织或造成甘精胰岛素的渗出。本品经皮下注射，部位可选择腹壁、大腿、上臂三角肌或臀部。应在同一注射区域内轮换注射点。本品应与胰岛素注射系统和针头配合使用。注射前应使用医用棉签给橡皮膜消毒。每次注射必须使用一个新的针头，以防止注射污染。如果本品储藏不当或被冷冻，即甘精胰岛素外观呈云雾状、轻微色泽改变，或有可见颗粒时，则不能使用。胰岛素注射液发生外漏时，不要再继续使用。注射后针头应在皮下停留至少 6s，以确保药液全部注射入体内。每次注射后必须卸下针头。否则，当温度变化时就会有药液从针头漏出。本品主要的不良反应是低血糖，用药期间应注意避免发生低血糖，并随身携带含糖饮料或点心，如突感饥饿、心慌、软弱、脉速、多汗，虚脱甚至昏迷等低血糖症状，立即监测血糖，迅速口服糖水或甜食，必要时静脉注射葡萄糖。

思 考 题

1. 1 型和 2 型糖尿病的区别是什么？
2. 常用降糖药的作用特点是什么？
3. 2 型糖尿病的治疗路径是什么？
4. 2 型糖尿病的医学营养治疗包括哪些内容？
5. 2 型糖尿病的药物治疗及注意事项包括哪些内容？

第 2 节 甲状腺功能亢进症

甲状腺功能亢进症简称"甲亢"（hyperthyroidism），是由于甲状腺腺体本身功能亢进，合成和分泌甲状腺激素增加，导致神经、循环、消化等系统兴奋性增高和代谢亢进为主要表现的一组临床综合征，临床表现为机体代谢亢进和交感神经兴奋，引起心悸、出汗、进食及排便次数增多和体重减少的病症。多数患者还同时伴有突眼、眼睑水肿、视力减退等症状。

病 例 介 绍

患者，女，42 岁。

主诉：反复心悸、乏力 2 年，加重 1 个月余。

现病史：患者 2 年前无明显诱因出现心悸、乏力，到外院就诊，经行相关检查，诊断 "甲亢"（具体不详），予 "甲巯咪唑片' 治疗，上述症状有所减轻，1 年前上述症状缓解后停药，未监测甲状腺功能。1 个月余前无明显诱因再次出现心悸、乏力，并较前加重，无明显多饮、多尿，无突眼、胸闷等，未予特殊处理，今为求系统诊治，到我院内分泌科就诊，门诊以 "甲亢" 收住。病程中无视物旋转，自患病以来精神、饮食、睡眠可，大、小便正常，体重减轻 1~2kg。

既往史：否认 "高血压、糖尿病" 病史，否认 "结核、伤寒、肝炎" 等传染病史，既往曾因 "左手腕骨折" 行手术治疗，否认输血史，预防接种史不详。

家族史：否认遗传病史。

个人史：出生在云南，长期生活在当地，无外地居住史。

过敏史：对磺胺药过敏，否认食物过敏史。

【体格检查】　体温 36.7℃，脉搏 110 次/分，呼吸 20 次/分，血压（BP）103/73mmHg，一般情况可，体型中等，神清，对答切题，头颅五官外形正常，颜面眼睑无水肿，伸舌居中，颈软，甲状腺Ⅰ～Ⅱ肿大，质中等，无压痛，无结节，无震颤，无血管杂音，双手细颤（+），余无特殊。

【辅助检查】　门诊资料如下所示。甲状腺功能：促甲状腺激素（TSH）0.02mU/ml，甲状腺素（T_4）252.79nmol/L，三碘甲状腺原氨酸（T_3）7.53nmol/L，游离甲状腺素（FT_4）53.21pmol/L，反三碘甲状腺原氨酸（rT_3）1.37ng/ml，甲状腺球蛋白抗体（TGAb）63.81%，甲状腺微粒体抗体（TMAb）42.17%。

【入院诊断】　①心悸、乏力原因待查；②甲亢。

治 疗 经 过

1. 诊疗计划

（1）完善肝肾功，肿瘤标志物，动态心电图，心脏彩超，三大常规等检查以明确诊断及并发症情况。

（2）抗甲状腺激素治疗，改善循环、升白细胞、营养神经等对症治疗。

2. 初始治疗方案　禁碘饮食。甲巯咪唑片 20mg，口服，一日 1 次；琥珀酸美托洛尔缓释片 23.75mg，口服，一日 1 次；维生素 B_4 片 20mg，口服，一日 3 次；鲨肝醇片 20mg，口服，一日 3 次。

3. 治疗经过

（1）入院后立即给甲巯咪唑+美托洛尔抗甲状腺激素治疗，并加用升白细胞药物维生素 B_4+鲨肝醇，预防白细胞减少。

（2）第 4 日患者诉心悸、乏力较前减轻，精神、饮食、睡眠可，大小便正常。血压 120/76mmHg，血细胞分析：白细胞（WBC）$3.61×10^9$/L。血生化示：三酰甘油 7.52mmol/L。肿瘤标志物示：糖类抗原 CA125 55.42U/ml，糖类抗原 72-4 2.63U/ml；其余项目正常。心电图示窦性心动过速；甲状腺 B 超示：①甲状腺形态饱满，实质回声不均匀，多考虑甲亢；②甲状腺左侧叶实性结节。修正诊断为：①甲亢；②高三酰甘油血症。已予抗甲状腺激素治疗，今日加用苯扎贝特行降血脂治疗，嘱患者定期复查甲状腺功能、血常规、血脂和甲状腺 B 超。

治疗方案调整为：甲巯咪唑片 20mg，口服，一日 1 次；琥珀酸美托洛尔缓释片 23.75mg，口服，一日 1 次；维生素 B_4 片 20mg，口服，一日 3 次；鲨肝醇片 20mg，口服，一日 3 次；苯扎贝特片 200mg，口服，一日 3 次。

（3）第 7 日患者未诉不适。血压（BP）118/74mmHg，复查甲状腺功能：促甲状腺激素（TSH）0.04uU/ml，甲状腺素（T_4）180.07nmol/L，三碘甲状腺原氨酸（T_3）7.37nmol/L，游离三碘甲状腺原氨酸（FT_3）21.36pmol/L，游离甲状腺素（FT_4）28.98pmol/L，反三碘甲状腺原氨酸（rT_3）1.58ng/ml，甲状腺球蛋白抗体（TGAb）51.36%，甲状腺微粒体抗体（TMAb）38.52%。患者自觉症状缓解，甲状腺激素较前有所下降，给予今日出院，出院后按时服药，定期复查甲状腺功能、血常规、血脂和甲状腺 B 超。

4. 出院诊断 ①甲亢；②高三酰甘油血症。

5. 出院医嘱 ①低碘、低盐、低脂饮食。②周后复查甲状腺功、血常规和甲状腺 B 超。③继续服药：甲巯咪唑片 20mg，口服，一日 1 次；琥珀酸美托洛尔缓释片 23.75mg，口服，一日 1 次；维生素 B_4 片 20mg，口服，一日 3 次；鲨肝醇片 20mg，口服，一日 3 次；苯扎贝特片 200mg，口服，一日 3 次。

治疗方案分析及药学监护

【治疗方案分析】

甲亢的一般治疗包括注意休息，补充足够热量和营养，包括糖、蛋白质和 B 族维生素。失眠可给苯二氮䓬类镇静药（如地西泮片）。心悸明显者可给 β 受体阻滞剂，如普萘洛尔 10~20mg，每日 3 次，或美托洛尔 25~50mg，每日 2 次。目前，针对甲亢的治疗主要采用以下三种方式：①抗甲状腺药物；②^{131}I 治疗；③甲状腺次全切除手术。三种疗法各有利弊。抗甲状腺药物治疗可以保留甲状腺产生激素的功能，但是疗程长、治愈率低，复发率高；131 碘和甲状腺次全切除术都是通过破坏甲状腺组织来减少甲状腺激素的合成和分泌，疗程短，治愈率高，复发率低，但是甲状腺功能减退的发生率显著增高。

1. 抗甲状腺药物（ATD） 主要药物有甲巯咪唑（MMI）、丙硫氧嘧啶（PTU）。ATD 适用于病情轻，甲状腺轻、中度肿大的甲亢患者。年龄在 20 岁以下、妊娠甲亢、年老体弱或合并严重心、肝、肾疾病不能耐受手术者均宜采用药物治疗。一般情况下治疗方法为：甲巯咪唑（MMI）30~45mg/d 或丙硫氧嘧啶（PTU）300~450mg/d，分 3 次口服，MMI 半衰期长，可以每日单次服用。当症状消失，血中甲状腺激素水平接近正常后逐渐减量。由于 T4 的血浆半衰期为 7 日，加之甲状腺内储存的甲状腺激素释放约需要两周时间，所以 ATD 开始发挥作用多在 4 周以后。减量时每 2~4 周减药一次，每次 MMI 减量 5~10mg/d（PTU 50~100mg/d），减至最低有效剂量时维持治疗，MMI 为 5~10mg/d，PTU 为 50~100mg/d，总疗程一般为 1~1.5 年。起始剂量、减量速度、维持剂量和总疗程均有个体差异，需要根据临床实际掌握。近年来提倡 MMI 小量服用法，即 MMI 15~30mg/d，治疗效果与 40mg/d 相同。治疗中应当监测甲状腺激素的水平。但是不能用 TSH 作为治疗目标。因为 TSH 的变化滞后于甲状腺激素水平 4~6 周。

停药时甲状腺明显缩小及 TSAb 阴性者，停药后复发率低；停药时甲状腺仍肿大或

TSAb 阳性者停药后复发率高。复发多发生在停药后 3～6 个月内。在治疗过程中出现甲状腺功能低下或甲状腺明显增大时可酌情加用左甲状腺素或甲状腺片。

2. 131 碘治疗 131 碘治疗甲亢已有 60 多年的历史，现已是欧美发达国家治疗成人甲亢的首选疗法。我国由 1958 年开始用 ^{131}I 治疗甲亢至今已数十万例，在用 ^{131}I 治疗难治性重度甲亢方面积累了较丰富的经验，但欧美国家的使用频度明显高于我国和亚洲国家。现已明确如下几点。①此法安全简便，费用低廉，效益高，总有效率达 95%，临床治愈率 85% 以上，复发率小于 1%。第 1 次 ^{131}I 治疗后 3～6 个月，部分患者如病情需要可做第 2 次 ^{131}I 治疗。②没有增加患者甲状腺癌和白血病等癌症的发病率。③没有影响患者的生育能力和遗传缺陷的发生率。④^{131}I 在体内主要蓄积在甲状腺内，对甲状腺以外的脏器，如心脏、肝脏、血液系统等不造成急性辐射损伤，可以比较安全地用于治疗患有这些脏器并发症的重度甲亢患者。⑤我国专家对年龄的适应证比较慎重，在美国等北美国家对 20 岁以下的甲亢患者用 ^{131}I 治疗已经屡有报告。英国对 10 岁以上甲亢儿童，特别是具有甲状腺肿大和（或）对 ATD 治疗依从性差者，也用 ^{131}I 治疗。

我国 ^{131}I 治疗甲亢的适应证包括：①成人 Graves 甲亢伴甲状腺肿大 II 度以上；②ATD 治疗失败或过敏；③甲亢手术后复发；④甲亢性心脏病或甲亢伴其他病因的心脏病；⑤甲亢合并白细胞和（或）血小板减少或全血细胞减少；⑥老年甲亢；⑦甲亢并糖尿病；⑧毒性多结节性甲状腺肿；⑨自主功能性甲状腺结节合并甲亢。相对适应证：①青少年和儿童甲亢，用 ATD 治疗失败、拒绝手术或有手术禁忌证；②甲亢合并肝、肾等脏器功能损害；③浸润性突眼。对轻度和稳定期的中、重度浸润性突眼可单用 ^{131}I 治疗甲亢，对进展期患者，可在 ^{131}I 治疗前后加用泼尼松。禁忌证：妊娠和哺乳期妇女。

3. 手术 手术治疗的治愈率为 95%左右。复发率为 0.6%～9.8%。手术治疗的适应证为如下几种。①中、重度甲亢长期药物治疗无效或效果不佳。②停药后复发，甲状腺较大。③结节性甲状腺肿伴甲亢。④对周围脏器有压迫或胸骨后甲状腺肿。⑤疑似与甲状腺癌并存者。⑥儿童甲亢用抗甲状腺药物治疗效果差者。⑦妊娠期甲亢药物控制不佳者，可以在妊娠中期（第 13～24 周）进行手术治疗。手术术式现在主张一侧行甲状腺全切，另一侧次全切，保留 4～6g 甲状腺组织，也可行双侧甲状腺次全切除，每侧保留 2～3g 甲状腺组织。手术的并发症如下所示。①永久性甲状腺功能减退症。国外文献报告的发生率是 4%～30%，一项国外内科医生随访研究显示，随访 10 年永久性甲状腺功能减退症的发生率是 43%。解释术后甲状腺功能减退症发生的原因除了手术损伤以外，Graves 病本身的自身免疫损伤也是致甲状腺功能减退症的因素。②甲状旁腺功能减退症：分为一过性甲状旁腺功能减退症和永久性甲状旁腺功能减退症。前者是由于甲状旁腺部分损伤或供应血管损伤所致，一般在术后 1～7 日内恢复；后者的发生率为 0～3.6%，需要终生治疗。③喉返神经损伤，发生率为 0～3.4%，如果损伤是单侧性的，患者出现发音困难。症状可以在术后数周内恢复，可能遗留声音嘶哑；如果损伤是双侧性的，患者可以出现气道阻塞，需要紧急处理。近年来随着 ^{131}I 应用的增多，手术治疗者较以前减少。手术治疗一定要在患者的甲亢病情被控制的情况下进行。

4. 碘剂 主要作用是抑制甲状腺激素从甲状腺释放。适应证：①甲状腺次全切除的准备；②甲状腺危象；③严重的甲状腺毒症心脏病；④甲亢患者接受急诊外科手术。碘剂通常与 ATD 同时给予。控制甲状腺毒症的碘剂量大约为 6mg/d，相当于饱和碘化钾溶液（SSKI）的 1/8 滴、复方碘溶液（Lugol's 液）的 0.8 滴的剂量。临床上实际给予上述一种碘溶液 5～10 滴，一日 3 次。这个剂量显著超过了抑制甲状腺毒症的需要量，容易引起碘化物黏液水肿。Williams 内分泌学（第 10 版）推荐的最大剂量是 SSKI 3 滴，一日 3 次。

5. 锂制剂 碳酸锂（lithium carbonate）可以抑制甲状腺激素分泌。与碘剂不同的是它不干扰甲状腺对放射碘的摄取。其主要用于对于 ATD 和碘剂都过敏的患者，临时控制他们的甲状腺毒症。碳酸锂的这种抑制作用随时间延长而逐渐消失。剂量是 300～500mg，每 8h 一次。因为锂制剂的毒副作用较大，仅适用于短期治疗。

6. 地塞米松（dexamethasone） 2mg，每 6h 一次，可以抑制甲状腺激素分泌和外周组织 T_4 转换为 T_3。PTU、SSKI 和地塞米松三者同时给予严重的甲状腺毒症患者，可以使其血清 T_4 的水平在 24～48h 内恢复正常。本药主要用于甲状腺危象的抢救。

7. β 受体阻断剂 甲状腺激素可以增加肾上腺能受体的敏感性。本药的作用：①从受体部位阻断儿茶酚胺的作用，减轻甲状腺毒症的症状，在 ATD 作用完全发挥以前控制甲状腺毒症的症状；②具有抑制外周组织 T_4 转换为 T_3 的作用；③β 受体阻断剂还可以通过独立的机制（非肾上腺能受体途径）阻断甲状腺激素对心肌的直接作用；④对严重心动过速导致的心功能不全有效。目前使用最广泛的 β 受体阻断剂是普萘洛尔（心得安），20～80mg/d，6～8h 一次。哮喘和慢性阻塞性肺病禁用；甲亢妊娠女性患者慎用；心脏传导阻滞和充血性心力衰竭禁用。但是严重心动过速导致的心力衰竭可以使用。

该患者入院后采用甲巯咪唑+美托洛尔抗甲状腺激素治疗，药物选择合理，药物用法用量适当，治疗措施有效，疗效满意。

【**药学监护**】

抗甲状腺药物的不良反应是皮疹、皮肤瘙痒、白细胞减少症、粒细胞减少症、中毒性肝病和血管炎等。MMI 的不良反应是剂量依赖性的；PTU 的不良反应则是非剂量依赖性的。两药的交叉反应发生率为 50%。发生白细胞减少（$<4.0\times10^9/L$），通常不需要停药，减少抗甲状腺药物剂量，加用一般升白细胞药物，如维生素 B_4、鲨肝醇等。注意甲亢在病情还未被控制时也可以引起白细胞减少，所以应当在用药前常规检查白细胞计数作为对照。皮疹和瘙痒的发生率为 10%，用抗组胺药物多可纠正。如皮疹严重应停药，以免发生剥脱性皮炎。出现关节疼痛者应当停药，否则会发展为"ATD 关节炎综合征"，即严重的一过性游走性多关节炎。

粒细胞缺乏症（外周血中性粒细胞绝对计数 $<0.5\times10^9/L$）是 ATD 的严重并发症。服用 MMI 和 PTU 发生的概率相等，在 0.3% 左右。老年患者发生本症的危险性增加。多数病例发生在 ATD 最初治疗的 2～3 个月或再次用药的 1～2 个月内，但也可发生在服药的任何时间。患者的主要临床表现是发热、咽痛、全身不适等，严重者出现败血症，死亡率较高。治疗中出现发热、咽痛均要立即检查白细胞，以及时发现粒细胞缺乏的发生。建议在治疗中应定期检查白细胞，若中性粒细胞少于 $1.5\times10^9/L$ 应当立即停药。粒细胞集落刺激因子（G-CSF）可以促进骨髓恢复，但是对骨髓造血功能损伤严重的病例效果不佳。在一些情况下，糖皮质激素在粒细胞缺乏症时也可以使用。PTU 和 MMI 都可以引起本症，两者有交叉反应。所以其中一种药物引起本症，不要换用另外一种药物继续治疗。

中毒性肝病的发生率为 0.1%～0.2%。多在用药后 3 周发生。表现为变态反应性肝炎。转氨酶显著上升，肝脏穿刺可见片状肝细胞坏死。死亡率高达 25%～30%。PTU 引起的中毒性肝病与 PTU 引起的转氨酶升高很难鉴别。PTU 可以引起 20%～30% 的患者转氨酶升高，升高幅度为正常值的 1.1～1.6 倍。另外甲亢本身也有转氨酶增高，在用药前检查基础的肝功能，以区别是否是药物的不良反应。还有一种罕见的 MMI 导致的胆汁淤积性肝病。肝脏活体检查肝细胞结构存在，小胆管内可见胆汁淤积，外周有轻度炎症。停药后本症可以完全恢复。

血管炎的不良反应罕见。由 PTU 引起的多于 MMI 引起的。血清学检查符合药物性狼疮。抗中性粒细胞胞质抗体（antineutrophil cytoplasmic antibodies，ANCA）阳性的血管炎主要发生在亚洲患者，与服用 PTU 有关。这些患者的大多数存在抗髓过氧化物酶-抗中性粒细胞胞质抗体（antimyeloperoxidase antineutrophil cytoplasmic antibodies）。这种抗体与髓过氧化物酶结合，形成反应性中间体，促进了自身免疫炎症。ANCA 阳性的血管炎多见于中年女性，临床表现为急性肾功能异常、关节炎、皮肤溃疡、血管炎性皮疹、鼻窦炎、咯血等。停药后多数病例可以恢复。少数严重病例需要大剂量糖皮质激素、环磷酰胺或血液透析治疗。近年来的临床观察发现，PTU 可诱发 33% Graves 患者产生 ANCA。正常人群和未治疗的 Graves 病患者 4%～5% ANCA 阳性。多数患者无血管炎的临床表现。故有条件者在使用 PTU 治疗前应检查 ANCA，对长期使用 PTU 治疗者定期监测尿常规和 ANCA。

出　院　指　导

（1）饮食：给予高热量、高蛋白、富含维生素的饮食，多食用新鲜蔬菜、水果、豆类、奶类、鸭、精肉、蛋等，适当限制脂肪。增加餐饮，为纠正体内消耗，在每日三餐主食外，两餐间增加点心以改善机体代谢紊乱。注意维生素供给，即维生素 A、维生素 B、维生素 C、维生素 D 的补充。禁食刺激性食物，禁烟、酒、浓茶、咖啡。碘是合成甲状腺素的原料，甲状腺内有大量碘剂存在，甲状腺素加速合成，因而碘可诱发甲亢，可使甲亢症状加剧，故应禁食含碘丰富的海产品食物（如海带、紫菜）及药物。

（2）活动：在症状明显和治疗早期，应卧床休息，避免剧烈运动。当临床症状，心率、基础代谢率和甲状腺摄碘率等恢复正常后，可逐步恢复工作。应避免从事较为激烈的活动，以减少心脏负担和机体的耗氧。采用放松动作，如缓慢的深呼吸、全身肌肉放松等。

（3）心理护理：必须重视心理因素对疾病的影响，以诱导、启发、解释和自我训练等方法，加强自我锻炼，训练自我调控能量，提高心理免疫与应激能力，避免情绪应激或打击促使甲亢的发生。

（4）保持环境安静，避免嘈杂。减少不良刺激。

（5）定期每月复查血肝肾功能、血常规和甲状腺激素水平。监测体重、心率，活动耐力，评估甲状腺肿大及突眼程度。在医师指导下调整服药剂量，促进疾病早日康复。

（6）警惕甲状腺危象的发生：表现为高热（$T>39℃$），心率（$P>160$ 次/分），大汗，精神不安，躁动甚至谵妄昏迷，常伴有呕吐，腹泻等，如有发生应及时就诊。

思　考　题

1. 各个甲状腺疾病治疗药物的作用特点和临床应用包括哪些？

2. 甲亢的治疗方式有哪几种？

3. 甲亢治疗时的注意事项包括哪些？

第 3 节 痛 风

痛风（gout）是一种单钠尿酸盐（monosodium urate，MSU）沉积所致的晶体相关性关节病，与嘌呤代谢紊乱和（或）尿酸排泄减少所致的高尿酸血症（hyperuricemia，HUA）直接相关，属于代谢性风湿病范畴。痛风特指急性特征性关节炎和慢性痛风石疾病，可并发肾脏病变，重者可出现关节破坏、肾功能受损，也常伴发代谢综合征（metabolic syndrome，MS）中的其他症状和疾病，如腹型肥胖、高脂血症、高血压、2 型糖尿病等。

病 例 介 绍

患者，男，52 岁，身高 170cm，体重 80kg。

主诉：因"右膝关节疼痛 1 个月"入院。

现病史：患者 1 个月前无明显诱因出现右膝关节疼痛，伴膝关节肿胀，活动略受限，无发热、游走性关节疼痛、怕冷、乏力、皮疹、晨僵等。自服"别嘌醇片，每次 1 片，每日 3 次"，2 周无明显好转。改服"秋水仙碱片"2 日，疼痛略好转，并出现腹泻停药，为进一步诊治，到我院门诊就诊，以"痛风性关节炎"收住。患者自起病以来，精神、饮食、睡眠欠佳，体重无明显变化。

既往史：既往有"痛风性关节炎"病史。无药物食物过敏史。无"肝炎、伤寒、结核"等传染病史，曾行阑尾切除术、无输血史，预防接种史不详。

家族史：母亲有高血压，父亲体健。

个人史：生于云南，否认长期外地居住史，否认疫区居留史，否认特殊化学品及放射线接触史。否认吸烟史，饮酒 20 余年，每日饮高度白酒约 50g，已戒酒半年余。

过敏史：否认食物药物过敏史。

【体格检查】 体温 36.2℃，脉搏 70 次/分，呼吸 20 次/分，血压（BP）120/80mmHg。一般情况可，神清，颜面眼睑无水肿，颈软，甲状腺无肿大，质软，无结节，无震颤，无血管杂音，双肺呼吸音清，无干、湿啰音，心率 70 次/分，律齐，未闻及杂音，腹软，无压痛，肝脾未及，右膝关节肿胀，皮温略高。无皮疹、发红，活动略受限，双手指关节无畸形。

【辅助检查】 门诊血清尿酸：570μmol/L。

【入院诊断】 痛风性关节炎。

治 疗 经 过

患者入院后完善相关检查，血脂提示总胆固醇 11.53mmol/L，三酰甘油 5.26mmol/L，低密度脂蛋白 3.98mmol/L，尿常规提示尿蛋白 1+，尿蛋白定量 320mg/24h；其余无明显异常；患者诊断为"痛风性关节炎"，入院第 1 日予泼尼松片 30mg qd 抑制炎症反应，碳酸氢钠片 1g tid 碱化尿液，依托考昔片 60mg qd 对症治疗。同时予埃索美拉唑镁肠溶片 20mg qd 保护胃黏膜，阿托伐他汀钙片 20mg qn 降血脂治疗。治疗 4 日后患者右膝关节疼痛好转，予"苯溴马隆片 50mg 口服每日 1 次"治疗，同时将泼尼松按照每日递减 5mg 逐渐减量直至停药。经治疗后第 8 日患者右膝关节肿胀减轻，右膝关节 MRI 结果回报示：痛风性关节炎。复查血清尿酸 390μmol/L，尿常规、随机尿微量白蛋白（ALB）未见明显异常。患者病情明显好转，停用依托考昔片，给予出院，嘱出院后继续服用苯溴马隆片、碳酸氢钠片、阿托伐他汀钙片，2 周后内分泌科门诊随访（表 7-1）。

表 7-1 患者入院期间治疗药物

药物	剂量	途径	频次	备注
泼尼松片	30mg	口服	qd	给药 4 日后减量
依托考昔片	60mg	口服	qd	
埃索美拉唑镁肠溶片	20mg	口服	qd	
苯溴马隆片	50mg	口服	qd	出院后继续服用
碳酸氢钠片	1g	口服	tid	出院后继续服用
阿托伐他汀钙片	20mg	口服	qn	出院后继续服用

【出院诊断】 痛风性关节炎，高脂血症。

治疗方案分析及药学监护

【治疗方案分析】

痛风治疗的目的是：①迅速有效地缓解和消除急性发作症状；②预防急性关节炎复发；③纠正高尿酸血症，促使组织中沉积的尿酸盐晶体溶解，并防止新的晶体形成，从而逆转和治愈痛风；④治疗其他伴发疾病。该患者入院完善相关检查，急性痛风性关节炎诊断明确，因此需要及早使用足量药物控制炎症，缓解疼痛。

1. 非甾体抗炎药物治疗 各种非甾体抗炎药（NSAIDs）均可有效缓解急性痛风症状，现已成为一线用药。例如，依托考昔（etoricoxib）已被批准用于急性痛风性关节炎的治疗，能在 24h 内明显缓解急性痛风的症状，应在急性期早期足量使用，一旦症状减轻即可减量，5～7 日后停用。禁止同时服用两种或多种非甾体抗炎药，否则会增加胃肠道、肾脏、心血管系统和神经系统不良反应。需要注意的是，低剂量的阿司匹林会减少尿酸的清除，可诱发痛风或加重症状，因此痛风患者不宜使用。

该患者使用的依托考昔是一种选择性环氧合酶-2（COX-2）抑制剂，可抑制 COX-2 参与的炎性前列腺素合成，减轻疼痛、炎症和发热等症状。与非选择性非甾体抗炎药相比，选择性 COX-2 抑制剂减少了因抑制环氧合酶-1（COX-1）引起胃黏膜损伤和血小板聚集作用减弱的不良反应。患者使用依托考昔片 60mg qd 进行治疗 4 日后症状明显减轻，出院当日停药，疗程为 8 日。

2. 糖皮质激素药物治疗 糖皮质激素用于缓解痛风性关节炎急性期红肿热痛等炎性反应，用药需注意"短期足量给药，逐渐减量直至停药。"该患者在 14 日内已自行服用秋水仙碱进行治疗后疗效不佳，服药 2 日后出现腹泻说明药物已足量，不可继续使用该药，应使用非甾体抗炎药（NSAIDs）或者糖皮质激素进行治疗。糖皮质激素适用于不能耐受非甾体抗炎药（NSAIDs）、秋水仙碱或肾功能不全的急性痛风患者，该案例中患者已使用依托考昔进行治疗，在此基础上联用糖皮质激素指征不明确，且会增加消化道出血的风险。

美国风湿病学学院（ACR）指南口服泼尼松推荐剂量为每日 0.5mg/kg，治疗初期足量使用 5～10 日；或足量 2～5 日后减量使用 7～10 日；国内指南口服泼尼松推荐剂量为每日 20～30mg，3～4 日后逐渐减量停药。该患者予 30mg qd 给药治疗 4 日后症状明显缓解，减量停药后未出现"反跳"。

3. 降尿酸药物的使用　如果急性痛风发作期采用降尿酸治疗,在血清尿酸浓度快速降低的同时,沉积在组织中的尿酸盐会在短时间内大量被动员入血,引起短暂性的高尿酸血症,可能会加重痛风的症状。因此目前国内外大多数指南认为在痛风急性发作期不宜使用降酸药物。在发作前已经规律使用降尿酸药物的患者,为了维持发作期间尿酸水平相对稳定,可以继续用药。2012 年 ACR 指南则认为痛风急性发作期,在使用抗炎药物的前提下可以同时开始降尿酸治疗。该患者在经糖皮质激素和非甾体抗炎药治疗症状缓解后开始服用苯溴马隆片 50mg qd 降尿酸,通常情况下服用苯溴马隆 6～8 日血清尿酸值达到 357μmol/L（6mg/dl）左右,坚持服用可维持体内血尿酸水平正常。该患者出院时复查血清尿酸为 390μmol/L,因此出院后需继续进行药物降尿酸治疗,2 周后复查时根据血尿酸水平调整剂量。

4. 高脂血症的治疗　该患者入院时查血脂提示总胆固醇 11.53mmol/L,三酰甘油 5.26mmol/L,低密度脂蛋白 3.98mmol/L,其高脂血症已达到需进行药物干预的程度。且人体血尿酸水平与总胆固醇、三酰甘油、低密度脂蛋白胆固醇呈正相关,与高密度脂蛋白胆固醇呈负相关。控制血脂有助于降低血清尿酸,因此需积极给予降脂治疗。因患者总胆固醇和低密度脂蛋白升高最为明显,故选择羟甲基戊二酰辅酶 A（HMG-COA）还原酶抑制剂阿托伐他汀钙 20mg qn 进行降脂治疗,晚间给药有助于提高药物疗效。

【药学监护】

1. 疗效监护

（1）观察患者受累关节及周围组织红、肿、热、痛和功能受限在用药后是否好转。治疗期间监测白细胞、血沉、C 反应蛋白等炎性指标变化情况。

（2）痛风患者由于血尿酸产生过多或排泄减少血液中尿酸盐浓度增高达到过饱和状态,尿酸盐结晶沉积于肾脏可引起病变。该患者入院时肾功能异常,治疗期间每 3 日复查尿常规、尿蛋白肌酐比值或 24h 尿蛋白定量,血肌酐、尿素氮水平,评估是否合并肾脏损害。

（3）痛风发作缓解后患者开始进行降尿酸治疗,需监测血清尿酸浓度和尿 pH,评估疗效。

2. 不良反应监护

（1）泼尼松和依托考昔:非甾体抗炎药和糖皮质激素都有较明显的胃肠刺激性,注意监护患者是否有腹痛、黑便等胃肠道出血不良反应;糖皮质激素可升高血压,需注意监测患者血压变化。

（2）苯溴马隆与碳酸氢钠:苯溴马隆促进尿酸排泄可能引起尿酸盐晶体在尿路沉积,用药期间需注意患者是否出现排尿困难、疼痛的症状;监测尿液酸碱度（pH）,根据 pH 调整碳酸氢钠剂量,pH 过低易产生尿酸结晶,过高则易产生草酸钙或其他成分结石。

（3）阿托伐他汀:他汀类药物可能导致肝功能受损,表现为转氨酶升高,用药期间需复查转氨酶。若转氨酶轻度增加（<3 倍）无需停药或减量,若超过正常 3 倍以上需停药;使用他汀类药物还需注意患者是否肌酸、肌痛症状,若有需检测肌酸激酶。

用 药 指 导

告知患者出院需继续使用的药物包括:苯溴马隆片、碳酸氢钠片、阿托伐他汀钙片。

（1）苯溴马隆片每次口服 50mg（1 片），一日 1 次，每日早餐后服用。服药期间注意多饮水（每日 1.5～2L）以增加尿量，避免排泄的尿中由于尿酸过多导致尿酸结晶，定期测量尿液的酸碱度，酸碱度（pH）在 6.5 左右为佳。该药不能在痛风急性发作期间服用，否则可能加重病情；但如果在服用苯溴马隆期间出现急性发作则不需停用，以免引起血尿酸波动，延长发作时间。

（2）碳酸氢钠片每次口服 1g（2 片），一日 3 次。服药期间定期测量尿液的酸碱度，酸碱度（pH）在 6.5 左右为佳。

（3）阿托伐他汀钙每次口服 20mg（1 片），每晚 1 次。平时需注意是否有肌酸、肌痛症状，若有应及时到医院检查，并监测肌酸激酶，若肌酸激酶升高＞10 倍则需停药。到院复查时，还应复查肝功能。

（4）坚持锻炼，控制体重，每日中等强度运动 30min 以上。

（5）注意饮食，限制脂肪及动物蛋白，以食用植物蛋白为主。禁食高嘌呤食物，如动物内脏、海鲜等，禁饮各种酒类（尤其是啤酒）。

（6）每月定期复查尿酸、血脂、肝肾功能，各项指标正常后每季度复查。

（7）保持积极健康的生活方式，避免因情绪紧张、过度劳累、寒冷饥饿、感染、创伤等因素诱发痛风。

思 考 题

1. 哪些药物可能诱发痛风？其机制是什么？

2. 为什么目前大多数指南不推荐在痛风发作急性期使用降尿酸药物？

3. 对于单药治疗不能使血清尿酸达标的患者，应该如何进行联合治疗？

参 考 文 献

中华医学会风湿病学分会. 2011. 原发性痛风诊断和治疗指南[J]. 中华风湿病学杂志，15（6）：410-413.

中华医学会内分泌学分会. 2013. 高尿酸血症和痛风治疗的中国专家共识[J].中华内分泌代谢杂志，29（11）：913-920.

中华医学会内分泌学分会《中国甲状腺疾病诊治指南》编写组. 2007. 中国甲状腺疾病诊治指南-甲状腺功能亢进症. 中华内科杂志，46（10）：876-882.

中华医学会糖尿病学分会. 2014. 中国 2 型糖尿病防治指南（2013 年版）. 中华糖尿病杂志，6（7）：447-498.

Khanna D，Khanna P P，Fitzgerald J D，et al. 2012. American College of Rheumatology guidelines for management of gout.Part2：therapy and ant-i inflammatory prophylaxis of acute gouty arthritis [J]. Arthritis Care Res（Hoboken），64（10）：1447-1461.

Khanna P P，Gladue H S，Singh M K，et al. 2014. Treatment of acute gout：a systematic review[J]. Semin Arthritis Rheum，44（1）：31-38.

第8章 泌尿系统疾病的药物治疗

1. 掌握肾病综合征诊断标准；肾病综合征的主要治疗药物及用法用量；主要治疗药物常见和严重不良反应。

2. 熟悉肾病综合征患者药学监护计划的制订。

3. 了解肾病综合征病理类型；常见并发症及治疗。

4. 掌握肾病综合征的相关治疗药物，如抗凝药、促红素、抗感染药等用法用量及主要和严重不良反应；肾不全患者用药调整（品种、剂量、频次等）；肾衰竭患者药学监护计划。

5. 熟悉肾功能分级方法；透析对患者用药的影响。

6. 了解慢性肾衰竭常见并发症及治疗。

第1节 肾病综合征

肾病综合征（NS）是肾小球疾病中最常见的一组临床综合症候群，主要是以大量蛋白尿（≥3.5g/d）、低蛋白血症[血浆白蛋白（ALB）≤30g/L]、水肿、高脂血症和其他代谢紊乱为特征。肾病综合征分为原发性和继发性，约75%为原发性肾小球疾病引起，约25%为继发性肾小球疾病引起，如系统性红斑狼疮、糖尿病、药物等。原发性肾病综合征病理类型以膜性肾病、IgA肾病、微小病变肾病、肾小球局灶节段性硬化症、系膜毛细血管性肾炎五种类型最为常见。肾病综合征患者可能发生感染、栓塞、肾功能损伤、蛋白质和脂质代谢紊乱等并发症，需要积极诊断和治疗。

肾病综合征的治疗包括对症治疗、抑制免疫与炎症反应及并发症防治等，具体治疗方案应根据患者的临床表现、病理类型、肝肾功能、对药物敏感性、药物不良反应等个体化分析制订。对症治疗主要包括利尿消肿、降蛋白尿和降脂治疗，涉及利尿剂、白蛋白（ALB）（提高胶体渗透压，减轻水肿）、ACEI、ARB、他汀类等多种药物的使用；抑制免疫与炎症反应药物主要包括糖皮质激素、环磷酰胺、环孢素、他克莫司（FK506）、吗替麦考酚酯MMF等；肾病综合征并发症重在预防，预防低蛋白血症导致的血栓事件主要使用华法林，但预防感染并不推荐常规使用抗菌药物，不但达不到预防目的，反而可能诱发耐药及二重感染。

病 例 介 绍

患者，男，31岁，60kg。

主诉：泡沫尿2个月，颜面、双下肢水肿1周。

现病史：患者发现泡沫尿2个月，1周前发现颜面水肿，逐渐加重且出现双下肢水肿，至门诊就诊。门诊查尿常规：尿蛋白3+，尿蛋白定量7.84g/24h。血生化：血清白蛋白（ALB）18.2g/L，血清肌酐86μmol/L，总胆固醇10.26mmol/L，三酰甘油4.14mmol/L，低密度脂蛋白 4.6mmol/L，为行进一步治疗收治入院。病程中，食欲较差，大小便正常，体重未监测。

既往史：既往体健，无高血压史和家族史，近期无上呼吸道感染史。

家族史：家族中无类似患者。

个人史：生于云南，否认长期外地居住史，否认疫区居留史，否认特殊化学品及放射线接触史。

过敏史：否认食物药物过敏史。

【体格检查】 体温 36.5℃，脉搏 80 次/分，呼吸 19 次/分，血压 120/75mmHg。神清，颜面及眼睑水肿，咽部无充血，扁桃体不肿大，心肺无特殊，腹部平坦，无压痛及反跳痛，双肾区无叩痛及压痛，双下肢中度凹陷性水肿，四肢皮肤未见紫癜。

【入院诊断】 肾病综合征。

治 疗 经 过

入院后完善相关检查，尿常规提示尿蛋白 3+，尿蛋白定量 8.45g/24h；血生化提示血清白蛋白（ALB）17.6g/L，血清肌酐 92μmol/L，总胆固醇 10.32mmol/L，三酰甘油 4.13mmol/L，低密度脂蛋白 4.68mmol/L，其余无明显异常；血常规、自身免疫指标、血清补体等均无明显异常，检查结果与门诊结果基本一致。结合患者症状及实验室检查结果，肾病综合征诊断明确，给予足量甲泼尼龙片（48mg）治疗，同时给予阿托伐他汀钙片调脂治疗和培哚普利片降尿蛋白治疗。患者颜面及双下肢水肿，给予呋塞米和螺内酯口服利尿。患者血生化检查提示血清白蛋白（ALB）仅 17.6g/L，血栓风险大，给予华法林（2.5mg）口服抗凝治疗，凝血常规提示标准化凝血比值（INR）1.8。腹部超声提示双肾实质回声稍增强。胸片、心脏彩超、心电图等未见明显异常。行肾脏穿刺病理检查：肾小球微小病变（MCD）。经过治疗，患者颜面及双下肢水肿明显消退，食欲好转，出院嘱规律服用药物并定期复查，评估用药疗效并调整用药（表 8-1）。

表 8-1 患者入院期间治疗药物

药物	剂量	途径	频次	备注
甲泼尼龙片	48mg	口服	qd	出院带药
兰索拉唑片	15mg	口服	bid	
碳酸钙维 D_3 片	0.6g	口服	qd	
呋塞米片	20mg	口服	bid	
螺内酯片	20mg	口服	bid	
培哚普利片	4mg	口服	qd	出院带药
阿托伐他汀钙片	20mg	口服	qn	出院带药
华法林片	2.5mg	口服	qd	出院带药

【出院诊断】 肾病综合征（微小病变）。

治疗方案分析及药学监护

【治疗方案分析】

患者入院完善检查，24h 尿蛋白 8.45g，血清白蛋白（ALB）17.6g/L，颜面及双下肢水肿，血脂异常，诊断为肾病综合征，且行肾脏穿刺病理检查明确为微小病变。微小病变肾病是导致肾病综合征的常见病理类型，发病机制不明，其特征为肾小球毛细血管壁负电荷丢失，损害了肾小球的电荷屏障，产生选择性蛋白尿，继而出现低蛋白血症和水肿临床症状等。

1. 糖皮质激素治疗　糖皮质激素是治疗肾病综合征的主要药物，治疗原则为"起始足量、缓慢减药和长期维持"。肾病综合征根据对激素的敏感性分为激素敏感型和激素依赖型，对于微小病变肾病而言，多数儿童肾小球微小病变（MCD）患者对糖皮质激素治疗敏感，超过 75% 的成人 MCD 患者糖皮质激素治疗后完全缓解。因此，改善全球肾脏病预后组织（KDIGO）推荐糖皮质激素作为初发 MCD 患者的初始治疗（证据：1C），儿童泼尼松或泼尼松龙剂量建议为 2mg/（kg·d）或 60mg/（m²·d），成人剂量建议为 1mg/（kg·d）或 2mg/kg 隔日顿服（最大剂量 120mg），对于隔日给药是否与每日给药疗效相当目前证据不足。如果患者能够耐受初始大剂量糖皮质激素，即使完全缓解足量激素应用也要大于 4 周（一般为 8 周），再缓慢减量（足量治疗后每 2～3 周减原用量的 10%，减至 20mg/d 时病情易复发，应更加缓慢减量），然后长期维持（以最小有效剂量 10mg/d 维持），总疗程要求超过 6 个月；但不能完全缓解足量激素应用不能大于 16 周。对于相对禁忌或者不能耐受大剂量糖皮质激素的频繁复发患者（如未经控制的糖尿病、精神病、严重的骨质疏松等），建议口服环磷酰胺或钙调神经酶抑制剂。从循证角度来讲，成人应用糖皮质激素的最佳剂量和治疗疗程缺乏有力证据，但是比较公认足量应用直到完全缓解并缓慢减量能够减少复发，成人微小病变比儿童微小病变通常需要更长时间达到缓解，而治疗疗程应当根据患者临床缓解情况、不良反应情况等个体化判定。虽然大部分儿童和成人微小病变肾病患者对激素敏感，但仍有部分患者呈激素依赖性并易复发，《2012 年成人微小病变肾病 KDIGO 指南》建议此类患者连续 8 周口服环磷酰胺 2～2.5mg/（kg·d）；对于应用环磷酰胺后复发或者希望保持生育能力的年轻成人患者，建议应用钙调磷酸酶抑制剂[环孢素 3～5mg/（kg·d），或者他克莫司 0.05～0.1mg/（kg·d）分次服用]1～2 年；对于不能耐受糖皮质激素，环磷酰胺及钙调磷酸酶抑制剂的患者，建议应用吗替麦考酚酯 500～1000mg，一日 2 次，持续 1～2 年，但这些建议目前仍缺乏有力的循证证据。

该病例为成人肾小球微小病变（MCD）患者，60kg，根据指南推荐初始足量泼尼松[1mg/（kg·d）]应为 60mg/d，此病例医嘱开具同为中效糖皮质激素的甲泼尼龙，甲泼尼龙与泼尼松等效剂量比值为 4：5，因此换算甲泼尼龙足量为 48mg/d。甲泼尼龙与其他糖皮质激素相比，具有起效快、疗效确切、不良反应轻微等特点，特别对于肝功能受损的患者首选甲泼尼龙，因为甲泼尼龙不经过肝脏代谢，而泼尼松需经肝脏代谢起效。患者足量甲泼尼龙服用时间为 8 周左右，期间复查尿蛋白、血浆白蛋白（ALB）等指标，同时观察患者水肿等临床症状，根据检查结果调整激素治疗方案。

肾病综合征患者采用激素长期治疗，应注意监测激素的不良反应，其不良反应与剂量和疗程成正比关系。由于长期服用激素削弱胃黏膜屏障，促进胃酸和胃酶分泌，可能诱发药物相关性应激性溃疡，临床常规使用质子泵抑制剂（PPI）（兰索拉唑、泮托拉唑等）、H₂ 受体拮抗剂（雷尼替丁、法莫替丁等）及胃黏膜保护剂（硫糖铝、铝镁加混悬剂等）预防应激性溃疡的发生，但对于此类非重症患者预防性使用 PPI、H₂ 受体拮抗剂等药物的获益程度仍缺乏有力的循证证据。另外，长期使用激素可导致患者钙质流失，因此给予患者钙剂以减少使用激素所致的骨质疏松。

2. 利尿消肿治疗　肾病综合征常有明显水肿，严重者可发生头枕部凹陷性水肿、全身水肿、腹水和胸水，甚至出现心包积液及阴囊或会阴部高度水肿。肾病综合征患者出现水肿的机制较多，一般其出现及严重程度与低蛋白血症程度相关，血浆胶体渗透压下降导致液体从血管内渗入组织间隙，产生水肿。水肿的治疗首先需嘱患者限钠饮食，建议食盐含量为 3～5g/d，并根据水肿程度、有无高血压、血钠浓度等进行调整。

利尿剂的应用：肾病综合征患者常用的利尿剂包括袢利尿剂、噻嗪类利尿剂、排钠潴钾利尿剂、渗透性利尿剂和提高血浆渗透压的白蛋白（ALB）或血浆。该病例给予患者口服呋塞米（20mg，bid）和螺内酯（20mg，bid）。呋塞米属于袢利尿剂，严重患者可首选静脉利尿，该患者颜面及双下肢水肿，未见胸水、腹水，未见心包积液、阴囊水肿，因此首选口服利尿治疗。螺内酯属于排钠潴钾利尿剂，肾病综合征患者单独使用此类弱效利尿剂效果较差，常与呋塞米等排钾利尿剂联合使用。渗透性利尿剂常用不含钠的低分子右旋糖酐或羟乙基淀粉物等，通过一过性提高胶体渗透压，使组织中水分回收入血，但对于少尿（尿量＜400ml/d）患者需慎用，因其易与肾小管分泌的 Tamm-Horsfall 蛋白和肾小球滤过的蛋白形成管型，阻塞肾小管，并由于其高渗作用导致肾小管上皮细胞变性、坏死，导致急性肾损伤。对于使用呋塞米等利尿效果差且血浆蛋白非常低的患者，可先输注血浆或白蛋白（ALB）等提高渗透压，促进组织水分回收入血后继而给予呋塞米等袢利尿剂，有时能获得较好的利尿效果。必须注意的是：白蛋白（ALB）一般于 24～48h 由尿排出，可引起肾小球高滤过及肾小管高代谢，对于严重低蛋白血症、严重水肿，但同样少尿的肾病综合征患者需慎用白蛋白（ALB），且避免过频过多使用。还需强调的是：肾病综合征患者利尿消肿治疗不宜操之过急，不宜过快过猛，以免发生血容量不足，导致急性肾损伤或加重血液黏滞，诱发血栓并发症。

3. 减少蛋白尿治疗　大量蛋白尿是肾病综合征患者的主要表现，持续性的大量蛋白尿可导致肾小球高滤过、加重肾小管-间质损伤、促进肾小球硬化，影响患者的预后。患者入院后查 24h 尿蛋白为 8.45g，需积极给予减少蛋白尿治疗，以防治和延缓肾功能恶化。血管紧张素转换酶抑制剂（ACEI）和血管紧张素 Ⅱ 受体拮抗剂（ARB）除有降低血压作用外，还可通过扩张出球小动脉降低肾小球内压和直接影响肾小球基膜对大分子的通透性，减少尿蛋白和保护肾功能。临床发现，用 ACEI 或 ARB 降蛋白尿治疗时，所用剂量一般比常规降压剂量大，才能获得良好的疗效。该病例选用培哚普利减少尿蛋白，培哚普利属于 ACEI 类，初始剂量 4mg，在血压可耐受的情况下可逐步增加培哚普利剂量至 16mg。曾经主张 ACEI 联合 ARB 降蛋白尿治疗，能取得较好临床效果，但近年来临床试验证明 ACEI 联合 ARB 增加肾功能受损风险，因此不再推荐两类药物联合。

4. 高脂血症治疗　肾病综合征患者发生高脂血症常表现为高胆固醇、高三酰甘油及低密度脂蛋白和极低密度脂蛋白浓度升高，发病机制与肝脏合成脂蛋白增加和脂蛋白分解减少相关。虽然我国《成人血脂异常防治指南》中未对肾病综合征血脂异常患者明确降脂治疗，但近年来的临床研究已认识到高脂血症对肾脏疾病进展的影响，且一些治疗肾病综合征的药物（如糖皮质激素和利尿剂）可能加重高脂血症。患者入院完善生化检查，提示总胆固醇 10.32mmol/L，三酰甘油 4.13mmol/L，低密度脂蛋白 4.68mmol/L。高脂血症可能导致或加重患者动脉粥样硬化，加重患者血液高凝状态，诱发血栓栓塞并发症及肾脏慢性病变，不利于疾病的缓解及治疗，因此需积极给予降脂治疗。降脂药物包括他汀类和贝特类，该病例选用阿托伐他汀钙降脂治疗，主要降低总胆固醇和低密度脂蛋白，对降低三酰甘油有一定作用，有循证研究证明他汀类降脂药物能够显著降低肾病综合征患者血液高凝状态，减少血栓栓塞等并发症，提高肾病综合征（NS）缓解率，延缓肾功能的减退。由于他汀类降脂药为羟甲基戊二酰辅酶A（HMG-COA）还原酶抑制剂，此酶在夜间活性最大，合成胆固醇活跃，因此晚间给药能获得较好疗效。除阿托伐他汀外，还可选择瑞舒伐他汀、辛伐他汀等他汀类药物。贝特类药物主要以降低三酰甘油为主，若患者三酰甘油高于5.6mmol/L，则应首选贝特类药物以降低发生胰腺炎的风险。三酰甘油升高与食物相关性大，因此在给予降脂药物的同时，嘱患者低脂饮食。

5. 抗凝治疗　肾病综合征患者，尤其是血浆白蛋白（ALB）低于20g/L即有可能发生血栓，因此抗凝治疗应列为肾病综合征的常规预防性治疗措施。临床常用的抗凝药物包括肝素、华法林等，但作为预防用药首选口服华法林，抗凝疗效确切，价格便宜。华法林通过抑制肝细胞内维生素K依赖凝血因子Ⅱ、凝血因子Ⅶ、凝血因子Ⅸ、凝血因子Ⅹ的合成达到抗凝目的，常用剂量2.5～3mg/d。华法林治疗窗较窄，有潜在出血风险，服用期间需监测凝血常规，根据国际标准化凝血比值（INR）调整用药剂量，目标值为2.0～3.0。

【药学监护】

1. 疗效监护　①监护患者临床好转情况，主要包括颜面及双下肢水肿消退情况，饮食是否有好转（肾病综合征合并水肿的患者，胃肠道往往也存在水肿，饮食受影响）；②监测体重变化及24h尿量；③监测24h尿蛋白、血脂、血糖、肝功能、肾功能（血肌酐、尿素氮等）。

2. 不良反应监护　①甲泼尼龙：激素的不良反应较多，主要在长时间服用后出现，住院期主要监护患者是否有腹痛、黑便等胃肠道出血不良反应，监测患者血压变化，激素可升高血压。②利尿剂：患者联合使用呋塞米和螺内酯利尿治疗，注意监测电解质变化，尤其是血钾水平；注意监测患者血容量，避免在患者有效血容量不足（尿量减少、血压下降、脉搏细速、皮肤湿冷、血细胞比容增高等）情况下利尿，可能因过快过度利尿导致急性肾功能损伤和增加血栓风险。③培哚普利：患者使用培哚普利的主要目的是减少蛋白尿，但该药同样属于一线降压药物，患者无高血压病史，入院时血压120/75mmHg，因此需监测患者血压变化。蛋白尿>1g的患者血压应维持在125/75mmHg左右，并根据血压情况调整剂量或品种；使用ACEI或ARB过程中可能导致血肌酐升高，如果用药过程中血肌酐上升过高（升幅>30%～50%），则为异常反应，提示肾缺血，应停用ACEI或ARB，并努力寻找肾缺血病因设法解除，若肾缺血能被纠正且血肌酐恢复正常，则可再用ACEI或ARB，否则，不宜再用；使用培哚普利过程中同样需注意患者血钾水平，该药可通过抑制醛固酮作用与螺内酯协同升高血钾浓度；另外，ACEI类药物因抑制缓激肽的降解可能导致干咳不良反应，若排除呼吸道感染等其他原因，且患者不能耐受，则可换用ARB类药物。④阿托伐他汀：他汀类药物可能导致肝功能受损，表现为转氨酶升高，用药期间需复查转氨酶。若转氨酶轻度增加（<3倍）无需停药或减量，若超过正常3倍以上需停药；使用他汀类药物还需注意患者是否肌酸、肌痛症状，若有，则需及时监测肌酸激酶。⑤华法林：最主要的不良反应为出血，需监测患者是否有鼻出血、牙龈出血、黑便、皮下瘀斑等不良反应，同时监测凝血常规，根据标准化凝血比值（INR）调整剂量。

用 药 指 导

告知患者主要使用的药物包括甲泼尼龙片、培哚普利片、阿托伐他汀钙片、华法林片和钙尔奇 D。①甲泼尼龙：48mg（12 片），口服，每日早上 8:00 左右顿服。这是主要治疗药物，不能自行增减剂量或停药，突然停药可能导致血压急剧升高等危险；长时间服用甲泼尼龙还可出现水肿、皮肤变薄、痤疮等，但不能因为这些不良反应随意停药或减量；长时间服用激素易发生感染，平时注意保暖，避免人群繁杂的场所，减少感染机会；平时多注意是否有关节疼痛症状，特别是髋关节，若有应到医院就诊。②培哚普利：4mg（1 片），口服，每日 1 次。这是降尿蛋白的药物，平时注意监测血压，若有头晕、头痛、不能耐受的干咳等症状应及时就诊调整用药。③阿托伐他汀钙：20mg（1 片），口服，每晚 1 次，平时需注意是否有肌酸、肌痛症状，并按时到医院复查肝功能。④华法林：2.5mg（1 片），口服，每日 1 次。尽量在每日同一时间服药，如果忘记服用尽早补上，但如果记起来的时间已经接近下 1 次服药时间就不用再补了，等到服药时间按平时剂量服用即可；到医院复查凝血常规，医师会根据结果调整剂量；平时要注意是否有鼻出血、牙龈出血、黑便等，特别是有腹痛、头痛等症状时应及时就医；饮食尽量保持恒定，莴笋、西兰花等富含维生素 K 的食物会影响华法林的疗效；如果因其他疾病就医，应当告诉医师或药师在服用华法林，避免其他药物与华法林产生不良相互作用；另外华法林误服会引起严重后果，如果家里有小孩，一定要放在小孩不能够到的地方。⑤肾病综合征患者饮食方面注意低盐、低脂和优质蛋白（瘦肉、牛奶、鱼、鸡肉等），平时注意休息，避免感染。⑥避免使用肾毒性药物，如部分非甾体抗炎药（保泰松、吲哚美辛、布洛芬等）、抗菌药物（氨基糖苷类、四环素等）；切忌滥用乱用家传秘方或民间偏方。⑦平时自行监测尿量有无变化、体重变化及血压。⑧1 月后返院复查尿常规、24h 尿蛋白、血常规、凝血常规、肝肾功能等指标，根据检查结果并结合临床症状调整治疗方案。

思 考 题

1. 患者肾病综合征如何诊断？
2. 患者住院期间应监护哪些内容？
3. 患者调脂药物需要长期服用吗？
4. 应如何为患者进行出院用药教育？

第 2 节 慢性肾衰竭

慢性肾衰竭（CRF）是指各种原发性或继发性慢性肾脏疾病（CKD）导致进行性肾功能损害所出现的一系列症状或代谢紊乱组成的临床综合征。慢性肾脏疾病（CKD）主要病因有原发性肾小球肾炎、糖尿病肾病、慢性肾盂肾炎、高血压肾小动脉硬化、继发性肾小球肾炎、肾小管间质病变、遗传性肾脏疾病及长期服用解热镇痛剂及接触重金属等。近年来，慢性肾脏疾病（CKD）尤其是进入终末期肾衰竭（ESRD）的患者，其发病率、住院率有明显上升,严重威胁人类的健康与生命。2012 年改善全球肾脏病预后组织（KDIGO）根据肾小球滤过率（GFR）对慢性肾脏疾病（CKD）进行了分期（表 8-2），慢性肾衰竭是指代表慢性肾脏病中 GFR 下降至失代偿期的那一部分患者，主要为慢性肾脏疾病（CKD）4～5 期。早期，慢性肾衰竭患者因肾脏强大的代偿功能致临床症状并不典型，仅表现为夜尿增多、尿渗透压降低等，但当发展到残余肾单位不能适应机体最低要求时，则会出现水、电解质（K^+、Na^+、Ca^{2+}、磷等）、酸碱平衡紊乱，糖、脂肪、蛋白质和氨基酸代谢障碍，多种系统功能障碍（消化系统、心血管系统、呼吸系统、神经系统、血液系统等）。

慢性肾衰竭首先要重视原发疾病和加重因素的治疗，这是控制和阻止慢性肾衰竭进展、保护肾功能的关键。其次是给予患者一体化治疗，以进一步延缓肾功能减退的进展，减少并发症，提高患者生活质量，包括饮食、并发症的治疗（控制血压和血糖、纠正水电解质和酸碱平衡紊乱、纠正贫血、防治感染、防治心血管并发症等）和肾脏替代治疗（血液透析、腹膜透析、肾移植）。

表 8-2 慢性肾脏疾病（CKD）分期

分期	肾小球滤过率[GFR，ml/（min·1.73m^2）]	术语
1 期	>90	正常或升高
2 期	60～89	轻度下降
3a 期	45～59	轻到中度下降
3b 期	30～44	中到重度下降
4 期	15～29	重度下降
5 期	<15	肾衰竭（或透析）

病 例 介 绍

患者，男，68 岁，体重 60kg。

主诉：血糖升高 10 年，血压升高 2 年，双下肢水肿伴恶心、呕吐半个月入院。

现病史：患者于 10 年前因多饮、多食、消瘦就诊，诊断为糖尿病，未规律治疗。2 年前因头晕、头痛发现血压升高，最高为 180/100mmHg，血压未规律监测。半年前因乏力、尿量减少入院，检查提示尿蛋白 2+，血肌酐达 450μmol/L，诊断为 "糖尿病肾病 5 期；慢性肾脏病 5 期；肾性高血压"，建议行血液透析治疗，但患者拒绝，给予门冬胰岛素控制血糖。半月前出现双下肢水肿伴恶心、呕吐，为行进一步治疗入院。病程中精神、饮食、睡眠欠佳，大便正常，小便约 500ml/d。

既往史：有糖尿病病史 10 年，半年前开始门冬胰岛素治疗（8U，皮下注射，三餐前），自诉血糖控制尚可；有肾性高血压病史 2 年，平时间断服用北京降压 0 号，血压未规律监测。

家族史：父母已故，其余无特殊。

个人史：生于云南，否认长期外地居住史，否认疫区居留史，否认特殊化学品及放射线接触史。

过敏史：否认食物药物过敏史。

【体格检查】 体温 36.8℃，脉搏 74 次/分，呼吸 20 次/分，血压 168/100mmHg。慢性肾病病容，颜面无水肿，呼出气体无氨味，颈静脉无怒张，肺部听诊呼吸音粗，未闻及干湿性啰音，心率 74 次/分，律齐，各瓣膜听诊区未闻及病理性杂音，腹平软，双下肢轻度凹陷性水肿。

【辅助检查】 血常规：白细胞 5.77×10^9/L、血红蛋白 82g/L。生化：尿素氮 21.21mmol/L、肌酐 1022μmol/L、白蛋白（ALB）28g/L、葡萄糖（随机）13.6mmol/L、糖化血红蛋白 8.2%、钾 4.61mmol/L、钙 1.76 mmol/L，肝功能未见异常。

【入院诊断】 ①慢性肾脏病 5 期；②2 型糖尿病肾病 V 期；③2 型糖尿病；④肾性高血压；⑤高血压 3 级（极高危组）；⑥肾性贫血。

治 疗 经 过

患者入院后完善相关检查，检查提示肌酐达 1022μmol/L、尿素氮 21.21mmol/L，较半年前明显升高，且出现双下肢凹陷性水肿伴恶心、呕吐症状，经患者同意行颈静脉插管透析治疗，并行动静脉内瘘术，为长期肾脏替代治疗建立通道。检查提示血红蛋白 82g/L，给予促红细胞生成素（EPO）纠正贫血。腹部 B 超提示双肾测值偏小、损伤并血流稀少。患者肾性高血压平素未规律治疗和监测，入院血压 168/100mmHg，给予缬沙坦氨氯地平降压治疗，住院期间血压控制在（130～140）/（85～90）mmHg，同时继续给予门冬胰岛素控制血糖，用量根据血糖水平调整（空腹血糖 7.2～8.5mmol/L；餐后血糖 9.5～12mmol/L）。患者出院时双下肢水肿、恶心、呕吐症状明显改善，动静脉内瘘可闻及血管杂音，嘱规律透析（每周 3 次）和降糖、降压治疗（表 8-3）。

表 8-3 患者入院期间治疗药物

药物	剂量	途径	频次	备注
重组人促红素注射剂	4000 U	皮下注射	每周三次	
低分子肝素钠注射剂	4250U		透析用	
门冬胰岛素注射剂	10U	皮下注射	tid	出院带药
缬沙坦氨氯地平片	80mg：5mg	口服	bid	出院带药
左卡尼汀注射剂	1g	静脉注射	透析后	

【出院诊断】 ①慢性肾脏病 5 期；②2 型糖尿病肾病 5 期；③2 型糖尿病；④肾性高血压；⑤高血压 3 级（极高危组）；⑥肾性贫血。

治疗方案分析及药学监护

【治疗方案分析】

患者有糖尿病病史 10 年，已诊断为"糖尿病肾病 5 期、慢性肾脏病 5 期和肾性高血压"。此次患者因出现"双下肢水肿伴恶心、呕吐"入院，检查提示血清肌酐高达 1022μmol/L、白蛋白（ALB）28g/L、血红蛋白 82g/L，给予血液透析、纠正肾性贫血、控制血糖和血压等治疗。

1. 血液透析治疗（依诺肝素抗凝） 慢性肾衰竭患者肌酐清除率（Ccr）为 15～20ml/min，和（或）出现难以纠正的容量负荷过多、加速性或顽固性高血压、持续而明显的恶心与呕吐、持续进展尿毒症脑病或神经病变及难以纠正的肾性贫血等现象时均应开始维持性透析治疗。患者血肌酐 1022μmol/L，根据 Cockcroft-Gault 公式计算肌酐清除率（Ccr）为 5.19 ml/min，且出现水肿、恶心、呕吐症状，有明确透析指征，适时开始透析治疗是改善尿毒症患者预后的重要措施，目的是延长寿命，提高生活质量，此患者采用维持性血液透析肾脏替代治疗。血液透析时为防止在透析器和血液管道中发生凝血，需采用抗凝剂，常用药物有普通肝素、低分子肝素，但对于高危出血患者需采用无肝素透析，此病例采用低分子肝素抗凝透析。低分子肝素是肝素经酶降解成相对分子质量 4000~6000 的片段，低分子肝素具有抗Xa 活性，可抑制体内、体外血栓和动静脉血栓的形成。与普通肝素相比：①低分子肝素生物利用度明显升高，皮下注射接近 100%；②低分子肝素半衰期明显延长，血液透析患者推荐在透前 20~30min 静脉注射，《2010 年血液透析标准操作规程》建议剂量一般为 60~80U/kg，透析中不需追加剂量；③普通肝素由于半衰期较短，推荐透析前首剂 0.3~0.5mg/kg，追加剂量 5~10mg/h，需要监测 APTT 进行剂量的调整；④低分子肝素的抗Xa 作用明显高于抗Ⅱa 的作用[抗Xa/Ⅱa，（1.5~4）：1]，因此抗凝作用更强，而发生出血的风险更小；⑤低分子肝素与血小板聚合反应较少，引起血小板减少的不良反应风险较小；⑥普通肝素能促进脂蛋白酶和脂肪酶释放入血，引起血脂紊乱，而有报道显示低分子肝素不引起高脂血症，亦对骨代谢无明显影响。因此，目前低分子肝素已逐渐取代普通肝素广泛运用于需要抗凝治疗的透析患者。

长期行维持性血液透析治疗的患者可能引起贫血、继发性甲状腺功能亢进、透析相关淀粉样变、感染等多项远期并发症，因此在漫长的透析治疗过程中，患者还会使用促红细胞生成素（EPO）、钙剂、磷结合剂、抗菌药物等多种药物，医师与药师应持续关注患者远期并发症和合理用药问题。

2. 纠正肾性贫血（重组人促红素注射剂） 红细胞生成素是由肾脏分泌的一种活性糖蛋白，是造血系统红细胞生成的必需物质。慢性肾脏疾病患者因肾脏病变导致了分泌促红细胞生成素（EPO）不足，以及尿毒症患者血浆中的一些毒性物质干扰了红细胞的生成和代谢，从而出现肾性贫血，这也是此类患者，特别是进入终末期肾衰竭（ESRD）患者的最主要并发症。依据 WHO 推荐：男性血红蛋白<130g/L，非妊娠女性血红蛋白<120g/L，妊娠女性<110g/L，可诊断为贫血。对于血液透析患者而言，及时纠正血红蛋白水平，可使患者生存质量和生理功能得到显著改善，并缩短住院时间、减少并发症，因此具有重要临床意义。纠正肾性贫血的药物主要包括促红细胞生成素（EPO）和铁剂。

患者血红蛋白仅 82g/L，需积极纠正肾性贫血，给予重组人促红素（4000U，皮下注射，每周 3 次）治疗，血红蛋白靶目标为≥110g/L，但不推荐>130g/L 以上。重组人促红细胞生成素是根据 DNA 重组技术合成的人工激素，其生物活性方面与人体促红细胞生成素无异。重组人促红素可以刺激骨髓造血，促进红细胞生成，不仅可以积极治疗贫血症状，还能够改善红细胞的免疫功能。接受血液透析治疗的患者，建议采用静脉或皮下注射方式给药，与等效的静脉给药相比，皮下注射可以减少药物的用量。患者为初次使用重组人促红素，初始剂量建议为 50~100U/kg，每周 3 次或 10 000U 每周 1 次，初始血红蛋白每月增加目标为 10~20g/L，应避免 1 个月内血红蛋白增幅超过 20g/L，1 月后根据患者血红蛋白水平、血红蛋白变化情况等调整用量。

肾性贫血患者除需积极补充促红素外，还应常规检测血清铁蛋白（SF）和转铁蛋白饱和度（TSAT），因为铁是合成血红蛋白的基本原料。流行病学及临床试验结果证实：慢性肾脏病贫血患者中常存在一定程度的铁缺乏，铁缺乏是导致红细胞生成刺激剂治疗反应差的主要原因。有效的铁剂补充，可以改善贫血，减少促红细胞生成素（EPO）的剂量，有些患者不使用促红细胞生成素（EPO）也能改善贫血。该病例未监测患者的血清铁蛋白和转铁蛋白饱和度（TSAT），因此建议医师应对慢性肾衰竭患者，特别是进入透析阶段的尿毒症患者进行常规监测。

3. 控制血糖（门冬胰岛素注射剂） 糖尿病肾病是糖尿病最常见的并发症，也是促使患者进入终末肾衰竭期的主要原因。糖尿病肾病根据肾小球滤过率、尿蛋白排泄率、肾脏病理学等特点分为 5 期，患者目前进入糖尿病肾病第 5 期，即终末肾衰竭期。终末肾衰竭期糖尿病肾病患者需积极控制血糖，虽患者肾脏已采取血液透析替代治疗，但仍需预防糖尿病相关的其他并发症，包括心血管事件、神经系统病变、眼底病变等。目前用于临床的降糖药物种类繁多，包括磺脲类、双胍类、噻唑烷二酮类、α-糖苷酶抑制剂等口服降糖药和各种类型的胰岛素注射剂。对于中晚期的糖尿病肾病患者，建议其停用口服降糖药，采用胰岛素注射剂控制血糖，在减轻高糖毒性作用的同时，还有抑制炎症反应、保护胰岛 B 细胞功能和降低慢性并发症的重要作用。由于肾脏是清除外源性胰岛素的最主要器官，慢性肾功能不全会导致胰岛素清除减少、蓄积，容易发生低血糖，因此胰岛素建议选择超短效或短效胰岛素，低血糖风险更低，更容易进行胰岛素用量的调整。

患者虽有糖尿病病史 10 年，但未进行规律治疗，半年前才开始使用门冬胰岛素控制血糖。门冬胰岛素属于速效（超短效）胰岛素，比可溶性人胰岛素起效更快，作用持续时间更短，皮下注射 10～20min 起效，因此一般紧邻餐前给药，最大作用时间为注射后 1～3h，作用持续时间为 3～5h，便于患者根据血糖水平调整用量。患者入院后，生化检查提示糖化血红蛋白为 8.2%，说明近 3 月血糖控制欠佳，2012 美国《糖尿病及慢性肾脏病临床实践指南》建议糖尿病肾病患者糖化血红蛋白控制目标应小于 7%，因此该患者应根据血糖水平积极强化胰岛素治疗。

4. 控制血压（缬沙坦氨氯地平片） 患者 2 年前发现血压升高，最高为 180/100mmHg，由于既往无高血压病史和高血压家族史，因此考虑其高血压为肾性高血压，即继发于肾脏疾病。患者近两年仅间断服用北京降压 0 号，未规律监测血压和规范治疗，大量临床观察证实糖尿病肾病患者高血压与肾功能进展速度直接相关，且高血压与糖尿病并存更易导致脑、心脏等重要脏器的损伤。最新《2014 年美国 JNC8 高血压指南》建议合并糖尿病和慢性肾脏病患者降压目标为＜140/90mmHg，联合降压，首选 ACEI 或 ARB类，可联用 CCB、利尿剂等降压药物，该病例选用降压药物为缬沙坦氨氯地平（ARB+CCB）复方制剂。

缬沙坦属于血管紧张素 Ⅱ 受体拮抗剂（ARB），通过扩张动静脉和减少醛固酮生成降低血压，同时可通过降低肾小球的高灌注、高压力和高滤过状态减少蛋白尿，延缓肾脏疾病进展。目前患者虽已进入肾脏终末期，但仍有部分残余肾功能，因此首选 ACEI 或 ARB类降压药物有非常重要的临床意义。缬沙坦属于长效降压药物，24h 平稳降压。氨氯地平属于二氢吡啶类钙离子拮抗剂，通过扩张外周动脉降低血压，同时有靶器官保护作用，也属于长效降压药物，作用可持续 24h 平稳降压。缬沙坦与氨氯地平组合成复方治疗，通过不同机制协同降压治疗，是高血压联合降压的优化方案，同时可提高患者依从性。刘星等采用系统评价方法研究缬沙坦氨氯地平治疗高血压的有效性和安全性，结果显示复方制剂降压效果优于缬沙坦或氨氯地平的单药和双倍剂量，安全性良好。张崖冰等从经济学角度评价了缬沙坦氨氯地平的优越性，结果显示复方制剂比单药组合费用低廉。但值得注意的是，缬沙坦和氨氯地平的蛋白结合率均很高，普通透析不能有效清除，血药浓度升高，虽可以提高降压疗效，但需注意低血压问题。

5. 左卡尼汀注射剂（左旋肉碱） 肉碱是运载长链脂肪酸进入线粒体参与 β 氧化的必

需辅助因子，肉类和乳制品中含量较高，肝脏和肾脏中也可以合成，故一般不会缺乏。但对于血液透析患者而言，由于肉碱相对分子质量较小（162），高度水溶性，能被透析清除，且肉碱合成明显减少，富含肉碱的食物摄入相对减少，因此血液透析患者会发生肉碱缺乏，不仅血浆中肉碱水平下降，肌肉中肉碱储存量也低于正常。肉碱缺乏可能导致骨骼肌病、心肌病、肌痉挛等，同时还可导致正常红细胞脆性增加，红细胞寿命缩短，因此肉碱缺乏可能是血液透析患者发生贫血的原因之一。多项研究表明血液透析患者使用左卡尼汀能改善促红细胞生成素（EPO）抵抗，增强促红细胞生成素（EPO）疗效，减少促红细胞生成素（EPO）用量，从而改善肾性贫血；但近年来也有多项研究结果为阴性，使用左卡尼汀与未使用左卡尼汀的血液透析患者在改善肾性贫血方面并无显著性差异，且《2014年肾性贫血专家共识》并未对左卡尼汀做出推荐，因此左卡尼汀辅助肾性贫血的疗效与安全性还需进一步研究证实。关于左卡尼汀的用法用量，说明书中规定应当根据患者血浆浓度制订给药方案，因此建议有条件的医院监测血液透析患者左卡尼汀血浆浓度，能更合理、安全使用左卡尼汀。

【药学监护】

1. 疗效监护　①监护患者临床好转情况，包括胃肠道症状（患者入院时有较严重的恶心、呕吐）、双下肢水肿消退情况；②监测体重变化及24h尿量；③监测患者血压、血糖变化，并根据结果调整药物治疗方案；④监测肝功能、肾功能、血红蛋白、血浆白蛋白（ALB）、血小板等指标变化。

2. 不良反应监护　①低分子肝素：常见不良反应为出血，可能引起鼻出血、牙龈出血等轻度出血，也可能引起消化道出血、颅内出血等严重出血，但其发生率远低于普通肝素，但肾衰竭患者本身是出血高风险人群，因此需严密监测出血不良反应；低分子肝素虽引起血小板减少症的概率低于普通肝素，但仍需严密监测血小板变化。②缬沙坦氨氯地平：患者入院时血压高，入院前未规范治疗肾性高血压，随着降压药物的逐渐起效，随着血液透析等治疗的进行，均可能对血压造成影响，甚至发生低血压，因此需严密监测患者血压变化；缬沙坦有抑制醛固酮的作用，导致血钾升高，特别是肾衰竭的患者更应关注其电解质的变化。③门冬胰岛素：患者检查提示近3月血糖控制不佳，但近期其饮食差、恶心、呕吐，且门冬胰岛素较入院前每次加用2U，因此需严密监测血糖变化和是否有心慌、出汗等低血糖反应，严重的低血糖反应有致命的危害。④重组人促红素：少数患者用药初期可出现头痛、低热、乏力等，个别患者可出现肌痛、关节痛等，绝大多数不良反应经对症处理后可以好转，不影响继续用药；重组人促红素还可能导致血压升高。长期使用促红素的患者还需要注意"促红素抵抗"、"血栓"和"rHuEPO抗体介导的纯红细胞再生障碍性贫血"等问题，该患者住院时间有限，不易监护，但在慢性疾病管理中应注意这些可能发生的用药问题。⑤左卡尼汀注射剂：不论先前是否有癫痫病史，使用左卡尼汀可能诱发或加重癫痫，需严密监测。

用 药 指 导

告知患者主要用药包括门冬胰岛素注射剂和缬沙坦氨氯地平片。①门冬胰岛素：10U，餐前皮下注射，每日3次，平时需时常自行监测血糖，并到医院监测糖化血红蛋白，糖化血红蛋白应控制在7%以下。②缬沙坦氨氯地平片：早晚各1片，需时常自行监测血压，目标控制在 140/90mmHg 以下（根据 JNC8 推荐）。③规律服药，不能随意停药、换药，若有不适或血糖、血压异常，应就医调整治疗方案。④低盐、低脂和糖尿病饮食，适当充钙剂。⑤按时进行血液透析治疗，每周 3 次，医师根据患者情况使用抗凝、促红素等药物。⑥门诊随诊，并监测血红蛋白、血清铁、血小板、血钾、钙、磷等指标变化。

思 考 题

1. 糖尿病患者使用胰岛素有哪些注意事项？
2. 所有的药物都能被透析出去吗？哪些药物不易被透析出患者体内？
3. 肾性贫血如何治疗？

参 考 文 献

陈海燕. 2005. 降脂药物治疗原发性肾病综合征高脂血症的系统评价[D]. 四川：四川大学.

陈灏珠，林果为. 2009. 实用内科学[M]. 北京：人民卫生出版社，2187.

陈灏珠，林果为. 2009. 实用内科学[M]. 北京：人民卫生出版社，2268.

程庆砾，史伟，郭代红. 2009. 肾脏内科常见并用药处方分析[M]. 北京：人民卫生出版社，905.

葛均波，徐永健. 2013. 内科学[M]. 北京：人民卫生出版社，481-484.

刘星，唐海泌，张亚文，等. 2015. 缬沙坦氨氯地平片治疗高血压有效性和安全性的系统评价[J].中华疾病控制杂志，19（1）：82-85.

肖桂荣，吴欣雅，徐铤. 2014. 应激性溃疡药物预防的国内外指南分析[J]. 华西医学，29（12）：2242-2245.

张崖冰，胡善联，宁哲意，等. 2010. 氨氯地平-缬沙坦复合片的药物经济学研究[J]. 中国新药与临床杂志，29（2）：143-147.

Biagio R，Di I，Guastaferro P，et，al. 2007. Long-term L-Carnitine Administration reduces Erythropoietin Resistance in Chronic Hemodialysis Patients with Thalassemia Minor [J]. Drug Target Insights，2：1-7.

Chen Y，Abbate M，Tang L，et，al. 2014. L-Carnitine supplementation for adults with end-stage kidney disease requiring maintenance hemodialysis：a systematic review and meta-analysis[J]. Am J Clin Nutr，99：408-422.

Lai K N，Ho K，Cheng RC，et al. 2001. Effect of low molecular weight heparin on bone metabolism and hyperlipidemia in patients on maintenance hemodialysis[J]. The International jouraul of artificial organs，24（7）：447-455.

Mak S k，Short C D，Mallick N P. 1996. Long-term outcome of adult onset minimal-change-nephropathy[J].Nephrol Dial Transplant，11（11）：2192-2201.

Mercadal L，Coudert M，Vassault A，et，al. 2012. L-Carnitine Treatment in Incident Hemodialysis Patients：The Multicenter，Randomized，Double-Blinded，Placebo-Controlled CARNIDIAL trial[J]. Clin J Am Soc Nephrol 7，11：1836-1842.

第9章 恶性肿瘤的药物治疗

> 1. 掌握肺癌、乳腺癌、肝癌和胃癌的化疗原则及常用的一线化疗方案、药学监护要点。
>
> 2. 熟悉肺癌、乳腺癌、肝癌和胃癌化疗的适应证、常见不良反应及处理。
>
> 3. 了解肺癌、乳腺癌、肝癌和胃癌的 TNM 分期。

第1节 肺 癌

原发性肺癌（以下简称肺癌）是我国最常见的恶性肿瘤之一。全国肿瘤登记中心 2014 年发布的数据显示，2010 年，我国新发肺癌病例 60.59 万（男性 41.63 万，女性 18.96 万），居恶性肿瘤首位（男性首位，女性第 2 位），占恶性肿瘤新发病例的 19.59%（男性 23.03%，女性 14.75%）。肺癌发病率为 35.23/10 万（男性 49.27/10 万，女性 21.66/10 万）。同期，我国肺癌死亡人数为 48.66 万（男性 33.68 万，女性 16.62 万），占恶性肿瘤死因的 24.87%（男性 26.85%，女性 21.32%）。肺癌死亡率为 27.93/10 万（男性 39.79/10 万，女性 16.62/10 万）。

根据生物学特点及预后，肺癌可分为小细胞肺癌（small cell lung cancer，SCLC）和非小细胞肺癌（non-small cell lung cancer，NSCLC）。非小细胞肺癌占肺癌总数的 80%～85%，包括鳞癌、腺癌（包括支气管肺泡癌）和大细胞癌。

肺癌最常用的肿瘤分期系统是 TNM 分期，国际肺癌研究协会（International Association for the Study of Lung Cancer，IASLC）在第 13 界世界肺癌大会上公布了新修订的第七版肺癌 TNM 分期，分别从原发病灶、淋巴结转移及远隔脏器转移方面作了修订，使之更准确地对应患者预后。T 代表了原发肿瘤本身的情况，N 代表引流淋巴结受侵，M 代表远处转移。具体如表 9-1，表 9-2。

表 9-1 肺癌 TNM 定义

T	原发病灶
Tx	原发肿瘤不能评价；或痰、支气管冲洗液找到癌细胞但影像学或支气管镜没有可视肿瘤
T0	没有原发肿瘤的证据
Tis	原位癌
T1	肿瘤最大径≤3cm，周围为肺或脏层胸膜所包绕，镜下肿瘤没有累及叶支气管以上（即没有累及主支气管）。①T1a：肿瘤最大径≤2cm。②T1b：肿瘤最大径 2～3cm
T2	肿瘤大小或范围符合以下任何一点：①肿瘤最大径>3cm，且≤7cm；②累及主支气管，但距隆突≥2cm；③累及脏层胸膜；④扩散到肺门造成肺不张或阻塞性肺炎（不累及全肺）；⑤T2a，肿瘤最大径为 3～5cm（或其他因素造成 T2 但肿瘤最大径≤5cm）；⑥T2b，肿瘤最大径为 5～7cm
T3	肿瘤大小任意，但直接侵及下列任何部位：①胸壁（含上沟瘤）、膈肌、纵隔胸膜、壁层心包；②肿瘤在主支气管，距隆突小于 2cm（未累及隆突）；③全肺的肺不张或阻塞性炎症；④同一叶内有肿瘤转移灶；⑤肿瘤最大径大于 7cm

续表

T	原发病灶
T4	无论肿瘤大小，但侵及下列部位：①纵隔、心脏、大血管、气管、食管、椎体、隆突；②原发灶同侧肺不同肺叶内有肿瘤转移灶
N	区域淋巴结
Nx	无法判断区域淋巴结是否转移
N0	没有区域淋巴结转移
N1	转移至同侧气管旁和（或）同侧肺门淋巴结及原发肿瘤直接侵及肺内淋巴结
N2	转移至同侧纵隔和（或）隆突下淋巴结
N3	转移至对侧纵隔、对侧肺门淋巴结、同侧或对侧斜角肌或锁骨上淋巴结
M	远处转移
Mx	无法估计是否有远处转移
M0	没有远处转移
M1a	恶性胸水或恶性心包积液
M1b	有远处转移（注：与原发肿瘤同侧、但不同肺叶的转移结节为 T4）

表 9-2　肺癌的 TNM 分期

隐源性肿瘤	Tx	N0	M0
Stage 0	Tis	N0	M0
Ⅰ A	T1a，b	N0	M0
Ⅰ B	T2a	N0	M0
	T1a，b	N1	M0
Ⅱ A	T2a	N1	M0
	T2b	N0	M0
Ⅱ B	T2b	N1	M0
	T3	N0	M0
	T1，T2	N2	M0
Ⅲ A	T3	N1，N2	M0
	T4	N0，N1	M0
Ⅲ B	T4	N2	M0
	任何 T	N3	M0
Ⅳ	任何 T	任何 N	M1a，b

病 例 介 绍

患者，男，64 岁。

主诉：反复咳嗽、咳痰伴痰中带血 3 个月入院。

现病史：1 年前行左肺下叶切除术+纵隔淋巴结清扫术，术后病理诊断左下肺腺癌，中度分化，中央型，分期为 pT2aN1M0 Ⅱ A。术后行全身化疗 4 个周期，具体用药为吉西他滨 1000mg/m^2，第 1、8 日，顺铂（PDD）75mg/m^2，第 1 日。3 个月前出现反复咳嗽、咳痰伴痰中带血，为行进一步治疗入院。

既往史：否认肝炎、结核、疟疾病史，高血压史，否认糖尿病、脑血管疾病、精神疾病史。1 年前行左肺下叶切除术+纵隔淋巴结清扫术。

家族史：否认家族肿瘤和遗传病史。

个人史：生于云南，否认长期外地居住史，否认疫区居留史，否认特殊化学品及放射线接触史。

过敏史：否认食物、药物过敏史。

【体格检查】　发育正常，营养可，神清，精神可，查体合作。体温 36.5℃，脉搏 85 次/分，呼吸 20 次/分，血压 112/65mmHg。卡氏评分为 80 分。

【辅助检查】　血常规、肝肾功能等正常。门诊复查胸腹部 CT、头颅 MRI 示未见明显复发转移病灶，但癌胚抗原进行性升高，不排除亚临床转移和病情进展可能。

【入院诊断】　左下肺腺癌（pT2aN1M0，ⅡA 期）。

治 疗 经 过

患者入院后完善相关检查，无明显化学治疗禁忌，更换化疗方案为 AP 方案治疗（表 9-3）。化疗过程中患者诉乏力，精神差，睡眠可，一般情况可。先后出现胃肠道反应和骨髓抑制。经对症处理后好转，复查血常规、肝肾功能等正常后出院。

表 9-3　化疗方案（AP 方案）

药物	剂量	途径	频次	用药时间
注射用培美曲塞二钠	500mg/（m²·d）	静脉滴注	st	第 1 日
顺铂注射液	75mg/（m²·d）	静脉滴注	st	第 1 日

【出院诊断】　左下肺腺癌（pT2aN1M0，ⅡA 期）。

治疗方案分析及药学监护

【治疗方案分析】

肺癌的药物治疗包括化疗和分子靶向治疗。化疗分为姑息化疗、辅助化疗和新辅助化疗，应当严格掌握治疗的适应证，充分考虑患者的病情、体力状况（performance status，PS），评估患者可能的获益和对治疗的承受能力，及时评估疗效，密切监测并有效防治不良反应。

化疗的适应证为：美国东部肿瘤协作组（Eastern Cooperative Oncology Group，ECOG）PS 评分≤2 分，重要脏器功能可耐受化疗，对于小细胞肺癌（SCLC）的化疗，PS 评分可放宽到 3 分。

化疗的原则如下所示。①卡氏功能状态评分＜60 分或 ECOG PS 评分＞2 分的患者不宜进行化疗。②白细胞＜3.0×10^9/L，中性粒细胞＜1.5×10^9/L，血小板＜60×10^9/L，红细胞＜2×10^{12}/L，血红蛋白＜8.0 g/dl 的患者原则上不宜化疗。③患者肝、肾功能异常，实验室指标超过正常值上限的 2 倍，或有严重并发症和感染、发热、出血倾向者不宜化疗。④在化疗过程中，如果出现以下情况应当考虑停药或更换方案：治疗 2 个周期后病变进展，或在化疗周期的休息期间病情恶化者，应当停止原方案治疗，酌情选用其他化疗方案或治疗方式；出现美国国家癌症研究所常见不良反应事件评价标准（4.0 版）≥3 级不良反应，对患者生命有明显威胁时，应当停药，并在下次治疗时改用其他方案。⑤必须强调治疗方案的规范化和个体化。必须遵循化疗的基本原则和要求。⑥化疗的疗效评价按照 RECIST 标准进行。

培美曲塞是新型的人工合成多靶点抗叶酸制剂，对多个叶酸依赖酶有很强的抑制作用，可从多个途径抑制嘌呤和嘧啶的合成，从而起到抗肿瘤作用。培美曲塞与铂类药物联用治疗非小细胞肺癌（NSCLC）目前受到推崇。该患者为左下肺腺癌（pT2aN1M0，ⅡA期），选用 GP 方案化疗后疾病进展，结合《中国原发性肺癌诊疗规范》和患者的临床病症、疾病分期，更换 AP 方案继续治疗，化疗方案调整合理（表9-4）。

表 9-4 非小细胞肺癌常用的一线化疗方案

化疗方案	剂量	用药时间	时间及周期
NP 方案			
长春瑞滨	25mg/m²	第1，8日	
顺铂	75～80mg/m²	第1日	21 日为 1 个周期，4～6 个周期
TP 方案			
紫杉醇	135～175mg/m²	第1日	
顺铂或卡铂			21 日为 1 个周期，4～6 个周期
顺铂	75mg/m²	第1日	
卡铂	AUC=5～6	第1日	
GP 方案			
吉西他滨	1000～1250mg/m²	第1，8日	
顺铂或卡铂			21 日为 1 个周期，4～6 个周期
顺铂	75mg/m²	第1日	
卡铂	AUC=5～6	第1日	
DP 方案			
多西他赛	75mg/m²	第1日	
顺铂或卡铂			21 日为 1 个周期，4～6 个周期
顺铂	75mg/m²	第1日	
卡铂	AUC=5～6	第1日	
AP 方案			
培美曲塞（非鳞癌）	500mg/m²	第1日	
顺铂或卡铂			21 日为 1 个周期，4～6 个周期
顺铂	75mg/m²	第1日	
卡铂	AUC=5～6	第1日	

【药学监护】

1. 消化道反应 胃肠道反应是化疗最常见的不良反应，包括恶心、呕吐、厌食、腹泻、便秘及口腔黏膜炎等。根据《NCCN 止吐临床实践指南》及常用化疗药物品种，对化疗药物致吐风险进行分级，主要分为高、中、低、极低四级，详见表9-5。

表 9-5 肺部肿瘤常用静脉化疗药物致吐风险分级

高度致吐风险的药物	中度致吐风险的药物	低度致吐风险的药物	极低度致吐风险的药物
顺铂（≥50mg/m²）	顺铂（<50mg/m²）	培美曲塞	贝伐珠单抗
环磷酰胺>1500mg/m²	卡铂	吉西他滨	西妥昔单抗

续表

高度致吐风险的药物	中度致吐风险的药物	低度致吐风险的药物	极低度致吐风险的药物
异环磷酰胺≥$10g/m^2$	氨磷汀>$300mg/m^2$	多西他赛	长春新碱
—	环磷酰胺≤$1500mg/m^2$	依托泊苷	长春瑞滨
—	异环磷酰胺<$10g/m^2$	紫杉醇	—
—	伊立替康	白蛋白紫杉醇	—

患者的化疗方案为 AP 方案（培美曲塞 $500mg/m^2$+顺铂 $75mg/m^2$），分别为低度致吐风险的药物和高度致吐风险的药物。须给予预防性止吐治疗。不同致吐风险分级化疗药物的具体处理措施见表 9-6。

表 9-6 不同致吐风险分级化疗药物的具体处理措施

致吐风险分级	具体处理措施
高度致吐风险的药物	推荐在化疗前以 5-HT$_3$ 受体拮抗剂、类固醇药物、NK-1 受体拮抗剂三类药物联合止吐治疗，在三药联合基础上，可根据患者实际情况,于化疗第 1~4 日联合使用镇静剂劳拉西泮、H$_2$ 受体拮抗剂或质子泵抑制剂。类固醇药物推荐地塞米松
中度致吐风险的药物	化疗前，推荐 5-HT$_3$ 受体拮抗剂+类固醇药物±NK-1 受体拮抗剂联合止吐治疗。在化疗第 1 日，类固醇药物推荐使用地塞米松。在化疗第 2~3 日，推荐 5-HT3 受体拮抗剂或类固醇单药治疗。但不推荐在化疗期间每日使用帕洛诺司琼，该药半衰期为 40h，无须连续使用，控制迟发性呕吐的效果优于第一代 5-HT$_3$ 受体拮抗剂。类固醇药物推荐地塞米松，既可增强止吐剂与相应受体的结合能力，又能改善患者一般状况增进食欲
低度致吐风险的药物	在低度致吐风险静脉化疗前，不推荐使用 5-HT3 受体拮抗剂，推荐使用地塞米松、甲氧氯普胺、苯海拉明等药物，必要时合用劳拉西泮、H$_2$ 受体拮抗剂或质子泵抑制剂
极低度致吐风险的药物	极低度致吐风险化疗时无需常规使用预防用药

化疗前已予患者昂丹司琼、奥美拉唑等减轻消化道反应。5-HT$_3$ 受体拮抗剂以减轻化疗药物引起的恶心和呕吐等，为化疗期间的常规辅助药物。本例患者医嘱予昂丹司琼 4mg，化疗前后静脉滴注，患者稍感胃不适，未有恶心、呕吐，因此未调整剂量。患者住院期间3 日未解大便，考虑与 5-HT$_3$ 受体拮抗剂减慢胃肠蠕动有关，医嘱予乳果糖口服液调整结肠蠕动，缓解便秘。

2. 骨髓抑制 多数抗肿瘤药物均具有骨髓抑制作用,由于其通过影响血细胞生长和分化的不同环节抑制造血，作用机制与其对肿瘤细胞的抑制作用机制相同。化疗后骨髓抑制的分级采用的是 WHO 抗肿瘤药物急性及亚急性毒性反应分度标准，见表 9-7。

表 9-7 化疗后骨髓抑制的分级

	0	I	II	III	IV
血红蛋白（g/L）	≥110	109~95	94~80	79~65	<65
白细胞（10^9/L）	≥4.0	3.9~3.0	2.9~2.0	1.9~1.0	<1.0
粒细胞（10^9/L）	≥2.0	1.9~1.5	1.4~1.0	0.9~0.5	<0.5
血小板（10^9/L）	≥100	99~75	74~50	49~25	<25

顺铂的骨髓抑制发生率为 40%，一般在 3 周左右达高峰，4~6 周恢复。培美曲塞导致Ⅲ度、Ⅳ度中性粒细胞减少的发生率分别为 23%和 24%，Ⅲ度、Ⅳ度血小板减少的发生率

分别为 7%和 5%。早期的临床试验中，培美曲塞所致的不良反应主要表现为严重的骨髓抑制和胃肠道毒性，药物相关的死亡率高达 4%。补充叶酸和维生素 B_{12} 可大大减轻其骨髓抑制和胃肠道不良反应，且不影响疗效。培美曲塞治疗必须按要求服用低剂量叶酸或其他含有叶酸的复合维生素制剂。服用时间：第一次给予培美曲塞治疗开始前 7 日至少服用 5 次日剂量的叶酸，一直服用整个治疗周期，在最后 1 次培美曲塞给药后 21 日可停服。患者还需在第一次培美曲塞给药前 7 日内肌内注射维生素 B_{12} 一次，以后每 3 个周期肌注一次，以后的维生素 B_{12} 给药可与培美曲塞用药在同一日进行。叶酸给药剂量：350～1000μg，常用剂量是 400μg；维生素 B_{12} 剂量为 1000μg。

培美曲塞出现严重不良反应后应立即给予亚叶酸钙治疗，推荐首剂 100mg/m² 静脉给药 1 次，后予 50mg/m²，每 6h 给药 1 次，治疗 8 日。该患者在培美曲塞治疗前仅用 3 日叶酸，出现Ⅳ度骨髓抑制，考虑可能与叶酸补充不足致培美曲塞毒性增加有关；出现骨髓抑制、腹泻后给予升白细胞、升血小板、止泻等对症处理，一般状况未明显改善，但在应用亚叶酸钙解救治疗后，血常规及腹泻明显好转。因此，使用培美曲塞时必须正确补充叶酸及维生素 B_{12} 以预防其不良反应，且在出现严重毒副反应时应及时予亚叶酸钙解救治疗。

3. 肾脏损害　顺铂主要通过肾脏排泄，用药 96h 内 25%～45%经尿液排泄，其对肾脏的毒副作用多为可逆性，较大剂量连续用药易产生严重而持久的肾脏毒性。因此，针对顺铂可能引起的肾脏损害应采取水化处理。水化处理可降低肾小管中顺铂的浓度，从而减轻肾脏损害。接受中等剂量顺铂治疗者，当日水化处理量至少在 1500ml；接受大剂量顺铂者，当日水化量应不少于 3000ml，其后 2 日水化量不少于 1500ml。临床药师参与查房时，计算患者接受顺铂治疗当日的补液量合计为 850ml，及时提醒医师适当增加补液量，医师采纳后及时增加补液 250ml，其余嘱咐患者自行口服摄入。

4. 皮疹　在没有接受皮质类固醇预服给药的患者中，皮疹的发生更多见。地塞米松（或同类药物）预服给药可以降低皮肤反应的发生率和严重程度。在培美曲塞给药前一日、给药当日和给药后一日需予地塞米松 4mg，每日两次，口服给药。在服用糖皮质激素地塞米松做预处理时，由于剂量较大，患者服药后可能出现睡眠质量差和面部发红等不良反应。本例患者口服地塞米松后，夜间睡眠差，医生虽开具了艾司唑仑纠正其睡眠，但患者对该类药物认识上存在误区，拒绝服用。临床药师及时给予开导解释，增加了患者服药依从性，保证患者化疗时具备良好的身体状态。

用 药 指 导

在化疗期间应避免饮食高油脂性食物，以降低发生消化道反应的概率。尽量多饮水，降低化疗药物顺铂在肾小管中的浓度，增加排泄，减轻肾脏毒性反应。

药物的不良反应可能会持续一段时间或者在家中时发生，如有不适及时就诊；由于顺铂在体内代谢较慢，应嘱咐患者出院后适量饮水，保持尿量在 2000ml/d 以上，以促进毒性代谢产物的排泄；出院 2 周内应定期门诊随访，复查血常规和肝肾功能等；嘱咐患者本方案 3 周为一周期，药物疗效与剂量成相关性，为保证疗效，请按时来医院进行下一周期的化疗。

思 考 题

1. 试述肺癌的分类。
2. 简述非小细胞肺癌常用的一线化疗方案有哪些?
3. 肺部肿瘤常用静脉化疗药物致吐风险分级及具体药物举例。

第2节 乳 腺 癌

乳腺癌仍是女性中最常见的肿瘤。近年来,其发病率稳步上升,但死亡率却有所下降,这归因于乳腺癌早期诊断及手术技术和放化疗水平的提高。

乳腺癌的发病率逐年升高,乳腺癌患者的治疗越来越受乳腺肿瘤科医生的重视。在新发乳腺癌患者中,有 6%～7% 的患者初次诊断即为进展期乳腺癌 (advanced breast cancer, ABC),而最初诊断为早期乳腺癌的患者在接受辅助治疗后,其中有 30% 的患者最终会出现复发转移,这就意味着在今后的几年内,我国进展期乳腺癌 (ABC) 的比例也会增加,并会出现一个较大的群体。目前认为,进展期乳腺癌 (ABC) 还不能被治愈,但可以被治疗,即乳腺癌的治疗是以延缓疾病进展、改善生活质量、延长生存为目的。进展期乳腺癌 (ABC) 虽然没有绝对的标准治疗方案,但仍有一定的规律可循。

乳腺癌的临床分期参见美国癌症联合委员会 (AJCC) 乳腺癌 TNM 分期法 (表 9-8, 表 9-9)。

表 9-8 乳腺癌 TNM 定义 (AJCC, 2002 年)

原发肿瘤 (T)	
Tx	原发肿瘤无法评估
T0	没有原发肿瘤证据
Tis	原位癌: 导管原位癌、小叶原位癌或无肿块的乳头 Paget 病
T1	肿瘤最大直径≤2cm
T1mic	微小浸润癌, 最大直径≤0.1cm
T1a	肿瘤最大直径>0.1cm, 但≤0.5cm
T1b	肿瘤最大直径>0.5cm, 但≤1cm
T1c	肿瘤最大直径>1cm, 但≤2cm
T2	肿瘤最大直径>2cm, 但≤5cm
T3	肿瘤最大直径>5cm
T4	不论肿瘤大小直接侵犯胸壁 (a) 或皮肤 (b)
T4a	侵犯胸壁, 不包括胸肌
T4b	乳腺皮肤水肿 (包括橘皮样变), 溃疡或限于同侧乳房皮肤的卫星结节
T4c	T4a 与 T4b 并存
T4d	炎性乳腺癌
区域淋巴结 (N)	
临床	
Nx	区域淋巴结无法评估
N0	无区域淋巴结转移
N1	同侧腋窝淋巴结转移, 可活动
N2	同侧腋窝淋巴结转移, 固定或相互融合; 或缺乏同侧腋窝淋巴结转移的临床证据, 但临床上发现有同侧内乳淋巴结转移

续表

区域淋巴结（N）	
N2a	同侧腋窝淋巴结转移，互相融合或与其他组织固定
N2b	仅临床上发现同侧内乳淋巴结转移，而无腋窝淋巴结转移的临床证据
N3	同侧锁骨下淋巴结转移伴或不伴腋窝淋巴结转移；或有临床上发现同侧内乳淋巴结转移和腋窝淋巴结转移的临床证据；或同侧锁骨上淋巴结转移或不伴腋窝或内乳淋巴结转移
N3a	同侧锁骨下淋巴结转移
N3b	同侧内乳淋巴结及腋窝淋巴结转移
N3c	同侧锁骨上淋巴结转移
远处转移（M）	
Mx	远处转移情况无法评估
M0	无远处转移
M1	有远处转移

表 9-9 乳腺癌的 TNM 分期

分期	T	N	M
0 期	Tis	N0	M0
Ⅰ 期	T1*	N0	M0
	T0	N1	M0
ⅡA 期	T1*	N0	M0
	T2	N0	M0
ⅡB 期	T2	N1	M0
	T3	N0	M0
	T0	N2	M0
	T1	N2	M0
ⅢA 期	T2	N2	M0
	T3	N1	M0
	T3	N2	M0
	T4	N0	M0
ⅢB 期	T4	N1	M0
	T4	N2	M0
ⅢC 期	任何 T	N3	M0
Ⅳ 期	任何 T	任何 N	M1

*包括 T1 及 T1mic

病 例 介 绍

患者，女，65 岁。

主诉：右乳癌术后 3 年，发现全身多发骨转移 3 个月余入院。

现病史：3 年前行右乳癌根治术，术后病理显示为（右乳）浸润性导管癌。雌激素受体（ER）阳性和孕激素受体（PR）阳性，人表皮生长因子受体（HER_2）阴性。既往行 CAF 方案（表柔比星+氟尿嘧啶+环磷酰胺）化疗 3 周期、内分泌治疗（他莫昔芬、阿那曲唑、依西美坦、来曲唑）等方案，发现全身多发骨转移 3 个月余入院。

既往史：否认肝炎、结核、疟疾病史，高血压史，否认糖尿病、脑血管疾病、精神疾病史。3年前行右乳癌根治术。

家族史：否认家族肿瘤和遗传病史。

个人史：生于云南，否认长期外地居住史，否认疫区居留史，否认特殊化学品及放射线接触史。

过敏史：否认食物、药物过敏史。

【体格检查】 发育正常，营养可，神清，精神可，查体合作。体温36.2℃，脉搏83次/分，呼吸19次/分，血压110/65mmHg。KPS 90分，胸廓无畸形，右乳缺如，可见一长约25cm横行手术瘢痕，愈合良好。精神好，左侧颈前可触及一大小约2.5cm×2cm淋巴结，固定、质硬，与周围组织粘连，无压痛。双肺呼吸动度均等，右下肺呼吸音略低，双肺未闻及干、湿性啰音。

【辅助检查】 入院查血常规示白细胞（WBC）$3.2×10^9$/L，N $1.9×10^9$/L，碱性磷酸酶（AKP）209U/L，总胆红素31.7μmol/L。PET/CT提示疾病进展：纵隔淋巴结转移，颈部淋巴结转移，多发骨转移。

【入院诊断】 右乳腺癌术后（浸润性导管癌Ⅳ期），纵隔淋巴结转移，颈部淋巴结转移，多发骨转移。

治 疗 经 过

患者入院第2日开始皮下注射重组人粒细胞集落刺激因子（rhG-CSF）100μg，qd，升白治疗2日。第4日复查血常规恢复正常。化疗（表9-10）前给予托烷司琼5mg，iv，qd止吐，谷胱甘肽1.2g，ivd，qd，并常规水化和利尿。使用多西他赛前一日开始口服地塞米松8mg，q12h，连服3日。化疗中进行血压监测和心电监护，常规水化，化疗过程中患者出现Ⅰ度恶心呕吐，加用5-HT3受体拮抗剂止吐治疗，21日为一周期。化疗期间加用伊班膦酸钠抗骨转移治疗。复查血常规、肝肾功能等正常后出院。

表9-10 化疗方案（DC方案）

药物	剂量	途径	频次	用药时间
多西他赛注射液	60mg/（m²·d）	静脉滴注	st	第1日
顺铂注射液	75mg/（m²·d）	静脉滴注	st	第1~3日

【出院诊断】 右乳腺癌术后（浸润性导管癌Ⅳ期），纵隔淋巴结转移，颈部淋巴结转移，多发骨转移。

治疗方案分析及药学监护

【治疗方案分析】

目前认为，激素受体阳性的乳腺癌是一种慢性疾病，患者的生存时间长、预后好。大部分这类患者对内分泌治疗敏感，治疗获益大，因此，推荐首选内分泌治疗。但是，对于存在内脏危象、症状严重、明确存在内分泌治疗耐药的患者，如果其在内分泌治疗阶段出现疾病进展，可以首选化疗，以便快速减轻或缓解临床症状，控制肿瘤发展，改善生活质量。对蒽环类药物耐药或出现蒽环类药物的剂量累积毒性（如心脏毒性）而未用过紫杉类药物的患者，后续化疗通常选择以紫杉类药物为基础的方案。

　　该患者为浸润性导管癌 Ⅳ期。雌激素受体（ER）阳性和孕激素受体（PR）阳性，人表皮生长因子受体（HER$_2$）阴性。既往行 CAF 方案（表柔比星+氟尿嘧啶+环磷酰胺）化疗 3 周期、内分泌治疗（他莫昔芬、阿那曲唑、依西美坦、来曲唑）等方案，现病情进展。多西他赛单药治疗既往未经治疗过的转移性乳腺癌有效率为 55%～68%。对既往治疗过的转移性乳腺癌有效率为 32%～58%，对蒽环类耐药的转移性乳腺癌有效率为 32%～57%。顺铂是细胞周期非特异性药物，可作用于细胞周期的任一时相，研究发现，在蒽环类治疗失败的转移性乳腺癌中紫杉类药物联合顺铂可以显示一定疗效。该患者为晚期转移性乳腺癌，且经蒽环类药物联合化疗无效复发，入院后行多西他赛联合顺铂方案化疗，治疗方案中药物选择合理。

【药学监护】

　　1. 多西他赛致骨髓抑制、过敏反应等的监测及用药建议　骨髓抑制是多西他赛常见的不良反应，表现为白细胞和中性粒细胞下降，一般在用药后 7 日左右出现，故用药后应定期查血常规，注射粒细胞集落刺激因子（G-CSF）可降低其发生率。静脉滴注多西他赛的过敏反应多发生于输液后最初几分钟内，应严格控制滴速，开始 10min 宜控制在 20 滴/分以下，若无不适，可适当提高滴速。若出现严重过敏反应，如低血压、支气管痉挛等应立即停用。密切关注是否出现外周神经毒性和体液潴留等不良反应，以便及时处理。考虑到多西他赛和奥美拉唑均为 CYP3A4 的代谢底物，奥美拉唑可能会减慢多西他赛的代谢，加重多西他赛的毒性，建议医生常规使用雷贝拉唑或泮托拉唑保护胃黏膜。

　　2. 顺铂致肾损害的监测　单次中、大剂量顺铂使用后，偶会出现轻微、可逆的肾功能障碍，可出现微量血尿。多次高剂量和短期内重复用药，会出现不可逆的肾功能障碍，严重时肾小管坏死，导致无尿和尿毒症。采取水化和利尿是减轻肾毒性的较好方法。一般每日给液体总量 3000～4000ml，并在顺铂前后予甘露醇静脉滴注以利尿。患者应用顺铂第 1 日给液体量为 3400ml，符合水化要求；第 2 日为 2850ml，考虑可以再增加液体量，药师教育患者多饮水以促进细胞毒药物排泄。并提醒医师应用顺铂时需注意以下两点。①避免合并使用其他具耳毒性或肾毒性的药物。②根据肌酐清除率（Ccr）调整顺铂用药剂量：如 Ccr 为 30～60ml/min，顺铂用量为 50%～75%；如 Ccr<30ml/min，顺铂用量<50%。经计算该患者 Ccr=73.3ml/min，不需调整剂量。

　　3. 升白细胞药物的正确使用　患者入院时查血常规提示骨髓抑制尚未完全恢复，因患者乳腺癌多发骨转移，肿瘤累及骨髓可导致骨髓储备功能不足，且老年人对化疗耐受性差，骨髓功能恢复时间延长，予粒细胞集落刺激因子（G-CSF）预防应用。粒细胞集落刺激因子（G-CSF）应用期间需每周监测血常规 2 次，防止中性粒细胞、白细胞过度增加。药师应监护患者若用药后出现发热、骨痛、关节肌肉酸痛和疲倦等流感样症状时，可予非甾体抗炎药对症处理。因迅速分化的造血祖细胞对化疗药敏感，需在粒细胞集落刺激因子（G-CSF）停用 24～48h 后才可使用化疗，否则对骨髓储备有耗竭性损伤，同时影响升白疗效。患者未出现流感样症状，体温正常。

　　4. 止吐药物的合理选择　患者第 1 日化疗后未出现胃肠道反应，第 2 日顺铂滴注结束后 24h 内出现恶心呕吐 3 次。多西他赛有低度致呕风险，顺铂 75mg/m^2 时有高度致呕风险，根据 NCCN 止吐临床实践指南，在高度致呕风险药物静脉化疗前推荐应用托烷司琼+地塞米松预防急性恶心、呕吐。患者第 1 日化疗前用过地塞米松，未出现呕吐；考虑第 2 日托烷司琼单药止吐强度不够，药师建议下一周期第 2 日滴注顺铂前加用地塞米松 5mg，iv。

5. 保肝药物的选择　患者入院查肝功能示总胆红素、碱性磷酸酶（AKP）升高。谷胱甘肽为含巯基类药物，能和过氧化物及自由基相结合，以对抗氧化剂对巯基的破坏，保护细胞膜中含巯基的蛋白质和含巯基的酶不被破坏，同时还可对抗自由基对重要脏器的损害，用于防止药物性肝损伤。

6. 胃肠动力药的选择　患者化疗第 2 日诉腹胀，医嘱给予胃动力药物多潘立酮 10mg，口服，tid，患者出现右侧胸部胀痛，考虑到多潘立酮通过作用于多巴胺受体起效，能提高血清催乳素水平引起乳房胀痛，禁用于乳腺癌化疗患者。建议改用 5-HT 受体激动剂西沙比利对症治疗，患者症状好转。

7. 抗骨转移药物的选择　在晚期乳腺癌中，骨转移的发生率为 65%～75%，而首发症状为骨转移者占 27%～50%。骨痛、骨损伤、骨相关事件（SREs）及生活质量降低是乳腺癌骨转移常见的并发症。骨相关事件（SREs）包括：骨痛加剧或出现新的骨痛、病理性骨折（椎体骨折、非椎体骨折）、椎体压缩或变形、脊髓压迫、骨放疗后症状（因骨痛或防治病理性骨折或脊髓压迫）及高钙血症。

乳腺癌骨转移综合治疗的主要目标：①缓解疼痛，恢复功能，改善生活质量；②预防和治疗骨相关事件（SREs）；③控制肿瘤进展，延长生存期。

双膦酸盐是焦膦酸盐分子的稳定类似物。破骨细胞聚集于矿化骨基质后，通过酶水解作用导致骨重吸收，而双膦酸盐可以抑制破骨细胞介导的骨重吸收作用。双膦酸盐可以抑制破骨细胞成熟，抑制成熟破骨细胞的功能，抑制破骨细胞在骨质吸收部位的聚集，抑制肿瘤细胞扩散、浸润和黏附于骨基质。适应证：①高钙血症；②骨痛；③治疗和预防骨相关事件（SREs）。骨相关事件（SREs）对乳腺癌骨转移患者的生活质量具有至关重要的影响，它包括病理性骨折、脊髓压迫、为了缓解骨痛或预防和治疗病理性骨折或脊髓压迫而进行放疗、骨骼手术、改变抗癌方案以治疗骨痛、恶性肿瘤所致高钙血症。目前在乳腺癌骨转移中使用双膦酸盐的主要目的正是降低骨相关事件（SREs）的发生率。

临床研究证实双膦酸盐可以有效治疗乳腺癌的骨转移。正如英国国家卫生与保健评价研究院（NICE）的建议，这类药物目前正被广泛用于治疗晚期乳腺癌的骨并发症。而随后的临床研究证明，双膦酸盐可以预防乳腺癌骨转移患者发生骨相关事件（SREs）。所以乳腺癌骨转移，如果预期的生存期≥3 个月，且肌酐低于 3.0mg/dl，在治疗病情所需的化疗和激素治疗的同时，应及时给予双膦酸盐治疗。

双膦酸盐的使用方法及注意事项如下所示。①在使用双膦酸盐前，应该检测患者血清电解质水平，重点关注血肌酐、血清钙、磷酸盐、镁等指标。②临床研究表明第一代氯膦酸盐、第二代帕米膦酸盐和第三代唑来膦酸和伊班膦酸盐都有治疗乳腺癌骨转移的作用，都可以用于治疗高钙血症、骨痛、预防和治疗骨相关事件（SREs）。已有临床研究结果显示，第三代双膦酸盐唑来膦酸和伊班膦酸有疗效更好、毒性更低和使用更方便的特点。③选择药物治疗应考虑患者的一般状况和疾病的总体情况及同时接受的治疗。静脉内使用唑来膦酸和伊班膦酸具有输液时间更短的优势。④双膦酸盐可以与放疗、化疗、内分泌治疗、止痛药联合使用。⑤长期使用双膦酸盐联合治疗时应每日补充钙和维生素 D，剂量为钙 1200～1500mg/d 及维生素 D_3 400～800U。⑥在轻、中度肾功能不全[肌酐清除率（Ccr）＞30ml/min]的患者中无需调整剂量，但严重肾功能不全［肌酐清除率（Ccr）

≤30ml/min）患者，应根据不同药品的说明书进行剂量调整或延长输注时间。⑦鉴于有文献报道少数患者在长期使用双膦酸盐后有发生下颌骨坏死的风险，所以使用双膦酸盐前应进行口腔检查，注意每日口腔清洁，用药期间尽量避免包括拔牙等口腔手术。

研究证明，双膦酸盐用于转移性乳腺癌出现骨相关事件（SREs）的中位时间为 6～18 个月，所以用药时间至少 6 个月。

对于乳腺癌骨转移患者，美国临床肿瘤协会（ASCO）推荐应用双膦酸盐类药物，医嘱给予可以短时间 15min 静脉给药的唑来膦酸。考虑到化疗方案中顺铂的肾毒性强，建议选用肾毒性较小的伊班膦酸钠。用药过程中可能会出现发热、关节痛、肌肉痛、骨痛和疲倦等流感样症状，应密切关注，随时对症处理。

用 药 指 导

指导患者保持口腔清洁，避免受凉，尽量不要到人多场所，以防止感染。此外应监测体温，定期检查血常规。

顺铂容易引发肾脏损害，主要是近端肾小管细胞中可见透明小体、肾小管坏死、间质水肿，损害的程度与顺铂剂量呈正相关。因此，用药过程中鼓励患者多饮水，促进毒物排泄并定期检测血清电解质、肾功能情况。此外，顺铂胃肠道反应较大，化疗期间常引起患者恶心、呕吐、食欲下降等不良反应，应告知患者根据自己的口味及饮食习惯，调节食物的品种，以增进食欲。多进食高蛋白、高维生素易消化的软食或半流质饮食，避免进食油腻、粗糙生硬、刺激性强的食物。指导患者少量多餐，进食新鲜清淡易消化富含纤维素的食物，注意膳食搭配，呕吐后及时漱口。

化疗间歇期嘱患者要定期复查血常规及肝、肾功能，饮食上加强营养，给予高蛋白、高热量、高维生素及富含多种氨基酸的食物，并适当锻炼身体，增强机体抵抗力和免疫力。同时也注重对家属的健康教育，家庭的支持对改善患者的心理状态，提高患者的生活质量，减轻患者的痛苦都有重要的作用。家属能给患者以支持，更有利于患者的恢复。研究表明，多西他赛的外渗可引起局部迟发性静脉炎及皮肤反应的表现，并多在输液毕 5～7 日发生，所以一定告知多西他赛化疗出院的患者，以引起患者的重视。

思 考 题

1. 多西他赛联合顺铂（DC）方案的常见不良反应及药学监护有哪些？
2. 简述乳腺癌骨转移综合治疗的主要目标，如何选择药物治疗？
3. 化疗止吐药物如何选择？

第 3 节　肝　　癌

我国是世界上肝癌高发国家之一，原发性肝癌的发病率和病死率均占全球的 50% 以上，且有其自身特点。肝癌的临床分期见表 9-11、表 9-12。

表 9-11　肝癌 TNM 定义（UICC/AJCC，2010 年）

T	原发病灶
Tx	原发肿瘤不能测定
T0	无原发肿瘤的证据
T1	孤立肿瘤没有血管受侵

续表

T	原发病灶
T2	孤立肿瘤，有血管受侵或多发肿瘤直径≤5cm
T3a	多发肿瘤直径>5cm
T3b	孤立肿瘤或多发肿瘤侵及门静脉或肝静脉主要分支
T4	肿瘤直接侵及周围组织，或致胆囊或脏器穿孔
N	区域淋巴结
Nx	区域内淋巴结不能测定
N0	无淋巴结转移
N1	区域淋巴结转移
M	远处转移
Mx	远处转移不能测定
M0	无远处转移
M1	有远处转移

表 9-12　肝癌 TNM 分期

Ⅰ期	T1N0M0
Ⅱ期	T2N0M0
ⅢA 期	T3aN0M0
ⅢB 期	T3bN0M0
ⅢC 期	T4N0M0
ⅣA 期	任何 T，N1M0
ⅣB 期	任何 T，任何 N，M1

病 例 介 绍

患者，男，60 岁。

主诉：右侧腰背部疼痛伴上腹部不适 2 个月入院。

现病史：半年前体检发现慢性乙型肝炎、肝硬化，2 个月前出现右侧腰背部疼痛伴上腹部不适，患者不适症状进食后加重，伴纳差，无反酸、烧心，无恶心、呕吐等不适，为求进一步诊治入院。

既往史：半年前体检发现慢性乙型肝炎、肝硬化。

家族史：否认家族肿瘤和遗传病史。

个人史：生于云南，否认长期外地居住史，否认疫区居留史，否认特殊化学品及放射线接触史。

过敏史：否认食物、药物过敏史。

【体格检查】　发育正常，营养可，神清，精神可，查体合作。体温 36.8℃，脉搏 85 次/分，呼吸 18 次/分，血压 110/65mmHg。卡氏功能状态评分标准（KPS）评分 70 分。

【辅助检查】　谷丙转氨酶 169U/L，谷草转氨酶 137U/L，总胆红素 85nmol/L，直接胆红素 51nmol/L，间接胆红素 34nmol/L。血清甲胎蛋白（AFP）350ng/ml，癌胚抗原（CEA）6.9ng/ml。腹部 CT 检查提示：肝左右叶可见 2 块肿块，大小约 9cm×10cm，6cm×5cm，考虑原发性肝癌。胸部增强 CT 检查提示双肺多发结节，考虑转移。行肝脏穿刺活检及免疫组化提示：符合肝细胞性肝癌。

【入院诊断】　原发性肝癌，肺转移（T3aN0M1，ⅣB 期）。

治 疗 经 过

化疗（表 9-13）过程中辅以止吐等相应治疗，14 日为 1 个周期。化疗 3 个周期后复查胸腹部 CT 提示：肺、肝转移灶较前缩小，达部分缓解（partial response，PR），临床症状好转。

表 9-13　化疗方案（FOLFOX4 方案）

药物	剂量	途径	频次	用药时间
注射用奥沙利铂	85mg/（m²·d）	静脉滴注	st	第 1 日
氟尿嘧啶注射液	400mg/（m²·d）	静脉滴注	st	第 1~2 日
氟尿嘧啶注射液	600mg/（m²·d）	静脉滴注	st	第 1~2 日
注射用亚叶酸钙	200mg/（m²·d）	静脉滴注	st	第 1~2 日

【出院诊断】　原发性肝癌，肺转移（T3aN0M1，ⅣB 期）。

治疗方案分析及药学监护

【治疗方案分析】

尽管外科手术是肝癌的首选治疗方法，但是在确诊时大部分患者已达中晚期，往往失去了手术机会，据统计仅约 20% 的患者适合手术。因此，需要积极采用非手术治疗，可能使相当一部分患者的症状减轻、生活质量改善和生存期延长。

肝细胞癌（hepatic cellular cancer，HCC）治疗棘手的重要原因在于同一位患者、同一脏器、同时存在着性质截然不同的两种疾病：恶性肿瘤和慢性肝病，往往相互影响，恶性循环。在我国 HCC 常见高发，而大多数患者具有乙肝和肝硬化背景，起病隐袭、进展迅速，确诊时往往已达晚期，不能手术、消融或肝动脉化疗栓塞术（transhepatic arterial chemotherapy and embolization，TACE）治疗的患者较多，生存期较短和预后极差；即使可以手术，术后复发率也较高，长期生存率低，因此，十分有必要积极采用多种方法综合治疗，包括系统化疗（systemic chemotherapy，全身化疗）。

系统化疗（systemic chemotherapy，全身化疗）主要通过口服，肌肉或静脉途径给药进行化疗。早在 20 世纪 50 年代起，系统化疗就开始用于治疗肝癌，是临床常用的姑息性治疗手段。多数传统的细胞毒性药物，包括多柔比星/表柔比星（ADM/EADM）、5-氟尿嘧啶（5-Fu）、顺铂（DDP）和丝裂霉素（MMC）等，都曾试用于肝癌，但单药有效率都比较低（一般<10%），无高级别的循证医学证据表明具有生存获益。

近年来，奥沙利铂（OXA）等新一代的化疗药物相继问世和应用，使得胃肠癌化疗进步明显，预后显著改善，也推动和启发了肝癌化疗的研究，使肝癌不适合系统化疗的传统观念受到挑战和质疑。国内外已进行了一系列的临床观察和Ⅱ期研究，均提示含奥沙利铂（OXA）的方案治疗肝癌有效，客观有效率有所提高，能够控制病情发展，减轻症状，可能延长生存，因而广受重视。2010 年 FOLFOX4 方案与单药 ADM 对照用于不适于手术或局部治疗的晚期肝癌患者姑息性化疗的国际多中心Ⅲ期临床研究（EACH 研究）结果已经公布，已证明含奥沙利铂（OXA）的联合化疗可以为晚期 HCC 患者带来较好的客观疗效、控制病情和生存获益，且安全性好。该项研究得到了国际国内学术界的高度重视，改变了晚期 HCC 系统化疗长期缺乏标准方案的现状，引起肝癌治疗观念的重大变革。

奥沙利铂（OXA）作为第三代铂类抗癌药，主要以 DNA 为作用靶点，通过与 DNA 形成交叉键以破坏 DNA，阻断其复制和转录，从而抑制细胞的增殖，广泛应用于食管癌、头颈部肿瘤、肺癌、膀胱癌及妇科肿瘤等实体瘤的治疗。临床研究显示，奥沙利铂（OXA）抗癌谱广、活性强，与 DNA 结合速率是顺铂（DDP）的 10 倍以上，结合更牢固，细胞毒作用更强；此外，奥沙利铂（OXA）与 DDP 及卡铂（CBP）无交叉耐药，如 DDP 或 CBP 治疗失败后奥沙利铂（OXA）治疗仍然有效；同时，奥沙利铂（OXA）毒副反应较轻，几乎无肝肾毒性，常见的毒性反应是与剂量相关的外周神经毒性；并且奥沙利铂（OXA）与5-Fu 应用具有协同增效作用。奥沙利铂（OXA）的这些理化特性奠定了其治疗晚期肝癌的基础。

目前认为，HCC 是对含奥沙利铂（OXA）等新型化疗方案具有一定敏感性的肿瘤。对于没有禁忌证的晚期 HCC 患者，系统化疗明显优于一般性支持治疗，不失为一种可以选择的治疗方法，其主要适应证如下所示。

（1）合并有肝外转移的晚期患者。

（2）虽为局部病变，但不适合手术治疗和肝动脉介入栓塞化疗者，如肝脏弥漫性病变或肝血管变异。

（3）合并门静脉主干或下腔静脉瘤栓者。

（4）多次肝动脉化疗栓塞术（TACE）后肝血管阻塞和（或）介入治疗后复发的患者。

当然，系统化疗应当严格掌握临床适应证，及时评估疗效，密切监测和防治不良反应。原则上，对于具有以下情况之一的患者不宜进行系统化疗。

（1）美国东部肿瘤协作组（ECOG）>2 分，Child-PIlgh>7 分。

（2）白细胞<3.0×10^9/L 或中性粒细胞<1.5×10^9/L，血小板<60×10^9/L，血红蛋白<90g/L。

（3）肝、肾功能明显异常，氨基转移酶（AST 或 ALT）>5 倍正常值和（或）胆红素显著升高>2 倍正常值，血清白蛋白（ALB）<28g/L，肌酐（Cr）≥正常值上限，肌酐清除率（CCr）≥50ml/min。

（4）有感染发热、出血倾向、中大量腹腔积液和肝性脑病。

该患者为ⅣB 期（合并肺转移），符合系统化疗的主要适应证，且无禁忌证，选择FOLFOX4 方案作为系统化疗方案。

【药学监护】

1. 消化道反应　奥沙利铂为中度致吐药物，与氟尿嘧啶（低致吐药物）联合应用，多数患者可出现恶心、呕吐，因此宜在应用奥沙利铂前 10～30min 给予患者 5-HT$_3$ 受体拮抗剂，如昂丹司琼。氟尿嘧啶可致口腔黏膜炎及腹泻，部分患者症状较重。治疗期间由于患者活动少、应用多种止吐药物等，部分患者可出现便秘。为预防上述不适症状，治疗期间需密切关注患者消化道功能，出现异常及时给予对症治疗。

2. 神经毒性　奥沙利铂具有剂量相关性、蓄积性、可逆性的外周神经毒性，主要表现为感觉迟钝、感觉异常，遇冷加重；同时少数患者应用氟尿嘧啶后出现神经系统不良反应，如小脑病变、共济失调。应告知患者治疗期间避免接触冷的物品，包括冷空气、食物等，注意保暖，如果出现轻度、可耐受的手足麻木不适，一般不需停药；若症状严重，需给予对症治疗或停药。钙镁合剂可以减少奥沙利铂引起的急性神经毒性；还原型谷胱甘肽也能减少奥沙利铂引起的神经毒性。对于应用奥沙利铂的患者可以根据其具体情况适当选用上述药物。

3. 骨髓抑制　奥沙利铂、氟尿嘧啶均为细胞毒性抗肿瘤药物，对骨髓有抑制作用。患者治疗期间需注意监测血常规变化，一般每周检查 1~2 次血常规，出现异常及时给予对症治疗。患者如出现Ⅱ度或Ⅱ度以上白细胞和（或）中性粒细胞降低，可应用粒细胞集落刺激因子（G-CSF）治疗；如出现Ⅱ度或Ⅱ度以上血小板减少，可应用白介素-Ⅱ或血小板生成素治疗。

4. 肝肾损害　氟尿嘧啶主要经肝脏代谢，对肝细胞有一定损害；奥沙利铂肾毒性虽然比顺铂轻，但由于其主要经肾脏排泄，对肾功能可能存在一定损害。患者于治疗期间，应注意监测肝肾功能，一般 2 周至少检查 1 次，出现异常及时给予对症治疗。若患者存在Ⅱ度或Ⅱ度以上肝肾损害，需暂停应用抗肿瘤药物，待各项指标好转后方可继续治疗。

5. 奥沙利铂过敏　奥沙利铂过敏反应发生率为 1.7%，平均累计剂量为（ 540 ± 157 ）mg/m^2，均在用药 24h 内出现。对首次应用 FOLFOX4 方案患者，特别在应用奥沙利铂 24h 内，需给予患者密切关注，发现患者出现皮疹、胸闷、体温升高等过敏症状，应及时通知主管医师。对再次应用奥沙利铂患者，提醒主管医师在患者应用奥沙利铂前 30min 给予其抗组胺和（或）类固醇类药物；提醒护士减慢奥沙利铂静脉滴注速度，使药物造成的不良反应降到最低。

用 药 指 导

（1）首日应用奥沙利铂，由于其主要经肾脏排泄，注意适当饮水，一般需 2000ml 以上，否则应告知医师增加静脉输液量；嘱患者勿自行加快输液速度，特别是含奥沙利铂的输液，易出现身体不适，甚至严重不良反应；避免接触凉的物品，以预防奥沙利铂造成的神经毒性；住院期间注意消化道症状，若出现Ⅱ度以上黏膜炎、呕吐、腹泻、便秘等，应及时告知主管医师或药师，予对症治疗。

（2）出院后身体不适可能持续几日，此为药物的正常反应，若症状严重，需及时与主管医师或药师联系；出院后 5 日左右应检查血常规，以了解药物造成的骨髓抑制情况，出现异常应及时复诊；奥沙利铂、氟尿嘧啶对疾病的治疗效果与其剂量强度相关，提醒患者尽可能按医嘱要求按时返院接受下一周期治疗；同时提醒其注意营养均衡，注意休息，减少外出，预防感冒。

思 考 题

1. 肝癌的治疗方法有哪些？

2. 奥沙利铂+氟尿嘧啶+亚叶酸钙（FOLFOX4）方案的常见不良反应及药学监护有哪些？

第4节 胃 癌

胃癌是全世界范围内常见的恶性肿瘤，在最常见的恶性肿瘤中排名第五，在所有肿瘤中的致死率位居第三。目前我国胃癌每年有近 30 万新发病例，其特点是发病率高、早诊率低（＜10%）、进展期胃癌占 90% 左右、诊疗不规范、患者 5 年生存率长期在 30% 左右。

目前为止胃癌的分期仍未完全一致，较常使用的是美国分期系统，日本胃癌分期系统和国际抗癌联盟（UICC）三种。目前最新的胃癌分期采用美国癌症联合委员会（AJCC）公布的 2009 年胃癌国际分期（表 9-14）。

表 9-14 AJCC 胃癌 TNM 分期表（2009 年第七版）

0 期	Tis	N0	M0
ⅠA 期	T1	N0	M0
ⅠB 期	T2	N0	M0
	T1	N1	M0
ⅡA 期	T3	N0	M0
	T2	N1	M0
	T1	N2	M0
ⅡB 期	T4a	N0	M0
	T3	N1	M0
	T2	N2	M0
	T1	N3	M0
ⅢA 期	T4a	N1	M0
	T3	N2	M0
	T2	N3	M0
ⅢB 期	T4b	N0, N1	M0
	T4b	N1	M0
	T4a	N2	M0
	T3	N3	M0
ⅢC 期	T4b	N2	M0
	T4b	N3	M0
	T4a	N3	M0
Ⅳ 期	任何 T	任何 N	M1

病 例 介 绍

患者，男，62 岁。

主诉：定期入院行第四周期化疗。

现病史：胃镜诊断为贲门及高位胃体占位，行根治性胃切除术。术后病理：胃贲门小弯侧溃疡型印戒细胞癌，临床分期为 T4N1M0ⅢB 期。既往已行"多西他赛 100mg，d1+ 替吉奥 60mg，bid，d1~14/Q21d"（DX）方案三周期化疗，并配合腹腔灌注化疗，期间出现患者自觉难以忍受的疲劳反应及四肢色素沉着明显、手足综合征的不良反应。现入院行第四周期化疗。近 1 月来，精神、饮食、睡眠尚可，大小便正常，体重无明显改变。

既往史：行根治性胃切除术。术后病理：胃贲门小弯侧溃疡型印戒细胞癌，临床分期为 T4N1M0ⅢB 期。既往已行"多西他赛 100mg，d1+ 替吉奥 60mg，bid，d1～14/Q21d"（DX）方案三周期化疗，并配合腹腔灌注化疗。

家族史：否认家族肿瘤和遗传病史。

个人史：生于云南，否认长期外地居住史，否认疫区居留史，否认特殊化学品及放射线接触史。

过敏史：否认食物、药物过敏史。

【体格检查】 发育正常，营养可，神清，精神可，查体合作。体温 36.4℃，脉搏 80次/分，呼吸 17 次/分，血压 112/60mmHg。卡氏评分为 80 分。

【辅助检查】 血、尿、粪三大常规正常，生化指标合格。

【入院诊断】 胃贲门小弯侧溃疡型印戒细胞癌（pT4N1M0ⅢB 期）。

治 疗 经 过

患者入院后完善相关检查，无明显化学治疗禁忌，拟行第四周期术后辅助化疗。患者自诉对化疗引起四肢色素沉着明显的毒副反应难以接受，考虑系长期服用替吉奥所致。综合考虑患者情况，医生降低氟尿嘧啶药物剂量，调整化疗方案为"多西他赛 100mg，d1+氟尿嘧啶 750mg，CIV/q24h，d1～5+亚叶酸钙 200 mg，d1～5/Q21d"（表 9-15）。

化疗第 5 日，患者诉疲乏明显，食欲缺乏。查血常规：粒细胞 $1.84×10^9$/L，血红蛋白87.0 g/L，立即给予重组人粒细胞集落刺激因子（rhG-CSF）注射液 150μg 进行升白治疗。

化疗结束第 2 日，患者发热（38.6℃），诉上腹部疼痛，咽部肿痛，疲乏加重。查体：咽部黏膜溃烂。行咽拭子细菌培养。查血常规：粒细胞 $0.41×10^9$/L，血红蛋白 84.0g/L。增加重组人粒细胞集落刺激因子（rhG-CSF）注射液的剂量，将给药频次调整为每日 2 次，加大升白治疗力度，并给予左氧氟沙星抗感染治疗和对症处理。2 日后复查血常规，C-反应蛋白（CRP）74.0mg/L，血沉 32.0mm/L，粒细胞 $0.49×10^9$/L。咽拭子细菌培养及药敏试验结果回报：聚团肠杆菌，敏感药物为氨苄西林、头孢噻肟、环丙沙星等，对头孢唑啉耐药。继续使用左氧氟沙星抗感染。化疗结束第 6 日，患者病情好转。查血常规：粒细胞 $8.5×10^9$/L，血红蛋白 79.0 g/L。停升白治疗，补充营养，出院。

表 9-15　化疗方案（AP 方案）

药物	剂量	途径	频次	用药时间
多西他赛注射液	75mg/（m^2·d）	静脉滴注	st	第 1 日
氟尿嘧啶注射液	500mg/（m^2·d）	静脉滴注	st	第 1～5 日
注射用亚叶酸钙	130mg/（m^2·d）	静脉滴注	st	第 1～5 日

【出院诊断】 胃贲门小弯侧溃疡型印戒细胞癌（pT4N1M0ⅢB 期）

治疗方案分析及药学监护

【治疗方案分析】

本病例为胃恶性肿瘤术后辅助化疗的患者，由于化疗引起皮肤色素沉着明显的毒副作用，患者表示难以接受，医生给予化疗方案的调整，采取低剂量的氟尿嘧啶联合多西他赛化疗。该患者前三周期化疗结束出现皮肤色素沉着明显的毒副作用，系口服替吉奥所致。一项对肿瘤患者进行的人体药动学研究指出，替吉奥以标准剂量口服，实际作用模式与静脉内连续输注氟尿嘧啶十分相似。而手足综合征、皮肤色素沉着、口炎等则与氟尿嘧啶连续输注方案有关。因此，将连续口服替吉奥两周的方案调整为静脉滴注低剂量的氟尿嘧啶可能对皮肤色素沉着的毒副反应予以改善。但是，替吉奥胶囊是一种复方制剂，其活性成分是替加氟，是氟尿嘧啶的一种口服前体药物，与氟尿嘧啶相比，无严重的骨髓抑制毒副作用，更换方案有可能增加骨髓抑制的风险，需进行密切关注。

【药学监护】

1. 化疗药物不良反应的预防 根据 NCCN 的推荐，多西他赛联合氟尿嘧啶的化疗方案具有预防抗呕吐治疗的指征，应使用 5-HT_3 受体拮抗剂——盐酸格拉司琼注射液预防呕吐，泮托拉唑钠抑制胃酸分泌。通过采取积极的制酸、止吐措施，患者在整个化疗过程中未见明显胃肠道毒副反应。多西他赛为紫杉醇类药物，容易引起过敏反应和液体潴留综合征，化疗前给予地塞米松和西咪替丁积极预防，同时，予以心电监护，观察有无过敏反应的发生。对于化疗可能出现的骨髓抑制作用，积极观察患者有无疲劳，定期检查血常规，根据白细胞、粒细胞减少情况给予对症治疗。

2. 化疗引起Ⅳ度骨髓抑制的对症治疗 骨髓抑制是化疗中最常见的毒性反应，特别是反复多次化疗的患者，更容易引起白细胞降低。本病例中，患者既往已行三周期术后辅助化疗，骨髓储备功能较差，本次化疗结束，白细胞下降明显，应当采取积极的升白治疗措施。在药物监护方面，应当从升白治疗的用药时间、给药剂量和停止升白治疗的时间上进行重点监护。

患者化疗结束当日出现疲乏、食欲缺乏，查血常规提示：粒细胞 $1.84×10^9$/L，为Ⅰ度骨髓抑制，立即采取升白治疗。参考 ASCO 的重组人粒细胞集落刺激因子（rhG-CSF）临床应用指导原则（2005）和国内经验，临床药师建议升白药促粒细胞集落刺激因子（rhG-CSF）应在化疗完全结束 48h 后应用。如果化疗结束即开始使用，化疗药物未完全代谢，应用重组人粒细胞集落刺激因子（rhG-CSF）刺激后增加的中性粒细胞很快会被化疗药物破坏，非但不能减轻化疗药物对骨髓造血功能的抑制，还会加重对骨髓储备功能的损伤。但考虑到患者既往化疗骨髓抑制较为明显的情况，医生未予采纳。化疗结束第 2 日，患者血常规提示：粒细胞 $0.41×10^9$/L，为Ⅳ度骨髓抑制，建议增加升白药的给药频次，由每日 1 次调整为每日 2 次，并每日复查血常规，严密观察血常规变化，采取保护性隔离措施，加用空气消毒机，防止感染的发生。另外，要告知患者注意休息，加强营养，多进食高蛋白、高热量、高维生素的食物，病房要定期通风，保持空气新鲜，特别需要注意保暖，防止感冒。化疗结束后第 6 日，患者血常规恢复正常，建议及时停止升白治疗，防止长期使用出现其他不良反应。

3. 化疗结束患者发热的治疗监护 患者化疗结束后出现轻度发热症状，查血常规提示为Ⅳ度骨髓抑制，判断此次发热可能是化疗引起的缺粒性发热，除进行必要的粒细胞集落刺激因子（G-CSF）升白治疗外，还需给予抗菌药物预防感染，采取保护性隔离，进行相应的支持治疗。对于化疗后严重粒细胞减少阶段继发的感染主要为革兰阳性菌感染，多为大肠埃希菌、肺炎克雷伯菌、铜绿假单胞菌等，建议选择 β-内酰胺类（广谱青霉素或 2 代、3 代头孢菌素）、氨基糖苷类、喹诺酮类药物进行抗感染治疗，及时进行细菌培养和药敏试验，为经验治疗提供依据。医嘱给予左氧氟沙星注射液 400mg，qd，ivgtt，同时进行咽拭子细菌培养。密切关注患者发热情况，定时做好体温监测。咽拭子细菌培养回报为聚团肠杆菌，聚团肠杆菌为条件致病菌，在正常人肠道、上呼吸道偶可发现，多导致免疫功能低下患者的机会性感染，如早产儿和新生儿、烧伤、多发性创伤、肿瘤患者及应用大剂量激素等患者的感染。本病例患者由于化疗引起Ⅳ度骨髓抑制，并伴发热，加上肿瘤患者自身免疫功能低下，是聚团肠杆菌的易感人群。嘱患者每日进行口腔护理，饭后用0.9%氯化钠注射液漱口，给予静脉滴注脂肪乳、氨基酸进行肠外营养，提高患者免疫力，防止机会致病菌引起感染，同时根据药敏试验结果继续给予左氧氟沙星抗感染治疗。化疗结束第6日，患者体温恢复正常，停抗感染治疗。

用 药 指 导

口腔黏膜增殖活跃，易受化疗药物影响而导致溃疡。患者化疗结束后出现咽部黏膜溃烂，考虑由氟尿嘧啶引起。黏膜炎引发的剧烈疼痛会使患者营养素摄入减少，使正常的饮食受到很大的影响，从而给治疗带来负面影响，而且损伤的口腔黏膜表面容易为细菌提供适宜的生长环境，如果细菌进入血液循环可能引起全身感染，出现严重的并发症。因此，化疗后出现的黏膜炎，需要给予密切监护和用药指导，防止引起严重的口腔黏膜坏死。嘱患者保持口腔清洁，利用温和的口腔冲洗剂如0.9%氯化钠注射液漱口，每日3～4次，不要使用牙刷，而用棉签轻轻擦洗口腔牙齿；如感觉疼痛剧烈时，可用2%利多卡因15ml含漱2min；口腔局部要使用黏膜保护剂如硫糖铝混悬液，促进创面的愈合，并告知患者用药时要慢慢吞咽，用药后不要喝水，要让药物均匀的在黏膜表面形成保护膜。另外，由于口腔疼痛会影响进食，患者可进食流汁，如稀饭、牛奶、果汁等易于吞咽的食物，不宜吃过冷、过热、过硬的食物，以免损伤口腔黏膜。同时，为了保证患者体力和营养的需要，要配合肠外补充脂肪乳、氨基酸及维生素等，从而改善营养状况，增强自身的抵抗力。

药物的不良反应可能会持续一段时间或者在家中时发生，如有不适及时就诊。

思 考 题

1. AP方案的常见不良反应及药学监护有哪些？
2. 如何防治化疗引起的骨髓抑制？
3. 如何对化疗后发热患者进行药学监护？

参 考 文 献

陈露露，王亚芹，欧阳冬生. 2014. 化疗止吐药物的研究进展[J]. 肿瘤药学，4（2）：107-111.

顾小林，王娟，单桂芹. 2014. FOLFOX4治疗晚期肝癌的临床研究[J]. 现代肿瘤医学，22（9）：2153-2155.

郭仁宏. 2013. 2013NCCN胃癌临床实践指南（2013.V2）要点介绍及解读[J]. 中国医学前沿杂志（电子版），5（12）：71-78.

江泽飞，陈佳艺，牛晓辉，et al. 2015. 乳腺癌骨转移和骨相关疾病临床诊疗专家共识（2014版）[J]. 中华医学杂志，95（4）：241-247.

刘会春. 2013. 中国原发性肝癌治疗指南解读[J]. 肝胆外科杂志，21（1）：12-14.

王如良，江泽飞. 2015. 乳腺癌骨转移治疗的若干热点问题思考和讨论：乳腺癌骨转移和骨相关疾病临床诊疗专家共识（2014版）解读[J]. 肿瘤研究与临床，27（10）：707-710.

于鹏，王跃辉，祝毓琳，et al. 2013. 非小细胞肺癌治疗原则、现状和进展[J]. 中华临床医师杂志（电子版），7（18）：19-24

支修益，石远凯，于金明. 2015. 中国原发性肺癌诊疗规范（2015年版）[J]. 中华肿瘤杂志，37（1）：67-78.

中国抗癌协会乳腺癌专业委员会. 2013. 中国抗癌协会乳腺癌诊治指南与规范（2013版）[J]. 中国癌症杂志，23（8）：637-684.

中国抗癌协会肿瘤营养与支持治疗专业委员会. 2015. 胃癌患者营养治疗指南[J]. 肿瘤代谢与营养电子杂志，2（2）：37-40.

中国女医师协会临床肿瘤学专业委员会，中国抗癌协会乳腺癌专业委员会. 2015. 中国进展期乳腺癌共识指南（CABC 2015）[J]. 癌症进展，13（3）：223-245.

中华人民共和国国家卫生和计划生育委员会. 2013. 胃癌规范化诊疗指南（试行）[J]. 中国医学前沿杂志（电子版），5（8）：56-63.

第 10 章　感染性疾病的药物治疗

> 1. 掌握中枢神经系统感染、感染性心内膜炎、急性胆囊炎、腹腔感染和移植术后感染的病原学流行情况、治疗原则、常用的治疗药物及药学监护要点。
>
> 2. 熟悉中枢神经系统感染、感染性心内膜炎、急性胆囊炎、腹腔感染和植术后感染的临床表现和诊断要点。
>
> 3. 了解中枢神经系统感染、感染性心内膜炎、急性胆囊炎、腹腔感染 和植术后感染的病因和发病机制。

第 1 节　中枢神经系统感染

中枢神经系统感染是指由细菌、病毒、螺旋体、真菌与寄生虫等病原微生物侵犯中枢神经系统引起的急性或慢性炎症性（或非炎症性）疾病。感染的部位可分为：①脑炎、脊髓炎或脑脊髓炎，主要侵犯脑和（或）脊髓实质；②脑膜炎、脊膜炎或脑脊膜炎，主要侵犯脑和（或）脊髓软膜；③脑膜脑炎，脑实质与脑膜合并受累。

病毒性脑炎是一种由病毒侵入中枢神经系统，引起脑实质损害为主的感染性疾病。常见的病毒有单纯疱疹病毒、水痘-带状疱疹病毒等。主要发生在新生儿、儿童、免疫力下降及免疫抑制的人群中。以发热、头痛、呕吐、嗜睡和轻度颈强直等脑膜刺激征为主要临床表现，也有表现为意识障碍、抽搐及局灶性脑神经损害等。病毒性脑炎治疗原则为抗病毒、抑制炎症、降低颅内压及对症支持治疗。

病 例 介 绍

患者，男，55 岁，体重 54kg。

主诉：发热、头痛 3 日。

现病史：患者 3 日前出现发热、头痛，伴有恶心、呕吐，无咳嗽、咳痰等不适，至医院急诊科查血白细胞（WBC）$6.41×10^9$/L，中性粒细胞百分比 72.5 %，给予头孢匹胺、对乙酰氨基酚治疗，体温下降。1 日前患者出现嗜睡症状，仍然发热，急查 CT、MRI 等检查未见颅脑占位性病变，脑电图提示边缘状态脑电图，为求进一步诊治于 7 月 31 日收入神经内科。患病以来，精神差，2 日未进食，睡眠正常，大小便正常，无体重明显下降。

既往史：既往体健，否认高血压、冠心病病史，否认肝炎、结核病史；否认手术及重大外伤史，否认输血史，否认结核、疟疾等传染病史。

家族史：无疫区、疫情、疫水接触史。无吸烟、饮酒史。现有 1 子 1 女，配偶及子女体健，家族中否认冠心病、高血压及类似病史，否认家族遗传病史。

个人史：生于贵州，否认长期外地居住史，否认特殊化学品及放射线接触史。

过敏史：否认食物药物过敏史。

【体格检查】　体温 38.3℃，脉搏 78 次/分，呼吸 18 次/分，血压（BP）130/70mmHg，嗜睡状，呼之能睁眼，但不对答，皮肤潮湿，双侧瞳孔 1.0mm，对光反射存在，双肺呼吸音粗，未闻及啰音，心律齐，无杂音，腹软，下腹部压痛，无反跳痛，双下肢不肿。

【辅助检查】　脑脊液常规：颜色澄清透明，压力为 315mmH₂O，红细胞（RBC）$10×10^6$/L，白细胞（WBC）$145×10^6$/L，单核细胞 70%，多核细胞 30%，葡萄糖 2.8mmol/L，蛋白 0.46g/L，氯化物 128mmol/L。血常规：白细胞（WBC）$7.8×10^9$/L，中性粒细胞百分比 70%。肝功能：ALT 40 U/L，AST 25U/L。肾功能：CREA 59μmol/L。

【入院诊断】　病毒性脑炎。

治 疗 经 过

入院后给予更昔洛韦（250mg q12h 静脉滴注）抗病毒、20% 甘露醇（250ml q8h 静脉滴注）脱水降颅内压、镇静等对症支持治疗。入院第 2 日，患者突发癫痫强直-阵挛发作，给予地西泮 10mg iv，丙戊酸钠缓释片 0.5g po q12h 控制癫痫发作。入院第 3 日，患者体温 38.1℃，烦躁不安，诉仍有头痛、恶心和呕吐，血常规白细胞（WBC）$8.1×10^9$/L，中性粒细胞百分比 71.5%，红细胞（RBC）$4.88×10^{12}$/L，血红蛋白测定（HGB）117g/L。肝功能：ALT 42U/L，AST 35U/L。肾功能：CREA 68μmol/L。入院第 6 日，患者体温 37.8℃，意识清晰，无头痛、恶心和呕吐，停用甘露醇。癫痫未再发作，丙戊酸钠缓释片剂量调整为 0.5g po qd。入院第 9 日，患者体温 37.1℃，辅助检查：血常规 白细胞（WBC）$7.6×10^9$/L，中性粒细胞百分比 68.3%，红细胞（RBC）$4.24×10^{12}$/L，血红蛋白测定（HGB）120g/L。脑电图显示异常波形图。丙戊酸钠缓释片剂量调整为 0.25g po qd。入院第 11 日，患者可以正确回答医师提问，脑脊液培养及鉴定：无细菌生长。停用更昔洛韦。入院第 12 日，患者神志清，精神一般，对答切题，口齿清楚，脑神经（－），四肢肌力 5 级，肌张力对称正常，双侧病理征阴性。肝功能：ALT 97U/L，AST 110U/L。肾功能：CREA 54μmol/L（表 10-1）。患者病情好转出院，出院带药左乙拉西坦片 0.5g po q12h。

表 10-1　患者住院期间主要治疗药物使用情况

药物名称、用量	用法	开始时间	结束时间
更昔洛韦针	250mg q12h 静脉滴注	7.31	8.10
20% 甘露醇	250ml q8h 静脉滴注	7.31	8.5
丙戊酸钠缓释片	0.5g po q12h	8.1	8.4
丙戊酸钠缓释片	0.5g po qd	8.5	8.6
丙戊酸钠缓释片	0.25 po qd	8.8	8.11

【出院诊断】　①病毒性脑炎；②癫痫。患者病情好转出院。

治疗方案分析及药学监护

【治疗方案分析】

1. 抗病毒　该患者发热、头痛 3 日，伴有恶心、呕吐，脑脊液检查示颜色澄清透明，细胞数增多，以单核细胞为主，蛋白含量轻度增加，糖和氯化物稍有异常，急查 CT、MRI 等检查未见颅脑占位性病变，脑电图提示边缘状态脑电图，患者诊断为病毒性脑炎。抗病毒治疗对于病毒性脑炎患者非常重要，早期、足量、足疗程使用可以有效改善预后，减少并发症。单纯疱疹病毒在病毒性脑炎中占重要地位，未治疗的单纯疱疹病毒性脑炎（HSE）死亡率约为 70%，不到 3% 的患者能够痊愈，而早期阿昔洛韦治疗能够降低死亡率至 20%～30%。阿昔洛韦是常用的抗病毒药物，但易出现急性肾衰竭等不良反应。更昔洛韦是阿昔洛韦衍生物，对单纯疱疹病毒、巨细胞病毒和 EB 病毒等多种病原体敏感，易通过血-脑屏障，在脑组织中浓度约占血液的 60%，细胞内浓度高于非感染细胞的 100 倍，能直接竞争性抑制病毒的 DNA 多聚酶，使 DNA 复制受阻。更昔洛韦说明书显示初始剂量为 5mg/kg，每 12h 一次，恒定速率静脉滴注，每次滴注时间 1h 以上，连用 7～14 日，肾功能减退者按肌酐清除率（Ccr）调整剂量。患者肝、肾功能均正常，所以给予患者更昔洛韦 250mg q12h。

2. 控制癫痫　癫痫是一种脑灰质突发局限性放电而导致神经系统功能紊乱的慢性疾病，以突然性、暂时性、反复性发作为特点。根据 2011 年抗癫痫药物应用专家共识：丙戊酸钠被推荐为全身强直-阵挛发作一线首选药物。为了减少药物不良反应发生，使用口服抗癫痫药物应从小剂量开始使用，根据患者癫痫控制状况及药物血药浓度不断调整药物剂量，直到可以用最小的有效剂量良好的控制癫痫发作。丙戊酸钠口服后胃肠道吸收迅速而完全，达峰浓度时间为 1～4h，达稳态约 3～4 日，峰浓度维持 2～8h；丙戊酸钠主要在肝代谢，其有效血浓度为 50～100mg/L。丙戊酸钠缓释片起始剂量为每日 10～15mg/kg，随后递增至疗效满意为止，一般剂量为 20～30mg/kg。所以给予患者初始剂量为 0.5g po q12h。第 6 日和第 9 日，患者未再发生癫痫，但脑电图显示异常波形图，继续给予丙戊酸钠缓释片抗癫痫治疗，并逐渐减量。出院时患者肝功能为 ALT 97U/L，AST 110U/L，较入院时有所升高，考虑可能与使用丙戊酸钠有关，所以出院带药改为对肝功能影响较小的左乙拉西坦片。

3. 降低颅内压　患者有恶心、呕吐，考虑伴有颅内压增高，给予 20% 甘露醇降低颅内压。甘露醇为渗透性利尿剂，能够提高血浆渗透压，使组织中的水分进入血管中，起到脱水作用。该药起效快，静脉注射 20min 起效，2～3h 达到高峰，常见不良反应有肾功能损害、电解质紊乱等。

【药学监护】

1. 疗效监护　①每日监护患者体温、呼吸、心率、血压，每 3 日监护血常规、肝肾功能、超敏 C 反应蛋白等实验指标。②患者有头痛、恶心、呕吐及嗜睡症状，监测这些症状的改善情况。③入院第 2 日，患者癫痫发作。应做好癫痫发作的记录，记录发作时间、次数、特点，评估药物治疗效果。④3 日复查脑电图，7 日行脑脊液培养。

2. 主要不良反应及处理措施

（1）接受更昔洛韦的患者发生粒细胞减少症，贫血和血小板减少症的发生率高，注意监测全血细胞计数和血小板计数。可出现中枢神经系统异常，可表现为梦境异常、焦虑、神志错乱、抑郁、眩晕、口干、失眠、嗜睡、思维异常、震颤等。可出现皮疹、药物热、恶心、呕吐、腹痛、肝功能异常等。

（2）丙戊酸钠不良反应主要表现为恶心、呕吐、腹痛、贫血和白细胞减少、肝功能损伤等。应注意监测患者消化系统、血常规、肝功能。丙戊酸钠抑制腺苷酸环化酶，从而抑制环磷酸腺苷合成，当累及皮质层、锥体外系及小脑的环磷酸腺苷合成时，会引起镇静、乏力、头晕、头痛、震颤、共济失调等不良反应。可导致低肉碱血症，引起能量代谢不足，表现为淡漠、注意力不集中。

用 药 指 导

更昔洛韦配制方法及注意事项：首先根据体重确定使用剂量，用适量注射用水或氯化钠注射液将之溶解，浓度达 50mg/ml，再加入到氯化钠注射液或 5%葡萄糖注射液、复方氯化钠注射液、复方乳酸钠注射液 100ml 静脉滴注，滴注浓度不能超过 10mg/ml。更昔洛韦溶液呈强碱性（pH=11），避免药液与皮肤或黏膜接触或吸入，如不慎溅及，应立即用肥皂和清水冲洗，眼睛应用清水冲洗，避免药液渗漏到血管外组织。

患者住院期间给予丙戊酸钠缓释片口服，告诉患者应整片吞服，可以对半掰开服用，但不能研碎或咀嚼。丙戊酸钠在体内转化为丙戊酸，不应联合服用其他含有可转化为相同化合物的活性成分的药品（如双丙戊酸盐、丙戊酰胺等），以防止体内丙戊酸过量。与碳青霉烯类药物同服时，可导致丙戊酸在血液中的水平降低，在两日内减少 60%～100%，有时可能引发惊厥。与西咪替丁和红霉素同时服用，可能使血清中丙戊酸浓度升高。同苯二氮草类药物、巴比妥类药物和安定药、单胺氧化酶抑制剂和抗抑郁剂联合应用时，丙戊酸可增加这些药物的中枢抑制作用，联合用上述药物时应对患者进行密切监测。丙戊酸可能会导致尼莫地平的血药浓度升高，对尼莫地平的低血压反应起到促进作用。与美尔奎宁合用，美尔奎宁可能导致丙戊酸代谢增加及自身的诱导发作的作用可使其存在癫痫发作的风险。

患者出院带药左乙拉西坦片，告诉患者病毒性脑炎引起的癫痫需要一段时间的规范治疗，服药半个月后医院随诊。该药 1 日 2 次，每次 1 片，最好间隔 12h 服用，不可自行加减药物。如果出现嗜睡、乏力和头晕症状，不要着急，这是左乙拉西坦引起的不良反应。使用本药期间应避免驾驶车辆及操作机械。患者告诉家人如果自己癫痫发作，请家人做好癫痫发作的记录，记录发作时间、次数、特点，及时到医院就医。

思 考 题

1. 病毒性脑炎诊断的依据是什么？
2. 患者住院期间口服丙戊酸钠缓释，出院带药左乙拉西坦片，如何进行用药教育？
3. 病毒性脑炎患者如何选择抗病毒药物？
4. 如何对该患者开展药学监护？

第 2 节　感染性心内膜炎

感染性心内膜炎（infective endocarditis，IE）是指由细菌、病毒、真菌等病原微生物引起的心瓣膜或心壁心内膜的感染，伴赘生物形成。赘生物为形状不一、大小不等的血小板和纤维素团块，内含大量的微生物和少量炎症细胞。瓣膜为最常受累部位，也可以发生在间隔缺损部位、腱索或心壁内膜。临床表现主要有发热、贫血、赘生物脱落所致的脑栓塞和肢体栓塞，瓣膜及其支持结构的损伤所致血流动力学变化和心力衰竭，最终威胁患者生命。根据病程、有无全身中毒症状和其他临床表现常将感染性心内膜炎分为急性和亚急性。急性感染性心内膜炎多发生于正常的心脏，病原菌通常是高毒力的细菌，如金黄色葡萄球菌。亚急性感染性心内膜炎多数起病缓慢，病程数周至数月，病原体以草绿色链球菌多见。

病例介绍

患者，男，58 岁，体重 62kg。

主诉：反复低热 10 余日。

现病史：10 余日前，患者无明显诱因出现午后低热，体温 38℃左右，偶有畏寒、盗汗，无咳嗽咳痰，无腹胀腹痛，无胸痛，无尿痛，无牙痛等，在当地医院给予头孢哌酮舒巴坦钠针抗感染等对症治疗，患者症状没有改善，11 月 8 日患者突然胸闷气急，心电监护显示心率 150 次/分水平，血压 160/80mmHg，氧袋面罩吸氧下血氧饱和度（SPO$_2$）92%左右水平，两肺听诊呼吸音粗，双下肺闻及哮鸣音，给予去乙酰毛花苷、呋塞米、甲泼尼龙、胺碘酮针等治疗后，生命体征逐渐平稳，为求进一步治疗转入医院心内科。

既往史：患者无高血压史、糖尿病史、肾病史；无肺结核史、病毒性肝炎史及其他传染病史；无手术史；无外伤史；无输血史；无中毒史；无长期用药史。疫苗接种史不详。

家族史：父亲已故，死因：食管癌。母亲已故，死因：不详。兄弟姐妹健康状况：健康。直系亲属无类似疾病项。患者否认二系三代有遗传病史。患者否认有遗传倾向的疾病。

个人史：生于云南，无外地久居史，无吸烟、饮酒等不良嗜好。

过敏史：否认食物药物过敏史。

【体格检查】 体温 38.0℃，脉搏 117 次/分，血压（BP）136/60mmHg，呼吸 40 次/分，气管插管，机械通气，FIO$_2$ 80%，血氧饱和度（SPO$_2$）94%。双瞳孔等大等圆，直径约 2mm，光反应可。皮肤巩膜无黄染，双肺呼吸音粗，可闻及明显湿啰音，主动脉瓣区可闻 3 级舒张期杂音，心尖部可闻及 2 级收缩期杂音，腹平软，无压痛反跳痛，双下肢无明显水肿，四肢肌张力可，双侧巴氏征阴性。

【辅助检查】 外院血培养检出耐甲氧西林金黄色葡萄球菌（MRSA）；药敏试验示氯霉素 R，红霉素 R，左氧氟沙星 S，头孢噻肟 S，万古霉素 S，青霉素 R，利奈唑胺 S。肺部 CT：两肺多发感染性病变，两侧胸腔积液伴两下肺节段性不张。11 月 8 日心脏彩超：主动脉瓣病变伴反流（中-重度）左心增大二尖瓣轻度反流。主瓣增厚，回声增强，左冠瓣上可见大小约 1.1cm 中等回声。血常规：白细胞（WBC）38.7×10^9/L，中性粒细胞百分比 80.7%，血红蛋白测定（HGB）95g/L，血小板（PLT）336×10^9/L。血气分析：酸碱度（pH）7.33，动脉血氧分压（PaO$_2$）98.0mmHg，动脉血二氧化碳分压（PaCO$_2$）33.0mmHg。肝功能：ALB 34.6g/L，ALT 29U/L，AST 32U/L。肾功能：CREA 54μmol/L，尿素氮（BUN）4.5mmol/L。电解质：K$^+$ 4.47mmol/L，Na$^+$ 137mmol/L，Cl$^-$ 101mmol/L。凝血功能：APTT 46.9s，凝血酶原时间（PT）15.2s，D 二聚体 2082μg/L。

【入院诊断】 感染性心内膜炎（主动脉瓣中重度关闭不全）。

治疗经过

11 月 8 日，患者气管插管，机械通气。给予万古霉素 1g ivgtt q12h。

11 月 9 日，患者镇静状态，白细胞（WBC）20.1×10^9/L，中性粒细胞百分比 84.9%，HGB 72g/L，血小板（PLT）108×10^9/L。肝功能：ALB 47.2g/L，ALT 20U/L，AST 18U/L。肾功能：CREA 60μmol/L，尿素氮（BUN）8.1mmol/L。给予奥美拉唑针 40mg iv qd 抑酸护胃及肠内营养支持。患者因胃排空较差，给予多潘立酮片 10mg po tid 促胃动力。

11 月 11 日，患者神清，气管插管，胃排空差。血压稳定，两肺呼吸音粗，可闻及少量湿啰音，血常规：白细胞（WBC）18.4×10⁹/L，中性粒细胞百分比 92.1%。肝功能：ALB 27.4g/L，ALT 39U/L，AST 38U/L。肾功能：CREA 65μmol/L。

11 月 15 日，患者病情较稳定，但血象持续不降，且小便颜色偏深，尿常规异常，给予呋喃西林溶液膀胱冲洗。患者白细胞（WBC）17×10⁹/L，体温 37.6℃，超敏 C-反应蛋白（CRP-U）24.60mg/L。肾功能：CREA 66μmol/L，尿素氮（BUN）11.4mmol/L。肝功能：ALB 37g/L，ALT 35U/L，AST 42U/L；择期行换瓣手术治疗。

11 月 16 日，患者神志清，FiO₂ 25%，氧饱和度 97%。在去甲肾上腺素、多巴酚丁胺维持下血压 105/45mmHg，心率 103 次/分，呼吸 18 次/分，体温 37.2℃。患者白细胞（WBC）18.1×10⁹/L，肾功能：CREA 87μmol/L，尿素氮（BUN）19.4mmol/L，万古霉素调整为 0.5g q12h。

11 月 18 日，在全身麻醉体外循环下行主动脉瓣置换术和二尖瓣成形术，术中见主动脉瓣左冠瓣叶赘生物明显，并有穿孔，瓣环下心室面溃疡。手术顺利，术后第 2 日给予患者华法林 3mg po qd 联合低分子肝素钙针 4100U ih qd 抗凝。

11 月 21 日，患者肾功能：CREA 95μmol/L，尿素氮（BUN）9.32mmol/L。肝功能：ALB 42g/L，ALT 47U/L，AST 40U/L。凝血功能：标准化凝血比值（INR）4.92，凝血酶原时间（PT）50.0s，暂停华法林，给予维生素 K₁ 30mg iv qd。

11 月 23 日，患者体温 37.0℃，凝血功能：标准化凝血比值（INR）2.15，凝血酶原时间（PT）24s，予华法林 1.5mg po qd 抗凝治疗。患者血常规：白细胞（WBC）7.6×10⁹/L，超敏 C-反应蛋白（CRP-U）2.4mg/L。肾功能：CREA 137μmol/L，尿素氮（BUN）20.4mmol/L，停用万古霉素。11 月 24 日华法林片调整为 2.5mg po qd。

11 月 25 日，检测凝血酶原时间（PT）和标准化凝血比值（INR）分别为 21.2s 和 2.38s。

11 月 28 日，血培养结果为阴性，患者病情稳定，检测凝血酶原时间（PT）和标准化凝血比值（INR）分别为 22.3s 和 2.59s，给予出院，华法林维持 2.5mg po qd（表 10-2）。

表 10-2　患者住院期间主要的治疗药物

药品名称	用法用量	起止日期
万古霉素针	1g ivgtt q12h	11.8～11.15
万古霉素针	0.5g ivgtt q12h	11.16～11.23
多潘立酮片	10mg po tid	11.9～11.18
奥美拉唑针	40mg iv qd	11.9～11.18
华法林片	3mg po qd	11.19～11.21
低分子肝素钙针	4100 u ih qd	11.19～11.21
维生素 K₁ 注射液	10mg iv qd	11.21～11.21
华法林片	1.5mg po qd	11.23～11.23
华法林片	2.5mg po qd	11.24～11.28

【出院诊断】　感染性心内膜炎（主动脉瓣中重度关闭不全）。

治疗方案分析及药学监护

【治疗方案分析】

1. 抗感染治疗 根据《2014年成人感染性心内膜炎预防、诊断和治疗专家共识》，感染性心内膜炎（IE）治愈的关键在于清除赘生物中的病原微生物。抗感染治疗基本要求是：①应用杀菌剂；②联合应用2种具有协同作用的抗菌药物；③大剂量，需高于一般常用量，使感染部位达到有效浓度；④静脉用药为主，保持高而稳定的血药浓度；⑤长疗程，一般为4～6周，人工瓣膜心内膜炎需6～8周或更长，以降低复发率。该患者入院前血培养为耐甲氧西林金黄色葡萄球菌（MRSA），根据药敏结果及2014年的专家共识，万古霉素为治疗耐甲氧西林金黄色葡萄球菌（MRSA）感染性心内膜炎首选用药。药敏结果显示对万古霉素敏感，患者既往并无基础疾病，感染部位位于心瓣膜、血液和肺部，尤其心瓣膜赘生物形成。患者CREA 54μmol/L，计算内生肌酐清除率（Ccr）为115ml/min，所以给予患者万古霉素1g ivgtt q12h抗感染治疗。万古霉素是一种糖肽类窄谱抗生素，主要用于治疗对甲氧西林耐药的葡萄球菌引起的感染，对青霉素过敏的患者及不能使用其他抗菌药物包括青霉素、头孢菌素类，或使用后治疗无效的葡萄球菌、肠球菌和棒状杆菌、类白喉杆菌属等感染患者，如心内膜炎、骨髓炎、败血症或软组织感染。静脉注射后可广泛分布至全身大多数组织和体液内，在血清、胸腔液、心包液、腹水、滑膜液、尿液、腹膜透析液和心房组织中可达到有效杀菌浓度。本例患者选用静脉注射制剂，符合感染性心内膜炎抗感染治疗主张静脉用药的要求，药物剂型选择合理。11月16日，患者CREA 87μmol/L，计算内生肌酐清除率（Ccr）为71.75ml/min，万古霉素剂量调整为0.5g ivgtt q12h。患者心脏二尖瓣赘生物作为细菌的繁殖寄生地，药物很难将深埋在赘生物中的细菌根除，也是持续高热的重要原因。只有进行外科手术将赘生物去除，才能解决问题。11月18日。患者在全身麻醉体外循环下行主动脉瓣置换术和二尖瓣成形术。根据《感染性心内膜炎预防、诊治指南》推荐：对天然瓣膜感染性心内膜炎（NVE）抗生素治疗期间，置换为人工瓣膜手术后应该使用天然瓣膜感染性心内膜炎（NVE）推荐的治疗方案。术后只有膜培养阳性时才开始全新的疗程，抗生素的选择应根据最新被发现的菌落的敏感性。所以万古霉素剂量不调整。11月23日，患者感染指标逐渐降到正常范围，但肌酐由入院时的54μmol/L升高到137μmol/L。停止使用万古霉素。研究显示万古霉素使用数日后，多次明确的血清肌酐值逐渐升高，可能与万古霉素肾毒性有关。

2. 抗凝治疗 11月18日，患者行主动脉瓣置换术和二尖瓣成形术，术后由于人体血液与非正常心内膜表面接触，促使纤维蛋白与血小板凝块形成，大量凝血因子生成，机体处于高凝状态，加上机械瓣膜的表面均可能形成血栓影响瓣膜功能。根据2012年《美国胸科医师协会抗栓与血栓预防临床实践指南（ACCP-9）》，人工心脏机械瓣膜置换术后早期推荐华法林联合起效快、半衰期短的静脉或皮下注射抗凝药物，直至标准化凝血比值（INR）达到目标值并稳定2日以上，停用静脉抗凝药物。患者肝功能正常，所以术后第2日给予患者华法林3mg，po，qd联合低分子肝素钙针4100U ih qd预防血栓形成。华法林适用于长期抗凝的患者，用于防治血栓栓塞性疾病，防止血栓形成与发展，如防治深静脉血栓、血栓性静脉炎，降低肺栓塞的发病率和死亡率，减少外科大手术、风湿性心脏病、人工瓣膜置换术等的静脉血栓发生率。华法林为间接作用的香豆素类口服抗凝药，通过抑制维生素K在肝脏细胞内合成凝血因子，从而发挥抗凝作用。本药由胃肠道吸收，口服后

12～24h 起效，抗凝血的最大效应时间为 72～96h，抗血栓形成最大效应时间为 6 日，单次给药持续时间为 2～5 日，多次给药则为 4～5 日。用药期间定期监测标准化凝血比值（INR），患者换用机械瓣，INR 控制为 2.5～3.5。11 月 21 日患者标准化凝血比值（INR）4.92，凝血酶原时间（PT）50.0s，暂停华法林和低分子肝素钙针，给予维生素 K_1 注射液 10mg qd 静脉注射。11 月 23 日患者凝血功能改善，予华法林 1.5mg po qd 抗凝。11 月 24 日华法林钠片调整为 2mg po qd。11 月 25 日和 11 月 28 日，患者标准化凝血比值（INR）均为 2～3，给予出院。

【药学监护】

1. 疗效监护 观察患者发热的改善情况，每日监护患者咳嗽、气促等症状，体温、呼吸、心率、肺部湿啰音等体征。每 3 日监护血常规、超敏 C-反应蛋白（CRP-U）、肝肾功能等实验指标，7～10 日复查胸部 X 线或 CT。每周 2 次血培养，重点关注该患者血培养及药敏结果。该患者服用华法林 2～3 日后开始每日或隔日监测标准化凝血比值（INR）、凝血酶原时间（PT）值。

2. 不良反应监护 万古霉素可引起肾功能损害，可出现眩晕、耳鸣、听力低下等第 8 脑神经损伤症状，肝功能损害、黄疸，可出现 AST、ALT、AFP 的上升等。应注意监测患者肝肾功能及患者听力。万古霉素还可以引起多种血细胞减少、无粒细胞血症、血小板减少等，应监测血常规。还可以出现类似红人综合征的全身发热红肿、面部潮红、皮肤瘙痒等症状。有文献报道红人综合征与药物的纯度与输注速率有关，所以含有 500mg 万古霉素的溶液，必须以至少 100ml 的稀释剂稀释，至少用 60min 时间滴注给药。有条件的医院在治疗过程中应监测血药浓度，尤其是需延长疗程者或有肾功能、听力减退和耳聋病史者。血药浓度峰值不应超过 20～40μg/ml，谷浓度不应超过 10μg/ml。通过血药浓度监测减少其不良反应的发生。

应用华法林抗凝治疗时应监测患者凝血功能，因为华法林易致各种出血。早期表现有瘀斑、紫癜、牙龈出血、鼻衄、伤口出血经久不愈、月经量过多等。出血可发生在任何部位，特别是泌尿和消化道。肠壁血肿可致亚急性肠梗阻，也可见硬膜下颅内血肿和穿刺部位血肿。应注意监测患者的肝功能和白蛋白（ALB）水平，对于低蛋白血症的患者，当同时应用血浆蛋白结合率高的药物，应注意用药监护，及时调整剂量。低分子肝素钙抗凝治疗的过程中有出血的倾向，在使用过程中应密切监测患者的凝血功能，特别是标准化凝血比值（INR）。

用 药 指 导

为防止病情复发，建议保持良好的生活习惯，注意口腔卫生，降低日常生活引发菌血症的概率；在牙科、上呼吸道手术和器械操作前，给予抗菌药预防；坚持遵医嘱服用抗凝药华法林。

1. 服用方法 华法林每日 1 次，一次 1 片（2.5mg）。尽量在每日同一时间服药，如果忘了服用，及时补上，但如果记起来的时间已经接近下一次服药时间就不用再补了，等到服药时间按平时剂量服用即可。

2. 不良反应 华法林最常见，也是最严重的不良反应就是出血，可能出现轻度的出血，少部分患者也可能出现严重的出血，比如颅内出血，但是不用担心，关键是平时多注意，多观察。平时要注意观察身上是否有出血点，牙龈有无出血，鼻腔有无出血，同时多观察粪便颜色与平常有无变化，特别是有腹痛症状时，如果突然变黑，就要考虑胃出血可能，除非有使用铁剂或吃猪、鸭、鸡血等。如发现异常，应及时来医院就诊。家人要多观察患者是否有诉头痛、恶心、呕吐、肢体乏力等症状，或突然不能说话、出现意识障碍等需要及时送医。

3. 注意事项　平时服用的剂量必须严格按照医师医嘱服用，不要随意更改剂量，若剂量过大可能发生出血，剂量过小可能发生血栓。服用华法林期间必须要严密监测凝血常规，特别是国际标准比值（INR）应控制为 2.0～3.0，若 INR 过高或过低应咨询医师。出院后一个月内，每个星期检查一次，当标准化凝血比值（INR）平稳后，可按医生指导改为每个月检查一次。

某些药物能影响华法林的抗凝作用，如胺碘酮、地高辛等可增加华法林抗凝作用，增加出血风险，以后在使用其他药物时，应先咨询医师或药师。另外不建议随便服用中药，许多中药也能影响华法林抗凝作用，如当归、党参等。饮食方面：许多蔬菜水果含有维生素 K，如白菜、西兰花、韭菜等会影响华法林的抗凝作用，但并不是不能吃这些食物，而是患者应当保持饮食均衡，不能暴饮暴食，不能随便调换饮食结构。依从性：服用华法林一定要按照医师和药师吩咐服，按时按量服药，不要随意停药和更换剂量，坚持监测凝血常规。华法林误服会引起严重后果，如果家里有小孩，一定要放在小孩不能够到的地方。

思 考 题

1. 感染性心内膜炎治疗原则有哪些？
2. 如果患者病愈出院，针对该患者口服华法林片，如何开展出院用药教育？
3. 对该患者抗感染治疗方案进行评价？

第 3 节　胆道系统感染

胆道系统主要指肝内胆管，肝外胆道（包括左右肝管和肝总管、胆总管、胆囊和胆囊管），胆道的血管、淋巴和神经。胆道系统感染主要是胆囊炎和不同部位的胆管炎，分为急性、亚急性和慢性炎症。感染的主要原因为胆道梗阻、胆汁瘀滞，胆道结石是导致梗阻的最主要原因。

急性胆囊炎（acute cholecystitis）是胆囊管梗阻和细菌感染引起的炎症。约 95%以上的患者有胆囊结石，称结石性胆囊炎；5%的患者无胆囊结石，为非结石性胆囊炎。根据急性胆道系统感染的诊断和治疗指南（2011 版），胆囊切除是针对急性胆囊炎的有效治疗手段，应遵循个体化原则。结合影像学检查（超声、CT、MRI），若患者一般情况稳定，应尽早行胆囊切除术。首选早期（发病时间＜72h）行腹腔镜胆囊切除术（laparoscopic cholecystectomy，LC）。对于老年、一般情况较差、手术风险极高或合并胆囊癌的患者，也应先行经皮经肝胆囊穿刺置管引流术。根据《临床诊疗指南—外科学分册》：对已经发现坏疽或穿孔而出现腹膜炎征象者，应及时行手术治疗。

病 例 介 绍

患者，男，73 岁，58 kg。

主诉：反复右上腹疼痛 19h。

现病史：2014 年 8 月 6 日夜间，患者无明显诱因突发右上腹，呈剧烈绞痛，疼痛呈间断发作，无放射痛，自觉体温升高，出汗（具体温度未测），不伴有恶心、呕吐，无寒战，无心悸、气促、胸闷不适。自服奥美拉唑等胃药后上述症状无缓解，于 8 月 7 日到医院就诊。

既往史：2008 年曾行"前列腺切除术"，无高血压、糖尿病等病史，无外伤、输血史，无肝炎、结核等传染病史。

家族史：家族中否认传染性疾病、冠心病、高血压、糖尿病及类似病史。

个人史：生于湖北，否认长期外地居住史，否认疫区居留史，否认特殊化学品及放射线接触史。10 年前因病戒酒、吸烟。

过敏史：无食物、药物过敏史。

【体格检查】 查体：体温 38.5℃，脉搏 104 次/分，呼吸 21 次/分，血压（BP）132/72mmHg。右上腹及剑突下压痛，无反跳痛，无肌紧张，双肺呼吸音清，双肺未闻及干湿性啰音，未闻及胸膜摩擦音，语音传导未及明显异常。心率律齐，心音有力，各瓣膜区未闻及病理性杂音，未闻及心包摩擦音。肝脏肋下未触及，胆囊肋下未触及，未见压痛，Murphy 征阴性，脾脏肋下未触及，肾未触及。双下肢不肿。

【辅助检查】 腹部 B 超：胆囊结石并胆囊炎。腹部 CT：胆囊结石并胆囊炎。心电图：①窦性心动过速；②频发性室性过早搏动；③P-R 高值；④QT 间期延长。血常规：白细胞（WBC）15.75×10⁹/L，中性粒细胞百分比 81.21%。肝功能：ALB 42.1g/L，ALT 102U/L，AST 119U/L。肾功能：CREA70μmol/L，尿素氮（BUN）5.2mmol/L。

【入院诊断】 胆囊结石并急性胆囊炎。

治 疗 经 过

患者入院后急诊行"胆囊切除术+腹腔引流术"，术中诊断为：坏疽性胆囊炎并胆囊穿孔，术后给予头孢哌酮舒巴坦（2g q12h）抗感染治疗，泮托拉唑预防应激性溃疡及补液、对症支持治疗。8 月 8 日患者体温 37 ℃，脉搏 90 次/分，呼吸 20 次/分，血压（BP）123/79mmHg，一般情况可，术周压痛，术口敷料干燥固定，留置腹腔引流管未见引流液。患者目前生命征平稳，已通气，肠蠕动正常。8 月 10 日患者生命体征平稳，白细胞（WBC）10.31×10⁹/L，中性粒细胞百分比 75%，超敏 C-反应蛋白（CRP-U）10mg/L，ALT 46U/L，AST 37U/L。腹腔引流管未引流出液体，拔出腹腔引流管。8 月 11 日患者感染症状逐渐好转，伤口开始愈合，体温和白细胞（WBC）正常。8 月 14 日患者未诉特殊不适，术口愈合良好，术口纱布自然脱落，引流口恢复良好。患者体温 37℃，脉搏 80 次/分，呼吸 21 次/分，血压（BP）110/67mmHg，术后恢复可，予以出院（表 10-3）。

表 10-3 患者住院期间药物使用情况

药物	剂量	途径	频次	起止时间
注射用头孢哌酮舒巴坦钠	2g	静脉滴注	q12h	8.7～8.14
注射用泮托拉唑	40mg	静脉滴注	qd	8.7～8.14
盐酸氨溴索注射液	15mg	静脉注射	q12h	8.7～8.14

【出院诊断】 胆囊结石并急性胆囊炎，胆囊切除术后。

治疗方案分析及药学监护

【治疗方案分析】

1. 抗感染治疗 该患者为 73 岁老年人，出现右上腹疼痛到入院未超过 72h，给予行急诊手术。根据急性胆道系统感染的诊断和治疗指南（2011 版），该患者已经形成局限性腹膜炎，局部炎症严重，腹部 B 超显示胆囊结石并胆囊炎，腹部 CT 显示胆囊结石并胆囊炎，白细胞（WBC）15.75×10^9/L，中性粒细胞百分比 81.21%，为中度急性胆囊炎（表 10-4）。对于中度急性胆囊炎，经验性用药首选含 β-内酰胺酶抑制剂的复合制剂、第二代头孢菌素或者氧头孢烯类药物。重度急性胆囊炎常为多重耐药菌感染，首选含 β-内酰胺酶抑制剂的复合制剂、第三代及四代头孢菌素、单环类药物。急性胆囊炎手术后感染的主要病原菌为肠杆菌科（如大肠埃希菌）、铜绿假单胞菌、厌氧菌等。此基础上，首选能在肝脏、胆组织和胆汁中达到较高浓度抗菌药物：哌拉西林钠、头孢哌酮、头孢曲松、环丙沙星、莫西沙星等。其中哌拉西林钠、头孢哌酮、头孢曲松在胆汁中的浓度分别达到血药浓度的 10 倍以上，患者术后给予头孢哌酮舒巴坦钠（2g q 12h）抗感染治疗合理。根据患者肌酐，计算肌酐清除率（Ccr）为 68.1ml/min，根据药品说明书，在肌酐清除率（Ccr）>30ml/min 时可按正常剂量给药，故患者的头孢哌酮舒巴坦用法用量合理。头孢哌酮通过抑制细菌细胞壁的生物合成起到杀菌作用，具有抗菌谱广、杀菌力强、不良反应少等特点，但对多数 β-内酰胺酶的稳定性较差；舒巴坦是青霉烷类 β-内酰胺酶抑制剂，舒巴坦能保护头孢哌酮不被 β-内酰胺酶水解，对头孢哌酮产生明显的增效作用，两者结合后会增强抗菌活性，是单独应用头孢哌酮的 4 倍，起到协同抗菌作用，因此，头孢哌酮舒巴坦钠对金黄色葡萄球菌、表皮葡萄球菌、肺炎链球菌、肺炎克雷伯菌、铜绿假单胞菌、非发酵糖细菌、大肠埃希菌、肠杆菌属、不动杆菌属等均有较好的抗菌作用。

表 10-4 急性胆囊炎严重程度

严重程度	评估标准
轻度	胆囊炎症较轻，未达到中、重度评估标准
中度	①白细胞（WBC）>18×10^9/L；②右上腹可触及包块；③发病持续时间>72h；④局部炎症严重，坏疽性胆囊炎，胆囊周围脓肿，胆源性腹膜炎，肝脓肿
重度	①低血压，需要使用多巴胺>5μg/（kg·min）维持，或需要使用多巴酚丁胺；②意识障碍；③氧合指数<300mmHg（1mmHg=0.133kpa）；④凝血酶原时间 标准化凝血比值（INR）>1.5；⑤少尿（尿量<17ml/h），血肌酐>20mg/L；⑥血小板<10×10^9/L

注：中度胆囊炎：符合中度评估标准 1~4 项中任何 1 项；重度胆囊炎：符合重度评估标准 1~6 项中任何 1 项

2. 预防应激性溃疡 根据《应激性溃疡防治建议 2002》应激性溃疡重在预防，对高危患者应作为预防的重点，下列情况应作为高危人群：①高龄（年龄≥65 岁）；②严重创伤（颅脑外伤，烧伤，胸、腹部复杂、困难大手术等）；③合并休克或持续低血压；④严重全身感染；⑤并发 MODS、机械通气>3 日；⑥重度黄疸；⑦合并凝血机制障碍；⑧脏器移植术后；⑨长期应用免疫抑制剂与胃肠道外营养；⑩1 年内有溃疡病史。该患者为老年患者且行急诊胆囊切除术+腹腔引流术，有预防用药指征，且对严重创伤、高危人群，应在疾病发生后静脉滴注质子泵抑制剂（PPI），使胃内酸碱度（pH）迅速上升至 4 以上。

该患者术后给予泮托拉唑 40mg qd 抑酸护胃，预防应激性溃疡。

【药学监护】

1. 疗效监护　询问患者右下腹部疼痛改善情况、关注患者腹腔引流液的量及颜色、伤口愈合情况，每日监测体温变化、脉搏、血压、尿量等；监测感染指标[白细胞、中性粒细胞百分比、血小板比积（PCT）、超敏 C-反应蛋白（CRP-U）]，每日评估抗菌药物治疗效果，以达到理想的抗菌效果，防止耐药，减少毒性反应和降低费用。

2. 不良反应监护　头孢哌酮舒巴坦常见的不良反应为胃肠道反应如腹泻、稀便，其次为恶心和呕吐。常见过敏反应表现为斑丘疹和荨麻疹。头孢哌酮舒巴坦使用时可能出现维生素 K 缺乏，其机制很可能与合成维生素的肠道菌群受到抑制有关，包括营养不良、吸收不良和长期静脉输注高营养制剂在内的患者存在上述危险。应监测上述这些患者及接受抗凝血药治疗患者的凝血酶原时间，需要时应另外补充维生素 K。告诉患者在使用头孢哌酮期间及停药后 5 日内避免饮酒及饮用含有乙醇的饮料。

出 院 教 育

患者本次因"胆囊结石并急性胆囊炎"行"急诊胆囊切除术"，为利于身体更快的康复，需注意以下事宜。

（1）应减少脂肪类食物的摄入，禁食高脂肪类和煎炸食品。胆囊切除后，将失去调节胆汁排入肠道的功能，对脂肪的消化能力相应减弱。尤其是在短时间内要消化较多量的脂肪类食物，会造成腹胀、腹泻及消化不良等。减少脂肪类摄入，主要指不吃或尽量少吃肥肉、动物内脏、蛋黄及油炸食品，也不宜吃各类高脂肪、高热量的"快餐食品"。烹调尽量少用动物油，可适量增加植物油。菜肴应以清蒸、炖煮、凉拌为主，少吃炒菜，特别要忌食辛辣刺激性食物，不饮酒，这样就能减少对胆道的不良刺激。

（2）逐渐加强营养。胆囊切除 1 个月以后，饮食应追求清淡，加强必要的营养补充。可适当增加蛋白质摄入，吃一些含蛋白质质量较高的食物。每日应吃些瘦肉、水产品、豆类食品，如能饮一杯牛奶更好。如不习惯食奶类或鱼肉者，可多吃大豆制品及菌菇类，以弥补动物蛋白的不足。胆囊切除后原则上不宜摄入过高的脂肪与胆固醇，但也不必过分限制脂肪，因为肠道中一定量的脂肪，是刺激胆汁分泌及扩展胆总管容积和保持胆道流畅所必需的。此外，多吃高纤维素与含维生素丰富的食物，对患者术后的恢复也十分有益。

思 考 题

1. 患者使用头孢哌酮舒巴坦钠时有哪些注意事项？
2. 质子泵抑制剂使用的指征是什么？如何评价该患者抑酸方案是否合理？
3. 胆道系统感染常见的病原菌有哪些？

第 4 节　腹 腔 感 染

腹腔感染多见于院内感染，致病菌中以革兰阴性菌为主，发生感染的因素主要有免疫抑制药和广谱抗菌药的使用、侵入性诊疗及同时患有其他疾病等。腹腔感染严重时可引起急性全身炎症反应综合征、休克、急性呼吸窘迫综合征和急性肾衰竭等。腹腔感染分为原发性和继发性感染。原发性感染系指腹腔内无原发病灶，病原体来自腹壁器官以外的部位，通过血行播散，或通过女性生殖系统感染的上行性扩散、腹腔外脏器和组织感染的直接扩散或透壁性扩散等引起的腹腔感染。继发性腹腔感染是指感染的病原体来自腹腔内，多为急性腹腔内脏器的坏死、破裂、穿孔或炎性病变的直接扩散而引起的腹腔和邻近脏器的感染。腹腔脓肿可分为膈下脓肿、盆腔脓肿和肠间脓肿。盆腔处于腹腔的最低位，腹腔内的炎性渗出物或脓液易积聚于此而形成脓肿。

病 例 介 绍

患者，女，30岁。

主诉：剖宫产术后10日，发热1日。

现病史：患者因"双胎，头/横位 先兆临产"于7月03日在某妇幼保健院产科行子宫下段剖宫产术，术中子宫收缩差，出血2000ml，术后患者诉腹胀，B超提示腹腔积液，行腹穿抽出暗红色血液，遂行剖腹探查术，术中见子宫切口、阔韧带血肿，行血肿清除术，放置两根腹腔引流管，术中失血3000ml，术中、术后共失血5000ml，予促子宫收缩，补充血容量，抗休克等对症治疗，其中输血B型悬浮红细胞12U、B型血浆1800ml、冷沉淀21U、纤维蛋白原4g、血小板，术后使用"头孢呋辛1.5g q8h"抗感染治疗。7月12日患者出现体温升高，血培养未培养出细菌生长，妇幼保健院B超提示盆腔脓肿，遂转至我院，以"①盆腔脓肿；②重症感染；③G1P1 孕36+1 周，双胎，剖宫产术后，早产，产后出血，重度子痫前期；④左侧卵巢切除术后"收住。病程期间患者精神、饮食欠佳，大小便正常。

既往史：2014年12月因"左侧卵巢蒂扭转"行左侧卵巢切除术，否认其他急、慢性病史及传染病史，否认外伤史，否认药物、食物过敏史，预防接触史不详。

家族史：父母体健，家族中无传染性疾病、代谢性疾病、冠心病、高血压、糖尿病、血友病、遗传性疾病、肿瘤及类似病史。

个人史：否认长期外地居住史，否认疫区居留史，否认特殊化学品及放射线接触史。否认吸烟，否认饮酒。

过敏史：无食物、药物过敏史。

【体格检查】 体温36.7℃，脉搏87次/分，呼吸20次/分，血压（BP）133/90mmHg，神志清楚，体型偏瘦，颈软，咽部未见明显红肿，皮肤巩膜无黄染，全身浅表淋巴结未扪及肿大，口唇稍苍白，颈静脉未见明显充盈，双肺叩诊呈清音，双下肺可闻及少量湿性啰音，心率87次/分，律齐，各瓣膜区未闻及杂音，腹部平软，可见剖宫产伤口，伤口未见红肿及明显渗液，无压痛及反跳痛，腹部未触及包块，宫底平脐。肝、脾未触及，四肢不肿，病理征阴性。

【辅助检查】 实验室检查：白细胞 $9.56×10^9/L$，中性粒细胞百分比79.50%，超敏C反应蛋白23.30mg/L，降钙素原5.17ng/ml。肝功能：总胆红素6.1μmol/L，直接胆红素1.9μmol/L，间接胆红素4.2μmol/L，丙氨酸氨基转移酶（ALT）92U/L，天门冬氨酸氨基转移酶（AST）12U/L。肾功能：肌酐53.8μmol/L。门诊B超：①双下肢动、静脉未见明显异常；②左侧髂动、静脉未见明显异常。

【入院诊断】 ①盆腔脓肿；②重症感染；③G1P1 孕36+1W，双胎剖宫产术后，早产，产后出血，重度子痫前期；④左侧卵巢切除术后。

治疗经过

入院第 1 日，给予患者哌拉西林钠他唑巴坦钠 4.5g q8h 抗感染，盐酸氨溴索注射液 30mg q12h 祛痰，营养支持，阴道及宫腔置管引流术等治疗。

入院第 3 日，患者体温 38.4℃，血压（BP）（125～145）/（75～90）mmHg。白细胞 12.37×10^9/L，中性粒细胞百分比 81.5%，超敏 C 反应蛋白 24mg/L，降钙素原 7.96ng/ml。

入院第 7 日，患者体温 39.3℃，白细胞 19.2×10^9/L，中性粒细胞百分比 88.30%，超敏 C 反应蛋白 38.4mg/L。引流液培养示：粪肠球菌（对青霉素、庆大霉素增效筛选、替考拉宁、万古霉素、替加环素、氨苄西林、莫西沙星、环丙沙星、利奈唑胺、左氧氟沙星敏感）。CT 示：①左肺下叶感染，双侧少量胸腔积液并双肺下叶局部膨胀不全；②少量心包积液；③子宫不规则增大，宫腔、宫壁及子宫周围积液、局部包裹并感染，少量腹水，腹膜炎可能；④肝右前叶上段小囊肿；⑤左侧中下腹局部肠壁增厚、水肿。抗感染方案调整为利奈唑胺 0.6 q12h 抗感染治疗，停用注射用哌拉西林钠他唑巴坦钠。

入院第 9 日，查体：体温 38.5℃，脉搏 75 次/分，血压（BP）122/76mmHg，神志合作，自主呼吸。小便 1800ml，恶露 70ml。白细胞 17.2×10^9/L，中性粒细胞百分比 78.30%，超敏 C 反应蛋白 22.80mg/L。肝功能：总蛋白 63.2g/L，总胆红素 6.1μmol/L，白蛋白（ALB）30.0g/L。肾功能：肌酐 53.9μmol/L。引流液培养示：粪肠球菌对氨苄西林、莫西沙星、利奈唑胺、左氧氟沙星敏感。

入院第 13 日，患者无发热，未诉不适，查体：体温 37.9℃，脉搏 75 次/分，血压（BP）122/76mmHg，神志清楚。白细胞 13.5×10^9/L，中性粒细胞百分比 72.1%，超敏 C 反应蛋白 9.7mg/L。入院第 15 日，患者体温 36.6℃，脉搏 77 次/分，血压（BP）113/69mmHg，白细胞 8.2×10^9/L，中性粒细胞百分比 70%，超敏 C 反应蛋白 3mg/L，降钙素原 0.01ng/ml，患者病情好转，给予出院。

【出院诊断】　①盆腔脓肿；②重症感染；③G1P1 孕 36+1W，双胎剖宫产术后，早产，产后出血，重度子痫前期；④左侧卵巢切除术后。

治疗方案分析及药学监护

【治疗方案分析】

1. 抗感染　根据《抗菌药物临床应用指导原则》（2015 年版），腹腔感染一旦确诊应尽早开始抗菌药物的经验治疗，应选用能覆盖革兰阴性肠杆菌和脆弱拟杆菌等厌氧菌的药物，重度感染经验治疗药物可选择头孢哌酮舒巴坦、哌拉西林钠他唑巴坦或替卡西林克拉维酸。根据《美国外科感染学会和感染病学会的成人和儿童复杂腹腔内感染诊断治疗指南》，对于医疗保健相关腹腔内感染，为覆盖所有可能的病原菌，应经验治疗选用广谱抗革兰阴性需氧和兼性厌氧杆菌抗菌药的联合治疗。盆腔脓肿形成的病原体多为需氧菌、厌氧菌、淋球菌、衣原体、支原体等，以厌氧菌为主，在脓液培养中最常发现的是类杆菌属的脆弱类杆菌、大肠埃希杆菌。患者肾功能正常，经验性给予哌拉西林钠他唑巴坦钠 4.5g q8h。哌拉西林钠他唑巴坦对甲氧西林敏感葡萄球菌，流感嗜血杆菌，大肠埃希菌、克雷伯菌属、肠杆菌属等肠杆菌科细菌，铜绿假单胞菌及拟杆菌属等厌氧菌具有良好抗菌活性，适用于肠杆菌科细菌、铜绿假单胞菌敏感株和甲氧西林敏感金黄色葡萄球菌所致血流感染、下呼吸道感染、皮肤及软组织感染、尿路感染、腹腔感染、盆腔感染和骨、关节感染。

入院第 3 日，患者感染指标未下降。入院第 7 日，患者腹部 CT 示局部有包裹形成，提示盆腔脓肿仍存在。引流液培养粪肠球菌：对替考拉宁、万古霉素、替加环素、氨苄西林、莫西沙星、环丙沙星、利奈唑胺敏感。停用哌拉西林钠他唑巴坦钠。粪肠球菌虽然对多种药物敏感，要选择感染部位药物组织浓度更高的药物，与万古霉素比较，利奈唑胺的相对分子质量为 337.4，血浆蛋白结合率分别为 31%。利奈唑胺的相对分子质量小、脂溶性较高，组织穿透能力优于替考拉宁。体外研究表明，利奈唑胺对粪肠球菌的最低抑菌浓度 MIC、MIC_{50}、MIC_{90} 为 $0.125 \sim 16 \mu g/ml$、$2 \mu g/ml$ 和 $2 \mu g/ml$，对粪肠球菌的敏感率均大于 97%。利奈唑胺在神经中枢感染患者脑脊液、糖尿病足感染患者软组织、健康受试者皮下脂肪组织和肌肉组织、骨关节炎患者滑液、滑膜、肌肉、疏质骨、健康受试者炎性胞液、活动性肺感染患者肺泡细胞和肺支气管灌洗液、肝移植患者胆汁、白内障患者房水、玻璃体中的组织均有较高的组织浓度。在动物模型上已证实利奈唑胺能穿透腹腔内脓肿，另外一项研究显示粪肠球菌和万古霉素耐药肠球菌形成的大鼠腹腔脓肿，每日静脉注射或口服利奈唑胺，均能显著减少脓肿的细菌密度。一项 Meta 分析显示在治疗 ICU 重症患者革兰阳性球菌感染中，利奈唑胺在临床有效率和细菌清除率方面，明显优于万古霉素，而在微生物学治愈率和不良反应发生率上利奈唑胺则和万古霉素相当，另一项 Meta 分析也显示在治疗耐甲氧西林金黄色葡萄球菌（MRSA）所致的感染中利奈唑胺的疗效更优于万古霉素，认为利奈唑胺疗效优于万古霉素。因此给予利奈唑胺抗感染治疗。

利奈唑胺是全球第一个人工合成的噁唑烷酮类抗菌药，通过作用于细菌 50S 核糖体亚单位，抑制 mRNA 与核糖体连接，抑制细菌蛋白合成的起始阶段发挥抑菌作用。对革兰阳性（G^+）菌的抗菌谱广，与其他抗菌药物间无交叉耐药性。经肾和非肾途径消除，非肾清除率约占利奈唑胺总清除率的 65%。轻、中度肝功能不全的患者药动学特征无显著变化，因此无需调整剂量。肾功能不全时，虽肾清除降低，但非肾清除增加，所以无需调整剂量。所以给予患者利奈唑胺 0.6 q12h。入院第 9 日，引流液培养为粪肠球菌，继续目前治疗方案。入院第 13 日，患者感染指标呈下降趋势。入院第 15 日，患者好转出院。

2. 祛痰　结合 CT 结果：左肺下叶感染，双侧少量胸腔积液并双肺下叶局部膨胀不全，该患者肺部感染且痰不易咳出，给予氨溴索 30mg q12h 祛痰处理，减轻肺部感染情况，鼓励患者咳嗽咳痰，选药及用法用量合理，氨溴索为黏液溶解剂，能增加呼吸道黏膜浆液腺的分泌，减少黏液腺分泌，从而降低痰液黏度，还可促进肺表面活性物质的分泌，增加支气管纤毛运动，使痰液易于咳出，该药耐受性较好，很少发生不良反应。

【药学监护】

1. 疗效监护　每日监测患者体温、呼吸频率及脉搏等生命体征；每 3 日监测患者血常规[主要关注白细胞（WBC）、中性粒细胞百分比（N%）等]、血生化[超敏 C-反应蛋白（CRP-U）、血小板比积（PCT）]等；每日监护患者咳嗽咳痰及痰色痰量，定期行胸片检查等；积极行痰和引流液培养及药敏试验等。定期行盆腔 B 超监测脓肿大小。

2. 不良反应监护　哌拉西林钠他唑巴坦钠常见的不良反应为皮疹、瘙痒、腹泻、恶心、呕吐、过敏反应等。在患者的整个药物治疗过程中，未发生药品的不良反应。利奈唑胺常见不良反应为腹泻、头痛和恶心，血小板、白细胞或中性粒细胞减少等。在用药中，应注意监护患者的血小板变化。

利奈唑胺最常见的不良反应为腹泻、头痛和恶心。其他不良反应有呕吐、失眠、便秘、皮疹、头晕、发热、口腔念珠菌病、阴道念珠菌病、真菌感染、局部腹痛、消化不良、味觉改变、舌变色、瘙痒。利奈唑胺可引起骨髓抑制（包括贫血、白细胞减少、各类血细胞减少和血小板减少）、周围神经病和视神经病（有的进展至失明）、乳酸性酸中毒。这些不良反应主要出现在用药时间过长（超过 28 日）的患者中。

出 院 教 育

患者在住院期间使用了哌拉西林钠他唑巴坦钠、利奈唑胺，哺乳期妇女用哌拉西林钠他唑巴坦钠时暂停哺乳。哺乳期妇女使用利奈唑胺的安全性和药动学研究数据缺乏，FDA 孕期安全用药等级为 C 级。动物数据显示利奈唑胺及其代谢产物分泌到哺乳期鼠乳汁中，其药物浓度约等于血浆中药物浓度，哺乳期用药应谨慎。所以建议患者出院 1 周后，再开始哺乳。

思 考 题

1. 患者为盆腔脓肿，结合患者引流液培养结果，抗感染药物如何选择？
2. 利奈唑胺、万古霉素与替考拉宁在抗菌谱、抗菌活性及组织穿透性方面有何区别？
3. 利奈唑胺常见的不良反应有哪些？
4. 如何对该患者进行出院教育？

第 5 节　移植术后感染

近年实体器官特别是肝、肾、心脏、肺、小肠等移植，在组织配型、离体器官保存、外科技术等方面均取得显著进展，移植受者和移植器官存活率显著提高。器官移植术后，患者由于使用免疫抑制剂治疗，容易继发感染，是器官移植术后常见并发症之一。研究显示移植术后 1 年内 70% 的患者至少发生 1 次感染，移植早期感染死亡达 40%~78%，术后 1 年 75% 的病例先后发生不同类型的感染。感染部位常见于呼吸道、消化道、泌尿道、脑组织、移植物、心内膜、皮肤软组织、菌血症或败血症等。感染常见的病原微生物为细菌、病毒、真菌或支原体等。

肾移植为治疗慢性肾衰竭（CRF）的一种重要治疗方法，术后需终身服用免疫抑制药，如环孢素、他克莫司或甲泼尼龙等，导致移植术后患者免疫机制的损伤，机体免疫力下降，易诱发感染。研究显示，肾移植术后 1 年，感染发生率为 50%~70%，死亡率为 3%~10%，感染的主要部位是呼吸系统和泌尿系统。

病 例 介 绍

患者，男，56 岁，体重 55kg。

主诉：头昏，全身乏力 10 年。

现病史：患者 10 年前无明显诱因出现头昏，全身乏力，晨起时颜面稍水肿。查肌酐 640μmol/L 未予明确诊治，3 年后肌酐升至 1100μmol/L，小便正常，行长期动静脉瘘透析治疗至今，3 次/周，透析后肌酐维持在 330μmol/L 左右，透后无明显不适，2014 年 6 月 6 日为进一步治疗以"慢性肾衰竭（CRF）尿毒症期"收住泌尿外科。6 月 9 日在全身麻醉下行"同种异体肾移植术",术后转入病房,予以抗排斥、抗炎、抗真菌、改善微循环等治疗。6月16日患者出现胸闷、心悸、呼吸困难,转入ICU进一步治疗。

既往史:多囊肾病史15年,无肝炎、伤寒、结核病史,曾行动静脉瘘手术,无输血史,否认药敏史。

个人史:生于云南,否认长期外地居住史,否认疫区居留史,否认特殊化学品及放射线接触史。不抽烟喝酒,27岁结婚,未生育,妻子体健。家有3兄妹。

家族史:父母健在,家族中否认高血压、糖尿病及类似病史。

【体格检查】 体温36.4℃,脉搏105次/分,呼吸30次/分,血压(BP)112/80mmHg,喘息貌,口唇、指端发绀,面罩吸氧下血氧饱和度(SPO₂)83%,双肺呼吸音粗,听诊满肺干湿啰音。心脏各瓣膜未闻及病理性杂音。腹部平坦,软,肠鸣音弱,手术切口敷料干燥,留置移植肾周两根引流管,引流液呈淡血性液体;留置尿管通畅,引出淡黄色尿液。

【辅助检查】 血常规:白细胞(WBC)26.91×10⁹/L,中性粒细胞百分比96.2%。肾功能:尿素66.7mmol/L,肌酐1212.3μmol/L,内生肌酐清除率(Ccr)4.63ml/min。肝功能:ALT 27U/L,AST 19U/L。血气分析:酸碱度(pH)7.09,动脉血氧分压(PaO₂)69mmHg,动脉血二氧化碳分压(PaCO₂)21mmHg,K⁺ 6.0mmol/L,碳酸氢根(HCO₃⁻)6.4mmol/L。相关感染指标:超敏C-反应蛋白(CRP-U)38.50mg/L,血小板比积(PCT)5.4ng/ml。床旁胸片显示:①双肺弥漫性肺炎X线征;②主动脉结增突,心脏、大血管外形呈"主动脉型"改变,心功能不全,肺淤血-肺泡型肺水肿X线征象,左心室增大,左心功能处于失代偿状态X线征象;③双膈位置、形态大致正常,双膈光整,双侧心、肋膈角锐利。

【入院诊断】 慢性肾功能衰竭(CRF)尿毒症期。

治 疗 经 过

6月16日,患者胸闷、心悸、呼吸困难,呈喘息貌,口唇指端发绀,面罩吸氧下呼吸30次/分,血氧饱和度(SPO₂)83%,听诊双肺满布干湿啰音,肌酐1212.3μmol/L,尿素66.7mmol/L,钾5.83mmol/L,行床旁连续性血液净化治疗。尿量为728ml。给予美罗培南0.5g ivgtt qd,米卡芬净150mg ivgtt qd,他克莫司胶囊0.5mg 鼻饲q12h。

6月17日,患者气管插管,继续给予行CVVH治疗。患者超敏C-反应蛋白(CRP-U)27.4mg/L,肌酐670μmol/L,尿素42.5mmol/L,白细胞18.29×10⁹/L,血小板54×10⁹/L,血小板比积(PCT)15.16ng/ml,肝功能正常,FK506血药浓度为5.73ng/ml。移植肾B超:移植肾体积增大,实质回声增强,皮质内血流信号减少;移植肾各级动脉血流指数阻力指数增高;叶间动脉、弓状动脉、皮质动脉加速度减慢,加速时间延长;移植肾周少量积液。

6月19日,患者体温37.8℃,脉搏122次/分,血压(BP)191/98mmHg,呼吸33次/分。尿量为1850ml。血常规:白细胞(WBC)17.19×10⁹/L,中性粒细胞百分比80.5%。肾功能:CREA 496.1μmol/L,尿素35.4mmol/L。肝功能:ALT 25U/L,AST 30U/L。相关感染指标:超敏C-反应蛋白(CRP-U)48mg/L,血小板比积(PCT)12.24ng/ml。痰培养为耐甲氧西林表皮葡萄球菌,对左氧氟沙星、利奈唑胺、四环素、利福平、万古霉素、克林霉素等敏感;引流液培养为屎肠球菌,对利奈唑胺、万古霉素、替加环素敏感;尿液培养为嗜麦芽窄食单胞菌,对头孢他啶、头孢哌酮钠舒巴坦、莫西沙星等敏感。停用美罗培南，改为头孢哌酮舒巴坦 3g ivgtt q12h，加用利奈唑胺 0.6g ivgtt q12h，米卡芬净剂量调整为 100mg qd。

6 月 20 日，患者神志清楚，对答切题。FIO_2 41%，血氧饱和度（SPO_2）99%，心率 92 次/分钟，血压（BP）170/90mmHg，呼吸 20 次/分。尿量为 2665ml。血常规：白细胞（WBC）12.33×10^9/L，中性粒细胞百分比 78.5%。肾功能：尿素 39.4mmol/L，CREA 644.3μmol/L，超敏 C-反应蛋白（CRP-U）33.1mg/L，血小板比积（PCT）7.98ng/ml。床旁摄片：双肺弥漫性肺炎 X 线征，与 6 月 16 日片对比，双侧肺炎较前吸收好转。FK506 血药浓度为 2.24ng/ml。FK506 剂量调整为 1.5mg 鼻饲 q12h。

6 月 23 日，患者患者血液、引流液培养均为屎肠球菌，白细胞（WBC）18.64×10^9/L，中性粒细胞百分比 83.51%。肾功能：CREA 807.6μmol/L，尿素 57.2mmol/L，超敏 C-反应蛋白（CRP-U）13.5mg/L，血小板比积（PCT）2.41ng/ml。6 月 23 日 FK506 血药浓度为 4.57ng/ml。停用米卡芬净、头孢哌酮钠舒巴坦钠。

6 月 24 日，FK506 血药浓度为 3.72ng/ml。

6 月 27 日，体温 37.4℃，脉搏 94 次/分，血压（BP）160/93mmHg，呼吸 20 次/分，神清，自主呼吸，双肺呼吸音粗，双下肺未闻及明显湿啰音，尿量为 1700ml，引流液培养：屎肠球菌。血常规：白细胞（WBC）8.36×10^9/L，中性粒细胞百分比 75.1%。肾功能：尿素 35.4mmol/L，CREA 527.7μmol/L，超敏 C-反应蛋白（CRP-U）10.3mg/L，血小板比积（PCT）0.65ng/ml。加用吗替麦考酚酯片 MMF 0.25g 口服 q12h，FK506 鼻饲给药改为口服给药。

6 月 28 日、6 月 29 日，患者 FK506 血药浓度分别为 2.24ng/ml、2.47ng/ml。

6 月 30 日，患者神志清楚，对答切题，患者床边活动，尿量为 2300ml，查体：体温 36.7℃，脉搏 106 次/分，血压（BP）116/64mmHg，呼吸 21 次/分，红细胞（RBC）2.35×10^{12}/L，白细胞（WBC）8.47×10^9/L，CREA 377.4μmol/L，尿素 29.1mmol/L。肝功能：ALT 30U/L，AST 22U/L；超敏 C-反应蛋白（CRP-U）2.5mg/L，血小板比积（PCT）0.47ng/ml。目前患者呼吸循环平稳，感染症状控制，给予出院，带药：他克莫司胶囊（J）1.5mg po q12h，吗替麦考酚酯胶囊 0.25g po q12h（表 10-5）。

表 10-5　患者住院期间主要的治疗药物

药品名称	用法用量	起止时间
美罗培南	0.5g ivgtt qd	6.16～6.18
注射用头孢哌酮钠舒巴坦钠	3g ivgtt q12h	6.19～6.23
注射用米卡芬净	150mg ivgtt qd	6.16～6.18
注射用米卡芬净	100mg ivgtt qd	6.19～6.23
利奈唑胺	0.6g ivgtt q12h	6.19～6.30
他克莫司胶囊	0.5mg 鼻饲 q12h	6.16～6.19
他克莫司胶囊	1.5mg 鼻饲 q12h	6.20～6.26
他克莫司胶囊	1.5mg po q12h	6.27～6.30
吗替麦考酚酯胶囊	0.25g po q12h	6.27～6.30

【出院诊断】　①重症感染，感染中毒性休克；②异体肾移植状态；③慢性肾衰竭（CRF）尿毒症期。

治疗方案分析及药学监护

【治疗方案分析】

1. 抗感染治疗 该患者胸闷、心悸、呼吸困难，感染指标较高，结合患者胸片，患者为肺部感染。根据肾移植术后感染规律：①移植后第 1 个月内易发生移植前潜伏感染（主要与外科手术的操作及未经处理的供者潜伏感染有关），或发生医院内传播的细菌及真菌感染，而机会感染则比较少见；②由于免疫抑制剂的应用，移植术后第 2～6 个月内发生的感染主要为机会性感染，主要为各种病毒及肺孢子虫感染；③移植后超过 6 个月，大多数感染与一般人群相似，发生的感染以呼吸道最常见，其他的感染有社区获得性肺炎、尿路感染等。结合患者实际情况，为肾移植术后 7 日，可能发生了院内感染，可能为细菌或真菌感染。根据临床肾移植患者感染的预防及治疗原则，合理应用抗菌药物并确保移植肾功能的恢复；避免使用有肾毒性药物如氨基糖苷类、两性霉素 B、万古霉素、四环素等；抗菌药物与免疫抑制剂的相互作用：P450 酶；长时间保持抗菌药物有效的血药浓度及组织内药物浓度（控制感染的关键）。根据移植术后并发感染的病原菌分布特点，患者可能为细菌、真菌感染的概率大，所以给予患者美罗培南联合米卡芬净抗感染治疗。美罗培南属碳青霉烯类抗菌药物，抗菌谱广，对革兰阳性与阴性菌、需氧与厌氧菌均具有良好作用，主要用于多重耐药菌感染及重症感染的治疗。米卡芬净能够覆盖念珠菌、曲霉菌、卡氏肺孢子菌，肾功减退患者无需调整剂量，与 FK506 无相互作用。根据患者肌酐 1212.3μmol/L 计算内生肌酐清除率（Ccr）为 4.67ml/min，肝功能正常，给予美罗培南 0.5g ivgtt qd，注射用米卡芬净 150mg ivgtt qd，用法用量合理。

6 月 19 日，患者痰培养：耐甲氧西林白色葡萄球菌（MRSE），对左氧氟沙星、利奈唑胺、四环素、利福平、万古霉素、克林霉素等敏感。引流液培养：屎肠球菌，对利奈唑胺、万古霉素、替加环素敏感。尿液培养：嗜麦芽窄食单胞菌，对头孢哌酮舒巴坦、头孢吡肟、哌拉西林钠他唑巴坦、莫西沙星敏感。各感染指标升高。嗜麦芽窄食单胞菌是一种广泛存在于自然界和医院环境的革兰阴性条件致病菌，对碳青霉烯类抗生素天然耐药，对青霉素、头孢菌素、氨基糖苷类抗生素耐药率高。治疗选用药物有 SMZ/TMP、β-内酰胺类/β-内酰胺酶抑制剂合剂（头孢哌酮舒巴坦、替卡西林克拉维酸）、氟喹诺酮类（环丙沙星、左氧氟沙星、莫西沙星）、四环素类（米诺环素、多西环素）、甘氨酰环素类（替加环素）和黏菌素。所以停用美罗培南，改为头孢哌酮舒巴坦。根据患者肌酐，计算内生肌酐清除率（Ccr）为 11.32ml/min，所以给予头孢哌酮舒巴坦 3g ivgtt q12h；米卡芬净剂量调整为 100mg qd。

对于屎肠球菌感染，因为万古霉素肾毒性大，所以选择双通道排泄、肺组织穿透性更强的利奈唑胺，它不会影响 FK506 的药物浓度。利奈唑胺是一种新型噁唑烷酮类抗菌药，对革兰阳性菌有很强的抑制作用，与其他抗菌药物交叉耐药性，其抗菌机制是抑制细菌蛋白质合成的最早阶段，有别于其他抗菌药。由于万古霉素在肺组织中的浓度非常低，而利奈唑胺对包括耐甲氧西林金黄色葡萄球菌和糖肽类中度敏感金葡菌在内的革兰阳性菌抗菌活性强在肺组织内、脑脊液内、尤其胆汁内的渗透性较好。因此给予利奈唑胺 0.6g ivgtt q12h。

6 月 23 日，患者患者血液、引流液培养结果显为屎肠球菌，各种感染指标均有所下降，所以停用米卡芬净、头孢哌酮钠舒巴坦钠，继续给予利奈唑胺治疗。6 月 27 日引流液培养回报示屎肠球菌，血液培养阴性，感染指标也下降，目前抗感染治疗有效。6 月 30 日，患者病情好转。

2. 抗免疫排斥　肾移植免疫抑制方案国内外最常用是钙调神经磷酸酶抑制剂（如他克莫司或环孢素）、联合抗增殖类药物（如吗替麦考酚酯、硫唑嘌呤或西罗莫司）加糖皮质激素三联方案。轻度感染无需调整免疫抑制药物用量；重度或混合感染时，吗替麦考酚酯（MMF）需减量至停用，CsA 或 FK506 需同时减量；当面对危及生命的感染时，可暂时停用全部特殊免疫抑制剂，仅给予少量的乙酸泼尼松片维持治疗。该患者为重症感染，仅给予他克莫司胶囊 0.5mg 鼻饲 q12h 抗排斥反应。他克莫司为新一代的免疫抑制剂，大环内酯类免疫抑制剂，作用强度是环孢素 A 的 10～100 倍，主要经胃肠道吸收，治疗窗窄、生物利用度低，个体差异较大，口服生物利用度为 5%～67%，细胞色素 P450（CYP3A）酶代谢血浆半衰期为 3.5～40.5h，有的高达 50h，主要经胆道清除。6 月 20 日患者 FK506 血药浓度：由 6 月 17 日 5.73ng/ml 降低到的 2.24ng/ml，FK506 剂量调整为 3mg/d。免疫抑制药血药浓度偏低，会增加宿主对移植物的排斥反应，降低移植肾的存活时间；浓度偏高，可能导致免疫抑制过度，增加继发感染的风险。研究指出，用 ELISA 法监测他克莫司全血谷浓度的治疗窗范围建议为术后<1 个月 5～20ng/ml。6 月 23 日 FK506 血药浓度升到 4.57ng/ml，6 月 24 日为 3.72ng/ml。6 月 27 日加用吗替麦考酚酯（MMF）0.25g po q12H 。在接受肾移植患者中进行的一项研究，吗替麦考酚酯（MMF）不会改变他克莫司的浓度，食物对其 AUC（浓度曲线下面积）无影响，但使 C_{max}（最高血药浓度）下降 40%。推荐空腹服用，对稳定的肾脏移植患者，可和食物同服。国内外研究：足量吗替麦考酚酯（MMF）联合低剂量 FK506 和糖皮质激素方案能成功降低急性排斥反应发生率，又能显著减少 FK506 所致的肾毒性、高血压、高血脂和新发糖尿病等不良反应。美国、欧洲肾移植吗替麦考酚酯研究组随访 1 年的资料证实：足量吗替麦考酚酯（2g/d 或 3g/d）可减少近 50%急性排斥反应所致的移植物丢失；足量使用为减少钙调神经磷酸酶抑制剂剂量。6 月 28 日和 6 月 29 日，患者 FK506 血药浓度分别为 2.24ng/ml、2.47ng/ml。从 6 月 16 日到 6 月 30 日，患者血肌酐由 1212.3μmol/L 降到 377.4μmol/L、尿量由 728ml 增加到 2300ml、尿素由 66.7mmol/L 降到 29.1mmol/L，移植肾的功能逐渐恢复。

【药学监护】

1. 抗感染药物疗效监护　观察患者胸闷、心悸、呼吸困难改善情况。每日监护患者体温、呼吸、心率，每 2 日监护血常规、超敏 C-反应蛋白（CRP-U）、血培养等实验指标，每 3 日复查胸部 X 线或 CT。重点关注该患者血、痰、引流液、尿液培养及药敏结果。

2. 抗排斥反应监护　每日应监护尿量，每 3 日查患者肾功能，查看指标的恢复情况，定期复查肾脏 B 超。

3. 不良反应的监护　美罗培南可能会发生过敏反应，肝肾功能异常，失眠、焦虑、意识模糊、眩晕、神经过敏、感觉异常、幻觉、抑郁、痉挛、意识障碍等中枢神经系统症状胃肠道出血等不良反应，注意监测患者血常规，肝肾功能指标，有无过敏反应的发生等。米卡芬净耐受性良好，常见的不良反应是肝脏和肾功能改变。在治疗过程中注意监测患者肝肾功能指标。利奈唑胺可引起可逆性的骨髓抑制、高乳酸血症及移植肾间质性肾炎，因此在治疗中要加强监测。他克莫司的不良反应主要包括高血压、头痛、震颤、高血糖、糖尿病、肾功能损害、胃肠道紊乱等。吗替麦考酚酯的不良反应主要有胃肠道反应、骨髓抑制等。

4. 他克莫司血药浓度的监护 观察患者住院期间他克莫司血药浓度的变化，在术后早期、剂量调整后、从其他免疫抑制剂转换为他克莫司、合并用可能发生药物相互作用的药物后需进行血药浓度的测定。监测频率需根据检查结果和临床医生的意见而定，移植后第1、2周每周检测3次。

出 院 教 育

患者出院后继续给予他克莫司胶囊（J）1.5mg po q12h，吗替麦考酚酯胶囊 0.25g po q12h。对患者进行用药教育。

1. 为什么要用免疫抑制剂 由于没有完全相同的肾移植到自己体内，因此实施肾脏移植手术后，每个患者终身都存在着发生排斥反应的可能性，自身会对外来肾发生一系列细胞和体液免疫反应，导致移植肾功能丧失。因此，为控制排斥放应的发生，患者需要终身服用免疫抑制药物来预防或控制排斥反应。

2. 免疫抑制剂的用法用量

（1）他克莫司胶囊：一次 3 粒（0.5mg/粒），一日 2 次，在饭前 1h 或者饭后 2～3h 服用，为了方便可以选择在早上 8:00 和晚上 8:00 服用。

（2）吗替麦考酚酯胶囊：一次 1 粒（0.25g/粒），一日 2 次。为了方便服药，可以和他克莫司胶囊在同一时间一起服用。

3. 血药物浓度检测的重要性 在整个维持治疗阶段，需定期到医院监测血中他克莫司的药物浓度。监测频率需根据检查结果和临床医生的意见而定。移植后第 1、2 周每周检测 3 次，第 3、4 周每周检测 2 次，第 5，6 周每周检测 1 次，第 7～12 周每 2 周检测 1 次。特殊情况下，如肝功能改变、出现药物不良反应、使用能改变他克莫司代谢的药物时，必须增加监测频率。调整他克莫司剂量后，或从其他免疫抑制剂转换为他克莫司后，也应进行血药浓度的测定。

4. 注意事项 ①接受肾移植者康复出院后，除定期到医院进行复查（出院后每周复查 2 次，手术后每月复查 1 次，3 个月后两周复查 1 次，一年后每月 1 次），每日准确、按时服药外，可像正常人一样生活；②免疫抑制剂应与其他药物分开服用，间隔 15～30min；③按时服药，避免漏服。倘若漏服免疫抑制药物，解决办法是马上补服同等剂量药物，下次服用时间推迟，时间间隔绝对不少于 8h，否则可能会导致严重的毒副作用；④由于应用吗替麦考酚酯患者发生皮肤癌的危险性增加，应通过穿防护衣或高防护因子的防晒霜来限制暴露于阳光和紫外线下。服用他克莫司有焦虑和情绪不稳、混乱、抑郁和陶醉感、多梦及思维异常、嗜睡、眩晕和反应降低、偏头痛、惊厥、肌阵挛等不良反应，不应驾车或操作危险机械，此种影响可能会因喝酒而加重。

5. 生活自我管理 注意休息，坚持适度的体育锻炼。每日室内通风，每日刷牙 2 次，注意保暖，预防感冒，注意个人卫生，勤更换内衣，保持被褥干燥清洁，注意饮食卫生，不到饮食卫生不合格的餐厅就餐，不吃生冷等不洁食物。肾移植后饮食上基本和正常人相同，推荐多吃粗粮（玉米、高粱、荞麦、薯类等）、新鲜蔬菜（胡萝卜、白菜、茄子、西红柿）、鱼肉、骨头汤、水果（不能吃柚子，柚子会影响肝脏对免疫抑制药物的代谢）。手术后早期及恢复期（术后一个月内）的饮食：这时需要摄取足够的蛋白质及热量以维持正氮平衡，促进伤口愈合，降低感染的危险。肠蠕动恢复后，可进流质饮食，如米汤、藕粉、蛋花汤等。但不要过早饮牛奶，避免引起腹胀。继而可改为半流质饮食，如汤面条、鸡蛋羹、黑鱼汤等，并逐渐过渡到普食。

思 考 题

1. 患者肾移植术后不同阶段感染的病原菌有何不同？
2. 嗜麦芽窄食单胞菌感染患者治疗的原则是什么？
3. 该患者口服他克莫司，如何开展用药教育？
4. 他克莫司血药浓度的影响因素有哪些？
5. 患者肾移植术后抗免疫排斥方案是什么？

参 考 文 献

黄仲义，肖永红，张菁，等.2011. 万古霉素临床应用中国专家共识[J]. 中国新药与临床杂志，30（8）：561-573.

贾建平，陈生弟，崔丽英，等.2013. 神经病学[M]. 第 7 版. 北京：人民卫生出版社：234-238.

李春杏，付强，朱珠.2015. 利奈唑胺组织穿透性及在感染组织中的药效学[J]. 中国临床药理学与治疗学，20（3）：349-355.

杨九一，顾健.2015. 利奈唑胺和万古霉素对重症监护治疗病房革兰阳性球菌感染患者治疗效果的 Meta 分析[J]. 临床药物治疗杂志，13（3）：61 - 66.

中国国家处方集编委会.2012. 中国国家处方集（化学药品与生物制品卷）[M]. 北京：人民军医出版社：70.

中华消化杂志编辑委员会.2015. 中国慢性胆囊炎、胆囊结石内科诊疗共识意见［J］.临床肝胆病杂志，31（1）：7-11.

中华医学会外科学分会胆道外科学组.2011. 急性胆道系统感染的诊断和治疗指南（2011 版）［J］. 中华消化外科杂志，10（1）：9-13.

中华医学会心血管病学分会，中国老年学学会心脑血管病专业委员会.2013. 华法林抗凝治疗的中国专家共识[J]. 中华内科杂志，52（1）：76-78.

中华医学会心血管病学分会，中华心血管病杂志编辑委员会.2014. 成人感染性心内膜炎预防、诊断和治疗专家共识[J]. 中华心血管病杂志，42（10）：806-816.

周华，李光辉，卓超，等.2013. 中国嗜麦芽窄食单胞菌感染诊治和防控专家共识[J].中华医学杂志，93（16）：1203-1213.

Gurusamy K S，Koti R，Toon C D，et al. 2013. Antibiotic therapy for the treatment of methicillinresistant Staphylococcus aureus（MRSA）infections in surgical wounds[J]. Cochrane Database Syst Rev，3（10）：1-30 .

Rostaing L，Christiaans M H，Kovarik J M，et al. 2014. The pharmacokinetics of everolimus in de novo kidney transplant patients receiving tacrolimus：an analysis from the randomized ASSET study[J]. Ann Transplant，14（19）：337-345.

Sartelli M，Viale P，Catena F，et al. 2013. 2013 WSES guidelines for management of intra-abdominal infections[J]. World J Emerg Surg，8（1）：1-30.

Shih C J，Tarng D C，Yang W C，et al. 2014. Immunosuppressant dose reduction and long-term rejection risk in renal transplant recipients with severe bacterial pneumonia[J]. Singapore Med J，55（7）：372-377.

Solomkin J S，Mazuski J E，Bradley J S，et al. 2010. Diagnosis and management of complicated intra-abdominal infection in adults and children：guidelines by the Surgical Infection Society and the Infectious Diseases Society of America[J]. Clin Infect Dis，50（2）：133-164.

第11章 急性中毒的药物治疗

> 1. 掌握苯二氮䓬类药物中毒、有机磷农药中毒的病因、发病机制、治疗原则、常用的治疗药物及药学监护要点。
> 2. 熟悉苯二氮䓬类药物中毒、有机磷农药中毒的临床表现和诊断要点。
> 3. 了解苯二氮䓬类药物中毒、有机磷农药中毒预后及预防。

第1节 苯二氮䓬类药物中毒

苯二氮䓬类药物（benzodiazepines，BZ）是目前临床上最为常用的一类镇静催眠药物，如地西泮、硝西泮、艾司唑仑等，它们均为 1,4-苯并二氮䓬的衍生物。小剂量表现出镇静、缓解焦虑作用，较大剂量引起催眠作用。口服正常剂量可产生镇静、催眠作用，若口服剂量过大可导致急性中毒，严重者可出现昏迷、血压下降和呼吸抑制而危及生命。抢救苯二氮䓬类中毒特异性解毒剂氟马西尼是咪唑并苯二氮䓬衍生物，为专一性苯二氮䓬受体拮抗剂，能竞争性地与苯二氮䓬类药物（BZ）受体结合，起到拮抗苯二氮䓬类药物的中枢神经系统作用，从而拮抗苯二氮䓬类药物的药理作用。

病 例 介 绍

患者，女，56 岁。

主诉：呼之不应 7h。

现病史：10 月 8 日早晨 8：30 家属发现患者卧于床上，呼之无反应，床头放置一艾司唑仑空瓶子。家属急呼 120 送入医院，患者喉中可闻及鼾鸣，无口吐白沫、嘴角歪斜，无双眼凝视、四肢抽搐，无大小便失禁。入院后给予催醒、降颅内压、抑酸护胃等治疗。于 13：04，患者突发呼吸心搏骤停，立即给予心肺复苏、气管插管、阿托品静脉注射，抢救 3～5min 后患者自主心率恢复，心率 130 次/分。近 3 个月来，患者抑郁寡欢，精神欠佳，大小便正常，体重未予监测。

既往史：无高血压、糖尿病病史，无外伤、输血史，无肝炎结核等传染病史，无药物过敏史。

家族史：父母体健，家族中否认传染性疾病及类似病史。

个人史：无不良嗜好（烟、酒、药物依赖）。

过敏史：无食物、药物过敏史。

【体格检查】 体温 36.5℃，呼吸 30 次/分，脉搏 130 次/分，血压（BP）145/98mmHg。一般情况欠佳，精神差，口唇发绀，颈静脉无怒张，肺气肿征（＋），双肺呼吸音弱，双肺未闻及啰音，未闻及哮鸣音。心界向左扩大，双下肢无水肿，余未见阳性体征。

【辅助检查】 白细胞（WBC）11.31×10⁹/L，中性粒细胞百分比 91%，超敏 C-反应蛋白（CRP-U）61.4mg/L，ALT 116U/L，肌红蛋白 404μg/L，CREA 110μmol/L。

【入院诊断】　苯二氮䓬类药物中毒。

治 疗 经 过

患者入院后行洗胃、维持患者重要器官功能、保持气道通畅等治疗后，给予患者氟马西尼 0.2mg 加 5% 葡萄糖 5ml 稀释后 30s 内静脉注射，意识立刻恢复，但 3min 后患者就再度陷入昏迷，再次给予氟马西尼 0.3 mg 静脉注射，意识又恢复，半小时后患者又陷入昏迷，然后给予氟马西尼 2mg ivvp qd，纳洛酮 0.4mg ivgtt qd。入院第 2 日，患者自主呼吸，意识较前恢复，继续亚低温治疗。体温 37.2℃，白细胞（WBC）11.2×10^9/L，中性粒细胞百分比 93.3%，ALT 55U/L，CREA 107μmol/L。入院 5 日，患者意识清醒，停用氟马西尼和纳洛酮。入院第 6 日，患者生病体征平稳，病情好转出院。

【出院诊断】　苯二氮䓬类药物中毒。

治疗方案分析及药学监护

【治疗方案分析】

苯二氮䓬类药物大剂量服用常引起昏迷，呼吸、循环抑制危及生命。因此解除呼吸、循环抑制、促醒是抢救二氮䓬类药物中毒的关键。该患者为艾司唑仑中毒，艾司唑仑属中效苯二氮䓬类药物，具有镇静、催眠、抗惊厥、抗焦虑及中枢性骨骼肌松弛作用，临床上广泛用于失眠、焦虑患者，主要作用于边缘系统，影响情绪和记忆力。过量使用可引起昏迷、中枢性呼吸抑制和循环衰竭，导致患者死亡。艾司唑仑口服约 2h 血浆浓度达到高峰，进入血液的艾司唑仑约 85% 与血浆蛋白结合，药物清除比较困难，半衰期为 20～30h，通过尿液和粪便排出体外，代谢产物具有药理活性。

治疗苯二氮䓬类药物中毒的特效药为氟马西尼，氟马西尼为咪唑并苯二氮䓬衍生物，为第一个用于临床特异性苯二氮䓬类药物（BZ）受体拮抗药，它可通过与苯二氮䓬类药物（BZ）受体竞争性结合，降低受体复合蛋白活性，起到拮抗苯二氮䓬类药物（BZ）的中枢抑制作用，最终达到催醒效果。因为氟马西尼推荐的首次静脉注射剂量为 0.3mg，60s 内未达到所需的清醒程度，可重复使用直至患者清醒或达总量 3mg。若再度出现昏睡，可以每小时静脉滴注 0.1～0.4mg 药物，滴注的速度应根据所要求的清醒程度进行个体调整。该患者首次给予氟马西尼 0.2mg 静脉注射，意识立刻恢复，但 3min 后患者就再度陷入昏迷，再次给予氟马西尼 0.3mg 静脉注射，意识又恢复，半小时后患者又陷入昏迷。氟马西尼为一种亲脂性药物，起效迅速，静脉注射后 1min 内起效，5min 血浆浓度达峰值，血浆半衰期平均为 1h。在肝脏代谢为无活性产物，迅速经肾排出。因此临床常观察到患者静脉注射氟马西尼后患者意识改善很快，但持续时间很短，随后患者又出现病情反复。给予患者氟马西尼 2mg ivvp qd 维持，治疗 6 日后，患者病情好转出院。

该患者入院后处于昏迷状态，给予纳洛酮 0.4mg ivgtt qd 促醒。研究显示氟马西尼与纳洛酮联合使用能取得更好的治疗效果。纳洛酮是阿片受体拮抗剂，静脉给药后能迅速进入脑内，有效地阻断内啡肽的作用，能降低由 β 内啡肽上升导致的缺氧、缺血性脑水肿，从而促进患者的觉醒，快速逆转昏迷和严重的呼吸抑制，使患者病情得到改善。

【药学监护】

1. 疗效监护　因为苯二氮䓬类药物对其受体产生了特异性的高亲和力，增强了中枢抑

制性递质 γ-氨基丁酸的功能，发生强烈的突触抑制效应，而产生昏迷。最为严重的结果可产生呼吸抑制，甚至呼吸、心搏骤停而死亡。所以给予氟马西尼后，要注意监测患者生命体征及意识状态。

2. 不良反应监护 氟马西尼常见的不良反应有面色潮红、恶心或呕吐。在快速注射氟马西尼后，偶尔会有焦虑、心悸、恐惧等不适感。对长期应用苯二氮䓬类药物并在氟马西尼给药前刚停药或数周前停药的患者，注射氟马西尼过快可能会出现苯二氮䓬类激动剂的戒断症状。若出现该症状，缓慢注射 5mg 地西泮或 5mg 咪达唑仑后这些症状将消失。纳洛酮可能会引起恶心、呕吐、出汗、心悸亢进、血压升高、发抖、癫痫发作、室性心动过速和心室颤动、肺水肿及心脏停搏等不良反应。

用 药 指 导

指导护士氟马西尼静脉注射时，将本品 0.5～1mg 用氯化钠注射液或 5%葡萄糖注射液 10ml 稀释后缓慢静脉注射，注射时间 1～3min；用于静脉滴注时，将本品 1～2mg 用氯化钠注射液或 5%葡萄糖注射液 100～200ml 稀释后静脉滴注。该患者因为服用大剂量艾司唑仑中毒，如快速注射氟马西尼可出现戒断症状，如兴奋、焦虑、心悸等，注意观察患者的反应。

思 考 题

1. 苯二氮䓬类药物中毒解毒药有哪些？
2. 如何指导护士合理使用氟马西尼？
3. 氟马西尼常见的不良反应有哪些？
4. 苯二氮䓬类药物中毒机制有哪些？

第 2 节 有机磷农药中毒

有机磷农药是目前最广泛使用的农药种类之一，如敌百虫、乐果、马拉硫磷、敌敌畏等。大都为油状液体，呈淡黄色至棕色，稍有挥发性，有大蒜臭味，除敌百虫外，不易溶于多种有机溶剂，在酸性环境中稳定。有机磷农药可通过呼吸道、胃肠道及皮肤等途径进入体内，主要分布在肝脏，吸收后 6～12h 血中浓度达到高峰，24h 内通过肾由尿排泄，48h 后完全排出体外。有机磷农药进入体内后，与胆碱酯酶相结合从而抑制胆碱酯酶的活性，所形成的磷酰化胆碱酯酶失去了水解乙酰胆碱的生理作用。乙酰胆碱大量蓄积于神经末梢，过度兴奋胆碱能神经，出现一系列的毒蕈碱样、烟碱样和中枢神经系统症状，若患者不积极救治，可死于呼吸衰竭及昏迷等。

病 例 介 绍

患者，女，45 岁。

主诉：因"服敌敌畏后呼之不应 13h"入院。

现病史：患者，女，45 岁，因"服敌敌畏后呼之不应 13h"入院。患者丈夫代述：患者与其丈夫争吵后于 3 月 6 日凌晨 2:00 左右服用"敌敌畏"约 200ml，随后出现呼之不应，无抽搐，无双眼向上凝视，伴有大小便失禁，约 20min 后送到附近卫生院，洗胃约 20 000ml，凌晨 4:00 送到"某县第二人民医院"，洗胃约 25 000ml，静脉给予阿托品 4mg，氯解磷定

（PAM-Cl）3g，为进一步抢救送到某三甲医院急诊科，查胆碱酯酶 1407U/L，在急诊科抢救期间，患者呕吐深棕色胃内容物约 20ml，随后出现呼吸浅慢、氧饱和度降至 50%，进行气管插管，以"急性有机磷农药中毒"收住 ICU。

既往史：患有"妇科疾病"（具体不详）；否认高血压、糖尿病等慢性疾病史，否认外伤史；否认药物过敏史，预防接种史不详。

家族史：否认家族遗传病史。

个人史：生于湖南，否认长期外地居住史，否认疫区居留史，否认特殊化学品及放射线接触史。否认吸烟，否认饮酒。

过敏史：无药物、食物过敏史。

【体格检查】 体温 38.6℃，脉搏 124 次/分，呼吸 17 次/分，血压（BP）120/63mmHg。经口气管插管，球囊简易呼吸器辅助呼吸，自主呼吸存在，皮肤表面未见瘀斑或皮肤破损，无皮肤潮红，无湿汗，无卡他症状，GCS 评分 7 分，双侧瞳孔等大圆，直径约 5mm，对光反射减弱，角膜反射存在，眼脑反射存在。外耳道、鼻腔未见血性分泌物流出；右下肺呼吸音减低，右下肺闻及细湿啰音。心率 124 次/分，律齐，无杂音；腹软，无压痛，肠鸣音 2 次/分；腱反射存在，病理征未引出，脑膜刺激征阴性。

【辅助检查】 急诊查胆碱酯酶 1407U/L，白细胞（WBC）16.37×10⁹/L，中性粒细胞百分比 92.8%，ALT 38U/L，AST 35U/L，尿素 3.8mmol/L，肌酐 108.9μmol/L。

【入院诊断】 ①重度有机磷农药中毒；②吸入性肺炎。

治 疗 经 过

入 ICU 后清除患者呼吸道分泌物、保持呼吸道通畅、给氧、机械通气、导泻、解毒等治疗。给予氯解磷定 2g q6h iv，硫酸镁导泻，甘露醇注射液灌肠，哌拉西林钠他唑巴坦抗感染等药物治疗。

第 2 日，患者体温 37.3~38.6℃，血压（BP）（90~120）/（50~70）mmHg，双下肺呼吸音减低，右下肺可闻及少量湿啰音；心率 78 次/分，律齐，无杂音；腹软，无压痛，肠鸣音 2 次/分。床旁摄片示右下肺炎 X 线征。白细胞（WBC）17.84×10⁹/L，ALT 40U/L，AST 70U/L，尿素 4.0mmol/L，肌酐 87.4μmol/L，降钙素原 9.09ng/ml，胆碱脂酶 1450U/L。给予氯解磷定 1.5g iv q6h。第 3 日，患者胆碱脂酶 1965U/L。

第 4 日，患者神志清楚，气管插管，查体能简单合作，肌力差，双侧瞳孔等大圆，双下肺呼吸音减低，右下肺可闻及少量湿啰音，痰多，为白黏痰。中性粒细胞百分比 81.90%，血红蛋白测定（HGB）74g/L，红细胞（RBC）3.46×10¹²/L，白细胞（WBC）10.76×10⁹/L。超敏 C 反应蛋白 63.10mg/L，肌酐 68.3μmol/L，胆碱脂酶 2480U/L。

第 5 日，患者神志清楚，查体能简单合作，气管插管，痰量不多；心率 77 次/分，律齐，无杂音；腹软，无压痛，肠鸣音 3 次/分，降钙素原 1.10ng/ml，总蛋白 51.0g/L，总胆红素，8.7μmol/L，白蛋白（ALB）21.5g/L，碱性磷酸酶（AKP）79U/L，超敏 C 反应蛋白 39.90mg/L，胆碱脂酶 3081U/L，白细胞（WBC）9.05×10⁹/L 氯解磷定调整为 1.5g iv q4h。

第 7 日，患者神志清楚，查体合作，握持有力，抬颈有力，咳嗽反射好，降低呼吸机支持力度后无呼吸困难表现，清理呼吸道后于 14：20 时予拔除气管插管，拔管后面罩吸氧，FIO₂ 41%，血氧饱和度（SPO₂）99%，心率 82 次/分，血压（BP）126/79mmHg，自主呼吸平稳，20 次/分，继续观察患者病情。胆碱脂酶为 3877U/L，中性粒细胞百分比 84.70%，红细胞（RBC）$4.11×10^{12}$/L，白细胞（WBC）$6.55×10^9$/L。氯解磷定注射液调整为 1.5g q12h。

第 9 日，患者诉咳嗽、咳痰减少，咽痛及头晕症状较前好转，无明显发热、胸痛、咯血等，精神、饮食、睡眠欠佳，两便正常。胆碱脂酶测定 4513U/L，目前病情平稳，给予出院（表 11-1）。

表 11-1 患者住院期间药物使用情况

药物	溶媒	剂量	途径	频次	起止时间
氯解磷定注射液	5%葡萄糖注射液 50ml	2g	iv	q6h	3.6～3.6
甘露醇注射液		100ml	灌肠	q8h	3.6～3.6
硫酸镁注射液		30ml	鼻饲	St	3.6～36
哌拉西林钠他唑巴坦	0.9%氯化钠注射液 100ml	4.5g	ivvp	q12h	3.6～3.13
氯解磷定注射液	5%葡萄糖注射液 50ml	1.5g	iv	q6h	3.7～3.9
甘露醇注射液		250ml	灌肠	q12h	3.7～3.13
氯解磷定注射液	5%葡萄糖注射液 50ml	1.5g	iv	q4h	3.10～3.11
氯解磷定注射液	5%葡萄糖注射液 50ml	1.5g	iv	q12h	3.12～3.14

【出院诊断】 ①重度有机磷农药中毒；②吸入性肺炎。

治疗方案分析及药学监护

【治疗方案分析】

1. 迅速清除毒物 迅速清除毒物，防止未吸收毒物的继续吸收，除常规洗胃外，可用 2%～5%碳酸氢钠洗胃，因有机磷农药在碱性条件下分解、减毒。继之用甘露醇或硫酸镁导泻。甘露醇对某些药物过量或毒物中毒（如巴比妥类药物、锂、水杨酸盐和溴化物等），可促进上述物质的排泄，并防止肾毒性。硫酸镁易溶于水，内服不吸收，水溶液中的镁离子和硫酸根离子均不易为肠壁所吸收，使肠内渗透压升高，体液的水分向肠腔移动，使肠腔容积增加，肠壁扩张，从而刺激肠壁的传入神经末梢，反射性地引起肠蠕动增加而导泻，其作用在全部肠段，故作用快而强。患者入院前已经进行洗胃处理，患者在急诊给予甘露醇灌肠、硫酸镁导泻、阿托品等处理后即转入 ICU。

2. 特效解毒剂应用 氯解磷定为乙酰胆碱酯酶（acetyl cholinesterase，AChE）复活药，是一类能使被有机磷酸酯类抑制的 AChE 恢复活性的药物，是肟类化合物，国内现有的肟类复能剂有氯解磷定（PAM-Cl）、碘解磷定（PAM-I），它们使抑制的胆碱酯酶复能，并减轻或消除烟碱样作用，应及早、足量、重复应用。氯解磷定进入体内后，其带正电荷的季铵氮即与磷酰化 AChE 的阴离子部位—静电引力相结合，结合后使其肟基趋向磷酰化 AChE 的磷原子，进而与磷酰基础、形成共价键结合，生成磷酰化 AChE 和解磷定的复合物，后者进一步裂解为磷酰化磷定，同时使 AChE 游离出来，恢复其水解 ACh 的活性。

患者入 ICU 后给予氯解磷定 2g iv q6h。第 2～4 日，给予氯解磷定 1.5g iv q6h，患者胆碱酯酶活性开始升高。第 5 日，胆碱脂酶 3081U/L，氯解磷定调整剂量为 1.5g iv q4h。第 7 日患者胆碱脂酶为 3877U/L，氯解磷定调整为 1.5g q12h。第 9 日，患者胆碱酯酶活性恢复到正常值的 50%以上，停用氯解磷定。研究发现氯解磷定的用药方式不同可能产生的疗效也不尽相同。WHO 推荐采用首先氯解磷定 30mg/kg 的负荷量，然后以 8mg/（kg·h）的速度持续静脉滴注。在国内氯解磷定用量普遍偏小，在基层医院氯解磷定用量大多数在

4g/d。文献报道大剂量应用氯解磷定可以降低中重度急性有机磷中毒患者的死亡率，减少阿托品用量及患者平均住院时间。该患者采用静脉注射方式给药，随着胆碱酯酶活性调整药物剂量，直至停止使用氯解磷定。说明书中氯解磷定首剂 15～30mg/kg，静脉注射，可在 5min 内使血浆浓度达＞4mg/L，并维持 6h；首剂后 2～4h 以 500mg/h 维持，直至症状消失，血 ChE 活力稳定在正常值的 50% 以上。氯解磷定可肌内注射，不与血浆蛋白结合，肝脏代谢快，4h 内肾排出 82%，在体内无蓄积作用，是治疗有机磷农药中毒的首选药物。该患者给药剂量及方法是合理的。

3. 抗感染　该患者入科前间断呕吐数次，胸片提示右下肺炎；CT 提示双肺感染，考虑存在吸入性肺炎，给予哌拉西林钠他唑巴坦抗感染治疗，吸入性肺炎主要的致病菌为革兰阴性菌和厌氧菌，哌拉西林钠他唑巴坦拉西林是含 β-内酰胺酶抑制剂的青霉素类抗菌药物，对革兰阴性杆菌，包括大部分产超广谱 β-内酰胺酶（ESBLs）的大肠埃希菌、肺炎克雷伯菌敏感，同时对革兰阳性菌和厌氧菌有抗菌作用。根据患者的肌酐 108.9μmol/L，内生肌酐清除率（Ccr）84.87ml/min，给予患者 4.5g q12h。住院期间患者各种感染指标逐渐下降，抗感染治疗有效。

【药学监护】

1. 疗效监护

（1）抗感染疗效的监护：每日监护患者体温、呼吸、心率、肺部干湿啰音等体征。每 3 日监护血常规、超敏 C-反应蛋白（CRP-U）、血小板比积（PCT）等实验指标，3 日复查胸部 X 线或 CT。综合上述监护结果，在 3～5 日内对该患者抗菌药物的治疗方案及疗效进行再次评估，从而决定是否需要调整抗感染方案。

（2）每日观察并记录患者病情变化：患者意识是否清醒，瞳孔对光放射情况，呼吸、心率是否正常，水电解质是否正常，氧饱和度是否良好等。

（3）每日监测血胆碱酯酶情况：患者为有机磷中毒患者，入院后使用胆碱酯酶复活剂治疗，需复查血胆碱酯酶情况，判断血胆碱酯酶是否达标，是否需要调整剂量，要求血胆碱酯酶维持在 50% 以上。

（4）评价患者多器官是否受损情况，特别是肝肾功能情况，以指导药物治疗，每 3 日复查尿常规、尿蛋白肌酐比值或 24h 尿蛋白定量，血肌酐、尿素氮水平，评估是否合并肾脏损害；复查 ALT，AST 等水平，评价患者是否合并肝脏损伤。

2. 不良反应监护　氯解磷定不良反应较少，偶见嗜睡、恶心、呕吐、眩晕、视物障碍、头痛等，用量过大、过快可致呼吸抑制，注意监测患者呼吸频率。皮肤反应：皮疹、瘙痒等。哌拉西林钠他唑巴坦常见的不良反应有腹泻、恶心、呕吐、血小板减少、胰腺炎、发热、发热伴嗜酸粒细胞增多、血清氨基转移酶升高等。

用 药 指 导

患者使用哌拉西林钠他唑巴坦钠前，须做青霉素皮肤试验，阳性者禁用。它与青霉素、头孢菌素类存在交叉过敏反应，有青霉素过敏史者应避免使用本品。有过敏史、出血史、溃疡性结肠炎、局限性肠炎或抗生素相关肠炎者皆应慎用；肾功能减退者应适当减量。本品含钠，需要控制盐摄入量的患者使用本品时，应定期检查血清电解质水平。

思　考　题

1. 有机磷农药中毒的机制是什么？
2. 有机磷农药中毒的治疗原则有哪些？
3. 如何对该患者开展药学监护？

参 考 文 献

葛均波，徐永健，梅长林，等. 2013. 内科学[M]. 第 8 版.北京：人民卫生出版社：902-906.

葛均波，徐永健，梅长林，等. 2015. 内科学[M]. 第 8 版.北京：人民卫生出版社：883-888.

王磊，唐泽海，陈奎，等. 2014. 中重度急性有机磷农药中毒的氯解磷定用量系统评价[J]. 临床急诊杂志，15（6）：334-337.

袁晓春，吴丽芳，顾伟. 2014. 突击剂量氯解磷定救治急性有机磷中毒并发急性呼吸衰竭的效果观察[J]. 南通大学学报（医学版），34（6）：588-590.

郑东旭，王希敏. 2014. 氯磷定对不同途径有机磷中毒胆碱酯酶活力恢复情况的临床研究[J]. 中国医院药学杂志，34（8）：1603-1605.

《中国国家处方集》编委会. 2012. 中国国家处方集（化学药品与生物制品卷）[M]. 北京：人民军医出版社：806-808.

英文缩写对照

ABC	进展期乳腺癌
ACEI	血管紧张素转换酶抑制剂
AChE	乙酰胆碱酯酶
ADM/EADM	多柔比星/表柔比星
ADR	药品不良反应
AECOPD	慢性阻塞性肺疾病急性加重
AFP	血清甲胎蛋白
AJCC	美国癌症联合委员会
AKP	碱性磷酸酶
AL	急性白血病
ALB	白蛋白
ALL	急性淋巴细胞白血病
ALT	丙氨酸氨基转移酶
AML	急性髓系白血病
AP	急性胰腺炎
APTT	活化部分凝血酶时间
ARB	血管紧张素 II 受体拮抗剂
ASCO	美国临床肿瘤协会
AST	门冬氨酸氨基转移酶
bid	每日两次
Bp	血压
BUN	尿素氮
BZ	苯二氮䓬类药物
CAM	环磷酰胺-阿糖胞苷-6-巯基嘌呤
CCB	钙离子拮抗剂
CCLG	中国儿童白血病协作组
Ccr	肌酐清除率
CKD	慢性肾脏疾病
CL	慢性白血病
CLL	慢性淋巴细胞白血病
CML	慢性髓系白血病
COPD	慢性阻塞性肺疾病
CRF	慢性肾衰竭
CRP	C-反应蛋白
CRP-U	超敏 C-反应蛋白

Dex	地塞米松
DNR	柔红霉素
ECOG	美国东部肿瘤协作组
EM	快代谢型
EPO	促红细胞生成素
ER	雌激素受体
ESBLs	超广谱 β-内酰胺酶
ESRD	终末期肾衰竭
FEV1	第一秒用力呼气容积
FK506	他克莫司
FVC	用力肺活量
G-CSF	粒细胞集落刺激因子
GERD	胃食管反流病
GLU	葡萄糖
HBV	乙型肝炎病毒
HBV-DNA	乙肝病毒脱氧核糖核酸
HCO_3^-	碳酸氢根
HD-MTX	大剂量甲氨蝶呤
HER_2	人表皮生长因子受体
HGB	血红蛋白测定
Hp	幽门螺杆菌
HR-1′, 2′, 3′	BFM 协作组高危模块方案1′, 2′, 3′
IASLC	国际肺癌研究协会
IE	感染性心内膜炎
INR	标准化凝血比值
IU	国际单位
iv	静脉注射
ivgtt	静脉滴注
KDIGO	改善全球肾脏病预后组织
L-ASP	左旋门冬酰胺酶
LC	腹腔镜胆囊切除术
LES	食管下括约肌
LR	低度危险
M	远处转移
MAP	轻症急性胰腺炎
MCD	肾小球微小病变
MMC	丝裂霉素
MMF	吗替麦考酚酯
MSAP	中重症急性胰腺炎
MRSA	耐甲氧西林金黄色葡萄球菌

MRSE	耐甲氧西林白色葡萄球菌
MTX	甲氨蝶呤
MTX/CA/VD	甲氨蝶呤和（或）环磷酰胺-阿糖胞苷和（或）长春新碱-地塞米松
MTX/VD	甲氨蝶呤和（或）长春新碱-地塞米松
N	中性粒细胞
N%	中性粒细胞百分比
NS	肾病综合征
NSAIDs	非甾体抗炎药
NSCLC	非小细胞肺癌
NVE	天然瓣膜感染性心内膜炎
OXA	奥沙利铂
P	脉搏
$PaCO_2$	动脉血二氧化碳分压
PaO_2	动脉血氧分压
PCO_2	二氧化碳分压
PAM-Cl	氯解磷定
PAM-I	碘解磷定
PCT	血小板比积
PDD	顺铂
pH	酸碱度
PLA_2	磷脂酶类 A_2
PLT	血小板
PM	慢代谢型
po	口服
PO_2	氧分压
PPI	质子泵抑制剂
PR	孕激素受体
PS	体力状况
PT	凝血酶原时间
qd	每日一次
q6h	每 6h 一次
q8h	每 8h 一次
q12h	每 12h 一次
R	呼吸
RBC	红细胞
SAP	重症急性胰腺炎
SCLC	小细胞肺癌
SF	血清铁蛋白
SIRS	全身炎症反应综合征

SPO$_2$	血氧饱和度
SREs	骨相关事件
st	立即执行
T	原发病灶
T	体温
TACE	肝动脉化疗栓塞术
tid	每日三次
TSAT	转铁蛋白饱和度
UTI	乌司他丁
VCR	长春新碱
VDLD（延迟强化Ⅰ）	长春新碱-多柔比星-左旋门冬酰胺酶-地塞米松
VDLD方案	长春新碱-柔红霉素-左旋门冬酰胺酶-地塞米松
Vit B$_6$	维生素 B$_6$
WBC	白细胞
5-Fu	5-氟尿嘧啶
6-MP	6-巯基嘌呤